新潮文庫

脳には妙なクセがある

池谷裕二著

新潮社版

10855

はじめに

一等賞をとる気分は最高です。

科学に携わることの醍醐味《だいごみ》は、なんといっても発見する喜びでしょう。まだ誰も見たことのない事実に、一等で遭遇する瞬間のゾクゾクする快感。

この快感は、もちろん科学に限ったことではありません。運動会でも、テストでも、一番になることは気持ちがいいものです。

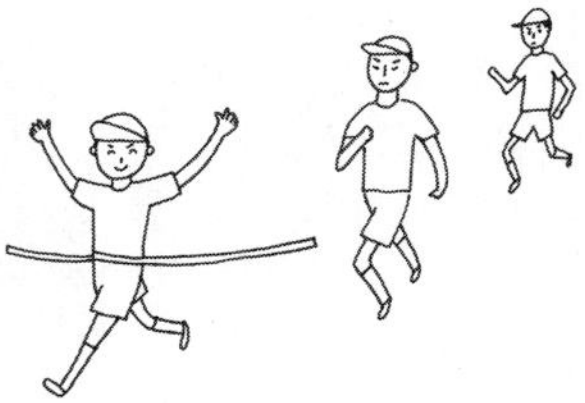

え？　一番になるのは選ばれた人だけですって？　いえいえ、そんなことはありません。誰もが一番になった経験があります。

少なくとも一回はあるはずです。たとえば、自分がまだ若かった頃。あまりに昔のことなので記憶にないかもしれません。

生まれるよりずっと前、そう、まだ精子だった頃です。水泳で一等賞をとりました。

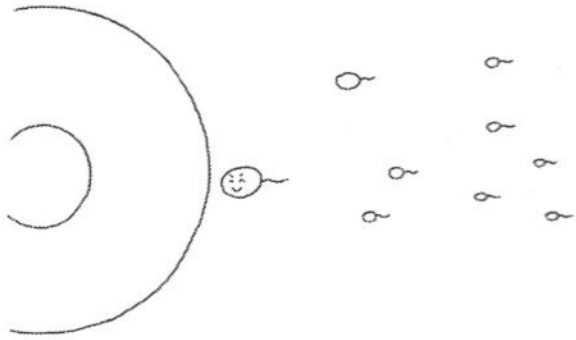

なんの因果か、その結果として、私たちはヒトとして生まれ、ヒトとして育てられ、ヒトとして生きてゆくことが運命づけられました。

ヒトは、自分がヒトであることを自覚することで、よりヒトらしくなります。ヒト社会で揉《も》まれることでヒトになるのです。そして、ヒトらしく死んでゆきます。

生きる意味はなんでしょう——大学で教鞭《きょうべん》をとっていると、若い学生からそんな質問を受けることがあります。私は決まってこう答えます。「その意味を探すプロセスこそがヒトとして生きる意味ではないでしょうか」と。生きる目的は人によってちがうはずです。いや、本当のところ、意味や目的なんて、はじめからないのかもしれません。ただ、それを一生かけて探す過程は万人に共通しているように思えます。

生きる意味を問うというヒトに固有な能力——。泣いても悲しんでもヒトとして生きることが定められている命でしたら、せっかくなら楽しくごきげんに問いつづけたい——そう私は願っています。詠嘆するもよし、厭世《えんせい》的になるもよし、苦悩するもよし。それでも下地では、つねに前向きな姿勢を貫いて、笑顔で生き抜きたいと。なぜなら、一等賞をとったからには、きっと気分がよいはずだから。

そんな思いでこの本を書きました。いつも通り、手を抜くことなく、時間をかけて書きました。だから本書には、たくさんの話題がつぎつぎと飛びだします。もしかしたら、情報の洪水で、書物としては焦点がボケてしまっているかもしれません。これを避けるために、本の構図を明確にしておきましょう。

本書のバックボーンは第11章、22章、そして26章です。この三つの章に、私の脳観を描きました。急ぎの読者は、これらの章から読んでいただければ、本書に込めた私のメッセージを捉《とら》えていただけると思います。

時間のある方は、冒頭からゆっくり読み進めていただければ嬉《うれ》しいです。脳科学の最新の知見を、本書全体にわたって、たっぷりとちりばめてあります。小ネタ集とはいえ、私のスタンスはブレていないつもりですので、終盤に向かって個々のメッセージが集約されていくのを感じていただけると思います。それに、案外、脱線話のほうが面白かったりするものです。

本書に限らず、私のアウトリーチ活動のテーマは一貫して、脳科学の視点から見て「よりよく生きるとは何か」を考えることです。楽しくごきげんに生きる――この目標を達成するために脳科学の成果が活《い》きるのなら、著者として、そして脳研究者として、このうえなく幸せです。

目次

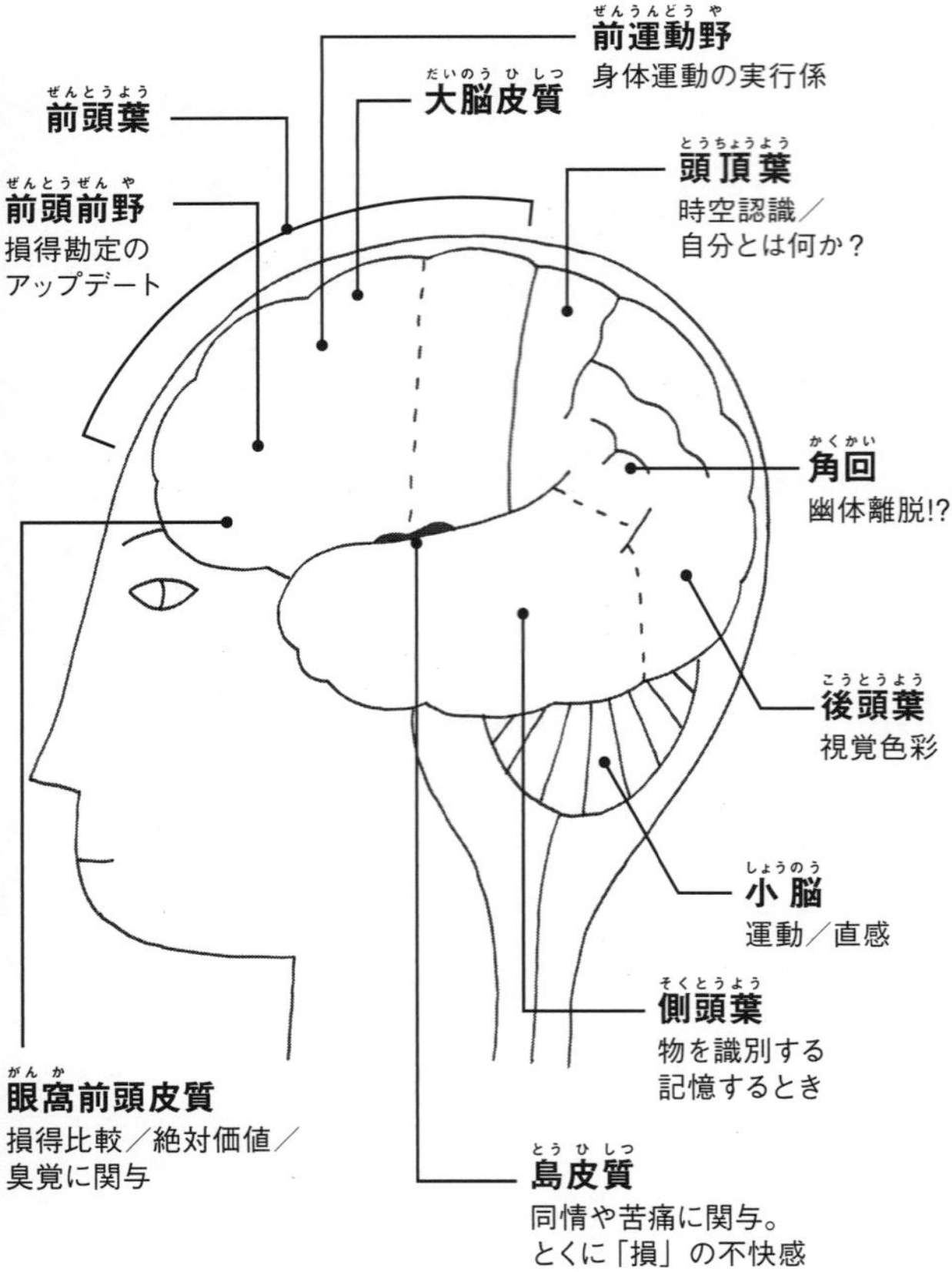

本書によく登場する脳部位①

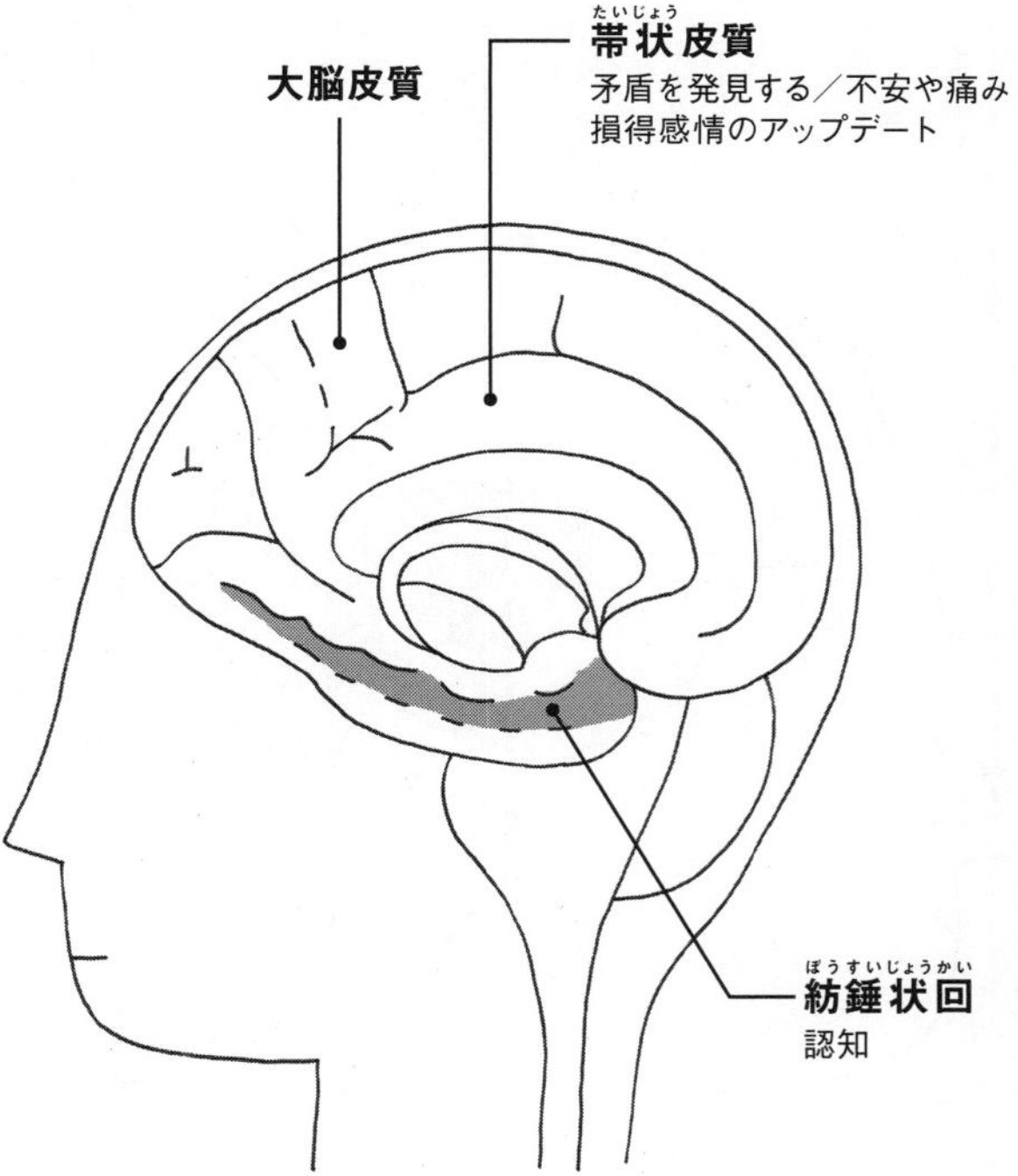

本書によく登場する脳部位②

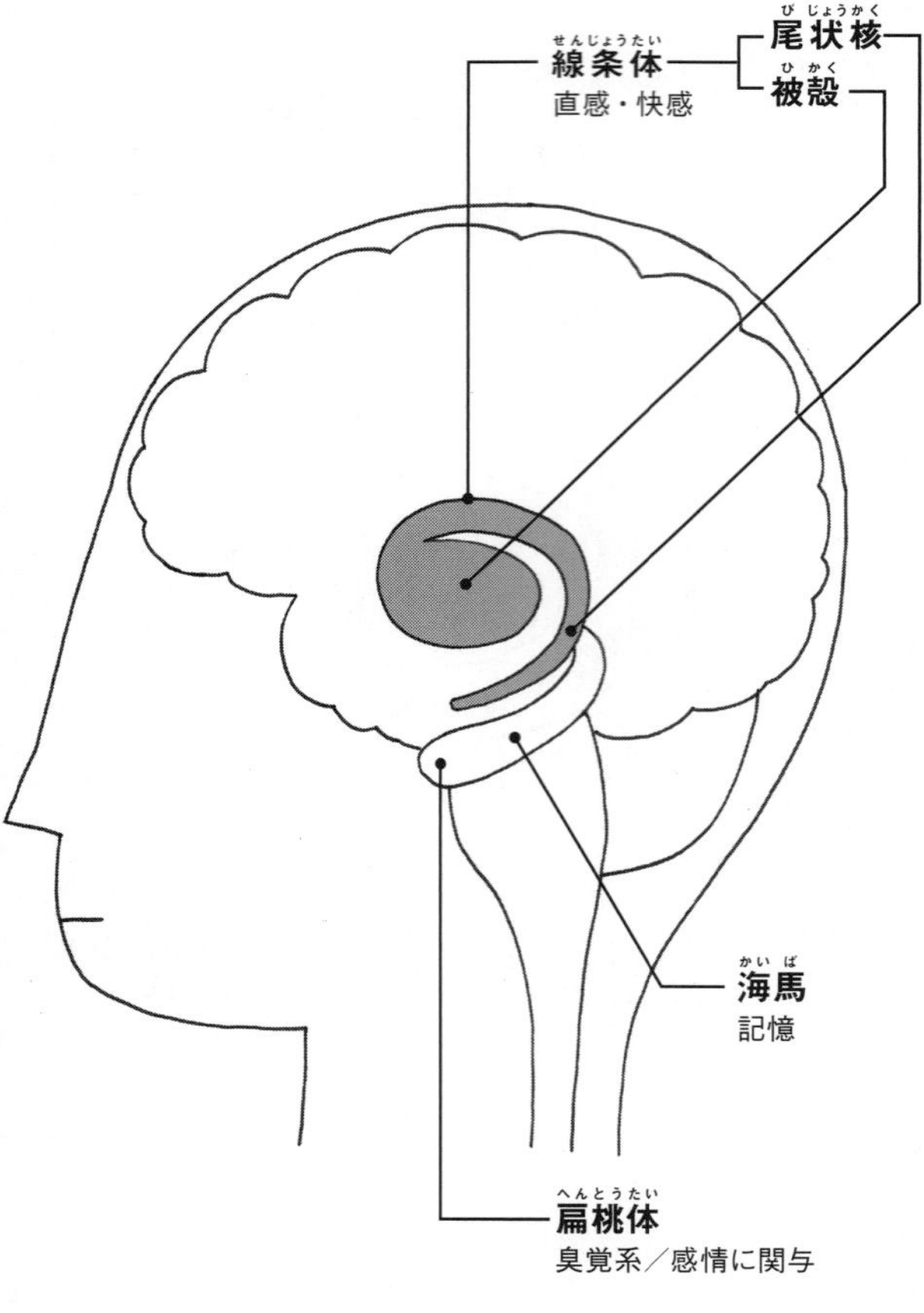

本書によく登場する脳部位③

イラスト／祖父江ヒロコ
写真提供／アフロ

脳には妙なクセがある

❶脳は妙にＩＱに左右される

脳が大きい人は頭がいい⁉

脳は大きければ大きいほど知的か？

頭のよさは脳の大きさに比例します。だから脳の大きさを見れば、あなたの知能はバレバレです――「まさかそんなはずはない」という声が聞こえてきそうです。

この話題に触れる前に、まず動物一般について考えてみましょう。種のあいだでの比較です。原則として、進化上で高等とされる動物は脳が大きいものです。たとえばイワシやアマガエルの脳は小さいですが、高度な知能を誇るチンパンジーやヒトは脳が大きいのです。

しかし、例外があるのも事実です。大きければ必ず知的だというわけでもないのです。脳の重量だけでいえば、ゾウやクジラのほうがヒトよりもはるかに重いですし、同じヒト属でもネアンデルタール人のほうが、現代人よりも重いのです。でも一般的には、現代人のほうがネアンデルタール人よりも知能は高いと考えられています（もちろん、動物たちが人知を超越した知能をもっている可能性は否定できないのですが）。つまり原則として、脳が大きいからといって、知能が高いわけでは<u>ありません</u>。

となると、次に浮かぶ仮説は「脳の大きさではなく、体重に対する割合が知能を決める」というものです。たとえば、ヒトの脳の重さは総体重の38分の1を占めますが、ゾウでは500分の1、クジラに至ってはわずか2500分の1。つまり、ゾウやクジラは図体《ずうたい》ばかりが大きく、その割に脳が小さいことになります。なるほど、という結果です。

　ところが話はそう単純ではありません。なぜならネズミの脳は28分の1と、ヒトより脳の占有率が高いからです。

　このようにさまざまな動物の脳を比較してゆくと、一般に（知能レベルとは無関係に）小型動物ほど体重の割に脳が重たく、逆に大型動物ほど軽いことがわかります。アリゾナ大学のキャルダー博士らはこの関係性を詳しく調べ、「脳重量は

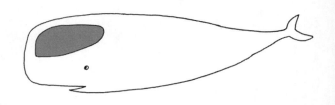

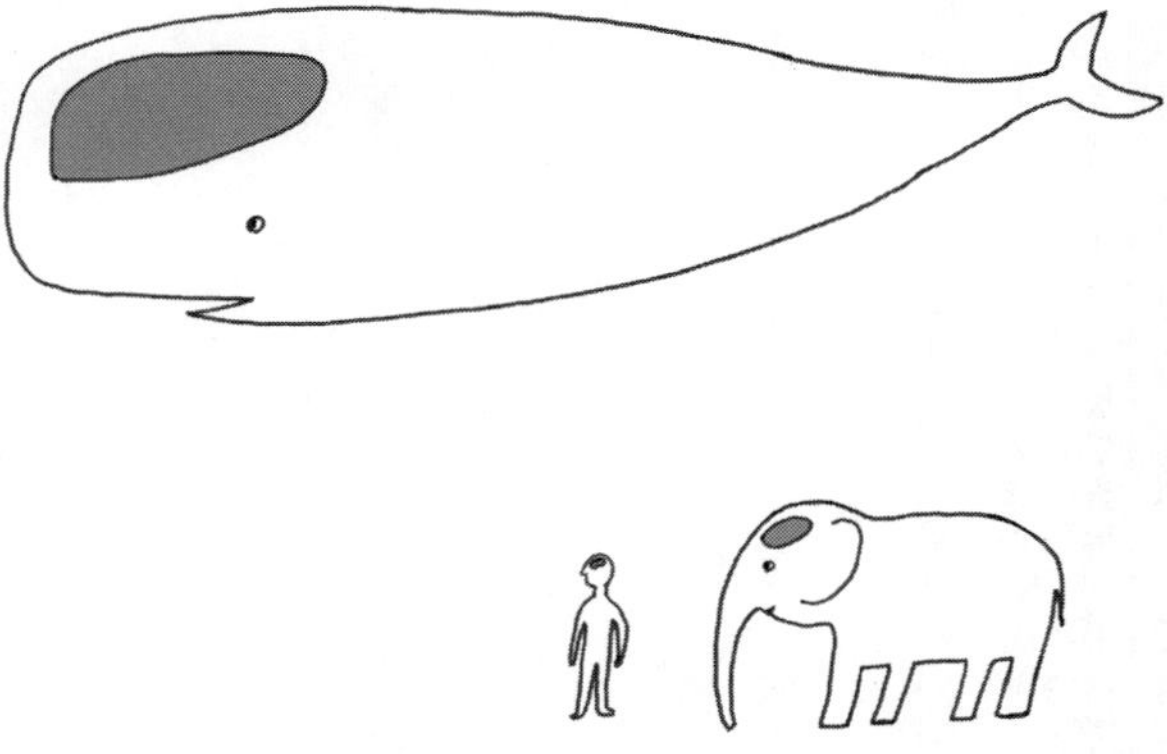

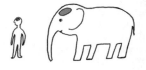

ヒトの脳の重さは総体重の38分の1、ゾウ500分の1、クジラ2500分の1

体重の０・７５乗に比例する」という驚くべき規則を発見しています。[1] これは「スケーリング」と呼ばれる関係式で、ここに体重を代入すれば、その動物種の脳の重量を算出できるという優れた方程式です。

ところが、スケーリングの黄金方程式が適用できない動物がいます。ヒトです。ヒトの脳はスケーリング式よりも重い側に外れます。つまり、動物界を貫く普遍則の中で、ヒトは例外的に大きな脳を持っています。身体の割に脳が大きすぎるということです。

ＩＱが１２０を超える図抜けた脳のヒミツ

さて、ここで冒頭の疑問に立ち戻りましょう。ヒト同士の比較です。知能の高い人はより大きな脳を持っているのでしょうか。

カリフォルニア大学のナール博士らは「脳の大きさと知能指数（ＩＱ）の関係」をつぶさに調べています。[2] すると、わずかな傾向とはいえ、脳の大きな人ほどＩＱが高いことがわかりました。とくに「大脳皮質」がポイントで、皮質が厚ければ厚いほどＩＱは高かったのです。博士らは、さらにデータを解析し、皮質の中でも「前頭前野」と「後側頭葉」が決め手であることを突き止めました。
　つまり、「脳を見れば、その人の知能がわかるか」への答えは、意外にも思えますが、科学的に見て、どうやら「はい」ということになります。
　ところで、博士らのデータを眺めると、たしかに皮質の厚さとＩＱには相関があるものの、その一方で、厚くてもＩＱの高くない人がいることもわかります。個人差が大きいのです。なぜでしょうか。この謎《なぞ》を解くヒントを与えてくれるのが、アメリカ国立衛生研究所のショー博士らの研究です。[3]
　ショー博士らによれば「ＩＱは、脳の厚さ自体より、幼少期に脳がどれだけ成長したかが重要だ」といいます。確かにＩＱが

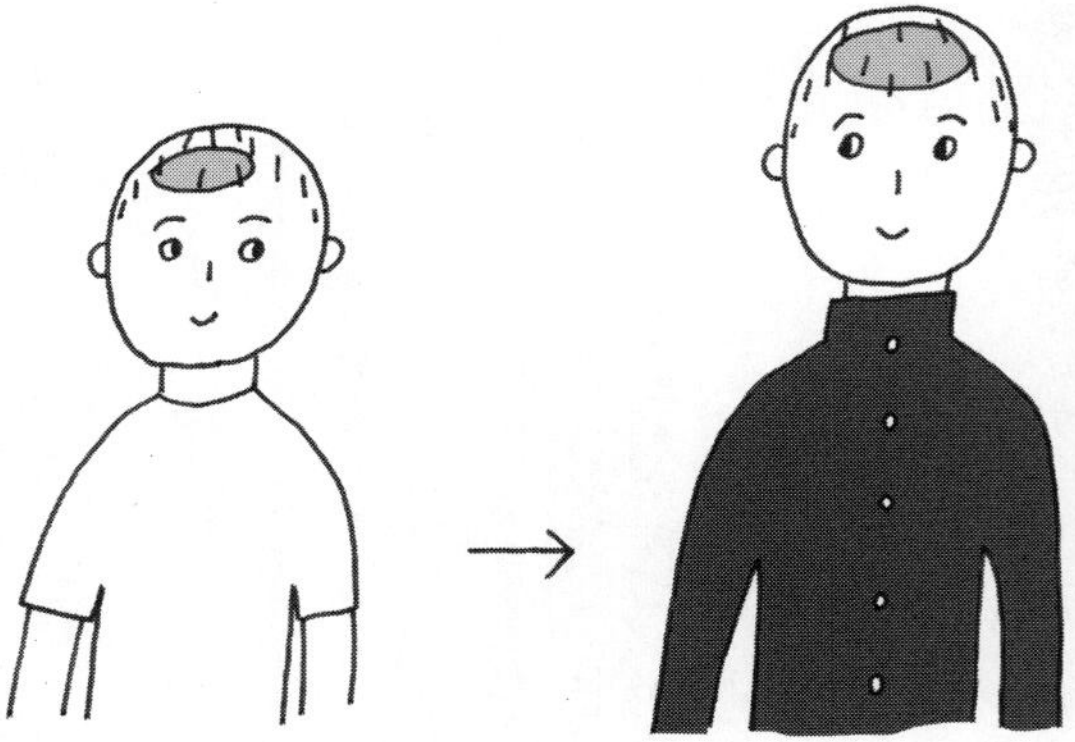

13歳までには立派な大脳皮質になる

109以上の人では大脳皮質は厚いのが一般的です。しかし凡庸な人との差がはっきりと現れるのは9歳以降で、13歳までにその差が決定的になります。つまり、生まれながら皮質が厚いわけではないのです。

さらに面白い事実があります。IQが120を超えるような図抜けた脳は、幼少の頃に遡《さかのぼ》ってみると、たとえば7〜9歳の頃では、むしろ平均よりも大脳皮質が薄かったのです。その後、13歳までに一気に肥大化し、立派な皮質になります。

将来の膨張率を稼ぐために、幼少の頃は皮質を薄く保っているのでしょうか。「大器晩成」とはよく言ったものです。かつて流行《はや》った「小さく産んで大きく育てる」という標語は近年では「妊婦のエゴ。栄養状態を考えれば胎児によくない」と見直されつつありますが、生後の脳の育成についていえば、「はじめ小さく、あとから急成長」という経緯はよさそうな気配です。

運動が得意な生徒ほど、勉強の成績もよい？

知能の話題で外せないのは、スポーツと勉強の関連です。私が小学生だったころ、「勉強もできて、運動もできる」という、なんとも羨《うらや》ましい才能を持った生徒がクラスにいました。人気者で、異性にもモテていました。

　スポーツと学力の相関については、古くからさまざまな議論が飛び交っていますが、近年の脳科学では、「関連あり」と肯定する意見が目立ちます。イリノイ大学のヒルマン博士らが「運動が脳機能に与える影響」に関する科学的知見を、専門誌で幅広く解説しています。[4] 彼らは地道な調査でこんなデータを明らかにしています。

　公立小学校の三年生と五年生について運動能力と学力の関係を大規模に調べたところ、両者に正の相関を認めたというのです。つまり「運動が得意な生徒ほど、勉強の成績もよい」という、なんとも身もふたもない関係があるのです。とくにエアロビクスなどの有酸素運動が学力とよく一致しました。

　逆に、ボディマス指数（ＢＭＩ）が高い生徒、つまり肥満気味の生徒は、学業の成績が低い傾向がありました。

　ただし要注意です。こうしたデータを示されたとき、間違っても「デブはアホ」などと短絡的に解釈してはいけません。肥満でも成績優秀な人はたくさんいますし、その逆もしかり。つまり、全体としてデータを捉《とら》えたときに「肥満と学業は反比例」するという統計学的傾向（有意な相関）があるにすぎないのです。統計学的傾向は因果関係を示すものではありません。データを無配慮に解釈して、自分の周囲にいる特定の個人に適用してしまうと、無用な誤解や差別に繋《つな》がりかねないので絶対に避けなければなりません。あくまでも、「エンターテイメントの一種として楽しむ」くらいが適正な姿勢だと思います。

話を続けます。カリフォルニア州の教育省も、運動と学力について、ほぼ同じようなデータを発表しています。[5] こちらはさらに面白いものです。科目別に解析されているのです。運動能力については、たとえば20メートルの「反復シャトル走」を指標としています。この成績ともっとも強く相関する科目は、どうやら「算数」と「国語」らしいのです。運動と算数の成績は、なんと48％もの率で一致するといいます。国語の読解力についても40％の一致率を示します。

読書の内容を理解するときには、脳の前頭前野や「帯状野」が活性化します。計算をするときには「頭頂間溝《とうちょうかんこう》」などが活動します。子供の場合はさらに「背側前頭前野」も活動します。じつは、これらの領域は有酸素運動のときに活動する脳部位にも相当します。運動によってこうした脳領域の毛細血管が発達し、酸素や栄養の供給が高まるために学力と正の関係が生まれるのではないかと推測する研究者もいます。ちなみに、筋肉トレーニングや柔軟体操では脳の別の領域が活性化し、学業成績とは強い関連がみられなかったことも書き添えておきましょう。

脳の衰えを錯覚する理由

年輩者ではどうでしょうか。60歳から85歳までの人に10週間の有酸素運動のエクササイズを受けてもらったところ、受けていない人に比べて、視聴覚認知テストの成績が上昇しました。[6] このテストは大変な注意力を要求する試験です。成績が向上したということは、集中力が高まったと解釈してよいでしょう。集中力は鍛えられるというわけです。

ちなみに私は、「歳《とし》をとって集中力が散漫になるのは、体力衰弱のせいである」と考えています。たとえば、歳をとると長時間の読書ができなくなる人がいます。多く

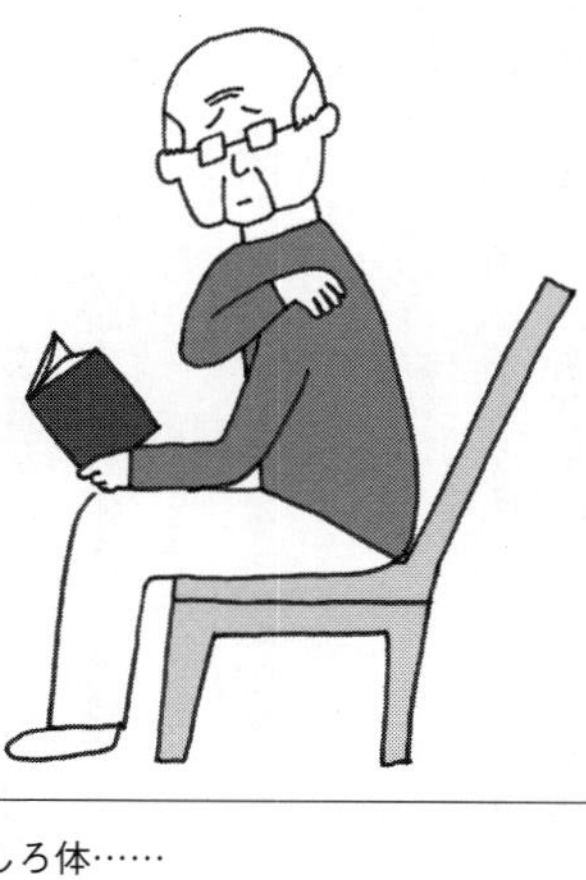

先に衰えるのはむしろ体……

の方はこれを「脳の老化」と考えているようです。脳が疲れやすくなるから、集中力が持続しないのだと。

しかし、日頃から脳機能を専門に観察している私には、脳自体はそれほど老化しないように見えます。先に衰えるのは、むしろ「体」ではないでしょうか。長時間読書するためには、同じ姿勢を長く維持しなければなりません。これがどれほど持久力や筋力を浪費するかを考えてみてください。体力がなければ読書はむずかしいはずです。ものごとに集中するためには、姿勢を維持することにいちいち注意をそがれずに済むだけの体力が必要です。つまり、体力衰退こそが元凶。「脳が衰えて……」の多くは、錯覚ではないでしょうか。

アメリカ保健福祉省は「一日30分の適度な運動を」というガイドラインを発表しています。しかし国民の74%はこれを満たしていないという調査結果もあります。[7]カナダでは、老人の運動不足を解消するだけで医療費の約2・5%が節約できると試算されています。[8]

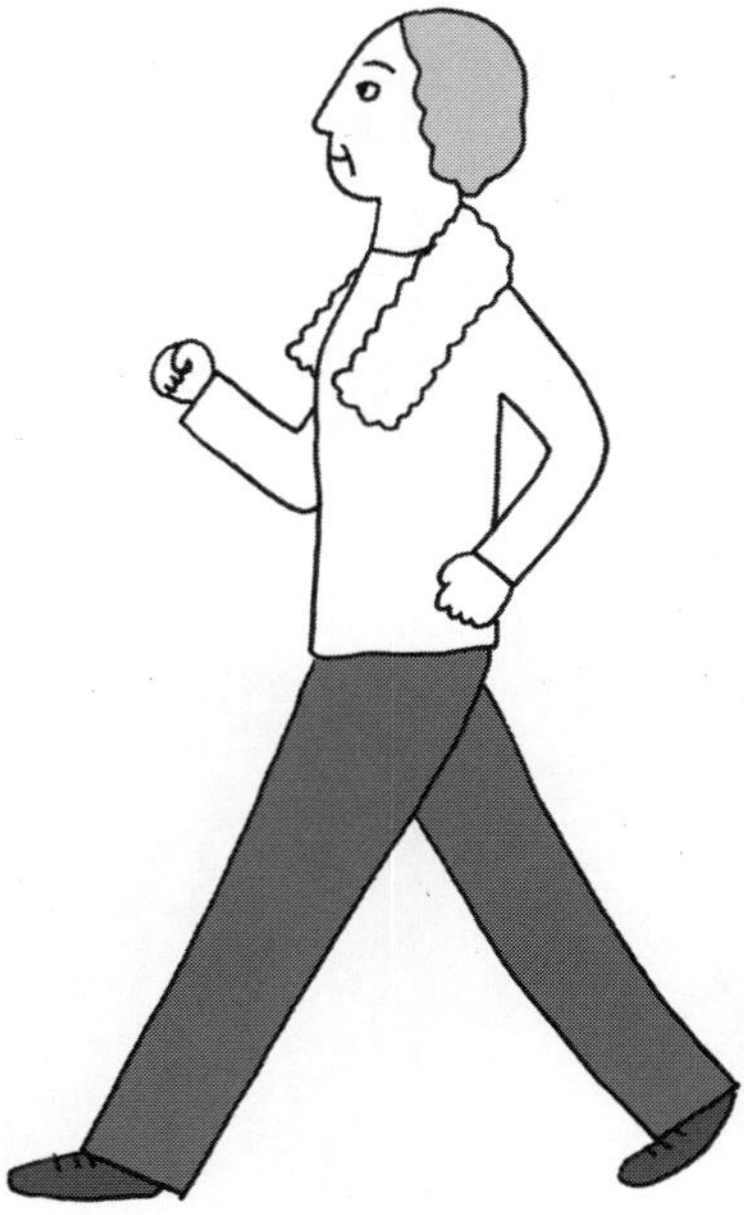

有酸素運動で集中力が高まる！

❷脳は妙に自分が好き

他人の不幸は蜜の味

不安の脳回路が活性化するとき

妬《ねた》みや劣等感は「社会的感情」と呼ばれるカテゴリーに属します。他人との比較によって生じる感情だからです。サルやイヌにも嫉妬《しっと》に似た行動が観察されますが、なんといっても私たちヒトに強烈に備わった心情であるといってよいでしょう。

つまり、こうした心のルーツを探索する研究は、やはり、ヒトで試験する必要があります。最近の興味深い研究を紹介しましょう。

まずは、ロンドン大学キングス・カレッジのフリードリチ博士らの研究から。彼は、女性たちがスリムなボディに憧《あこが》れるメカニズムに着目しました。[9]

自分の身体《からだ》に対する不満感は、先進国で育った女性にとくに強いといわれています。実際、ＭＲＩ（磁気共鳴画像装置）で脳の活動を調べると、「太い」「シミ」など身体にまつわる言葉への反応が女性の脳では顕著です。[10] こうしたデータから身体的な劣等感は、社会文化的な環境によって後天的に植え付けられた心理であることがわかります。いうまでもなく主因はメディアにあります。[11] ファッション誌やテレビなどに出てくる、極度に細い女性モデルのスタイルを、多くの一般女性たちは「よいスタイルだわぁ」

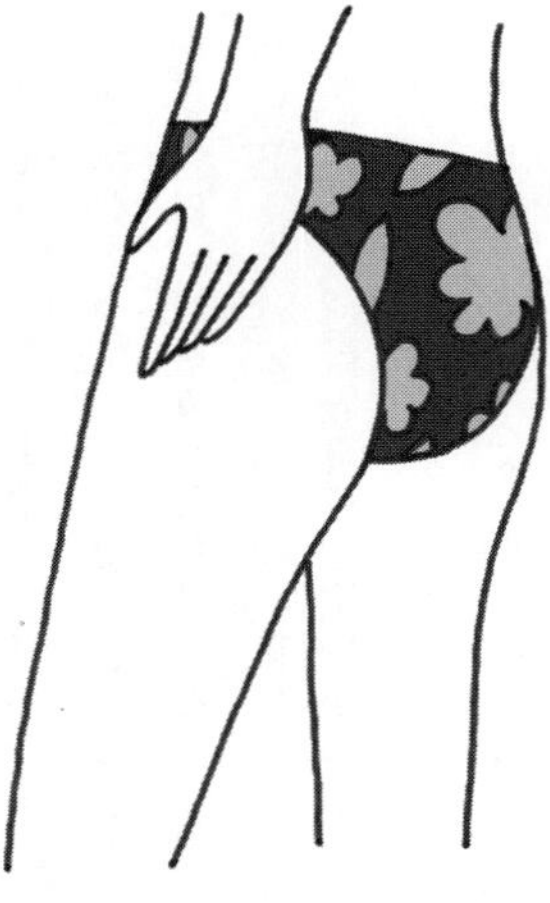

女性はモデルの身体を見るとどうなるか？

（NeuroImage 37：674-681, 2007 より改変）

として理想化しています。

ケビン・トムソンは著書『Exacting Beauty』で、「女性の理想美は、極端に（つまり、ほとんどの婦人たちには達成できないほど！）瘦身《そうしん》であることが強調されている」と述べています。これを社会比較論風に拡張すると、「結果として、こうした外的な価値基準が自尊心を減じてしまう」となります。これが行き過ぎると、拒食症やうつ傾向に結びつくこともありますので、笑い話ではすまされません。

さて、フリードリチ博士らは、16歳から35歳までの女性18人を集めて研究を行いました。彼女たちのＢＭＩは17・5〜25・0と平均的です。博士らはモデルあるいはインテリアデザインの写真を見せて、自分自身と比較するように促しました。そして、彼女たちの脳活動をＭＲＩで記録します。

すると、モデルの体型を見たときに、より強く活動する脳部位がいくつかありました。「前帯状皮質」や「扁桃体《へんとうたい》」などです。こうした脳部位は不安情動や苦痛に関与することがよく知られています。

他者との比較が「不安」の脳回路を活性化させるのは面白いことだと思います。私たちは皆、自分の内面にある劣等感や嫉妬が、いわゆる不安とは異なった別の感情であることを知っています。私自身もそうです。だからこそ、わざわざ「不安」とは別

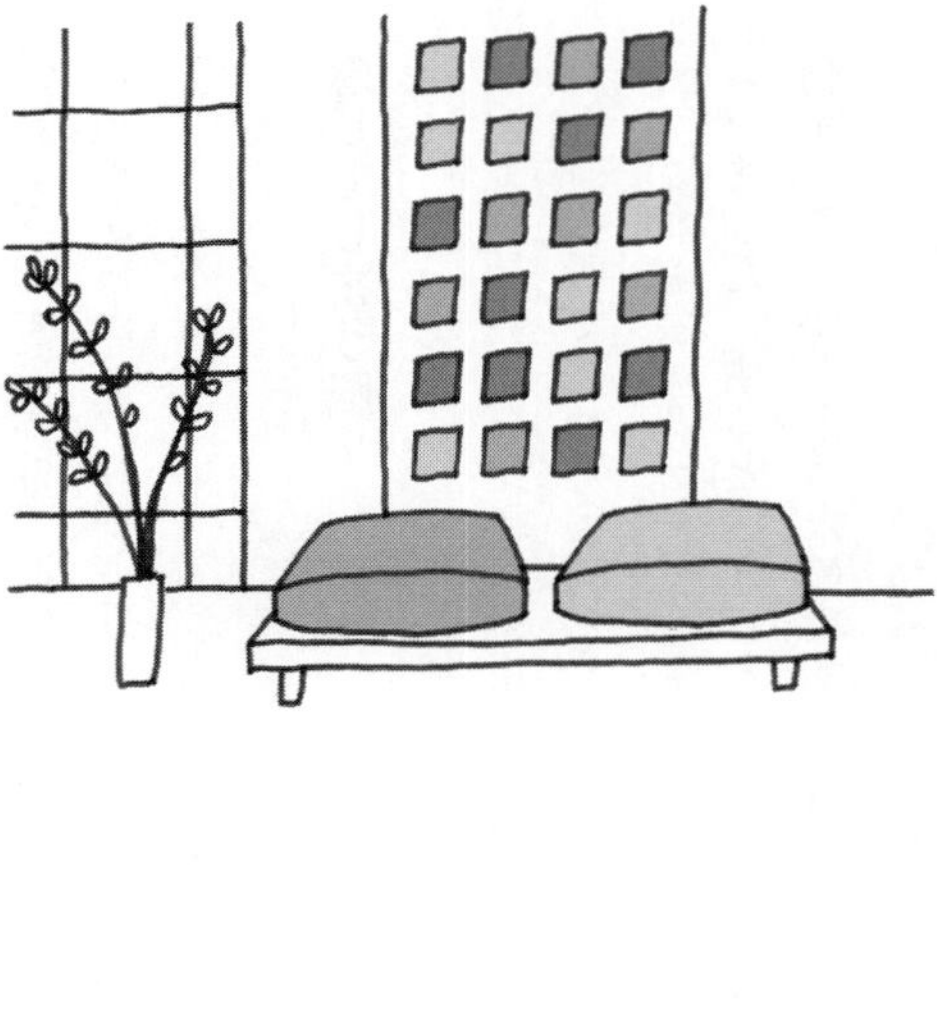

他者との比較が「不安」の脳回路を活性化させる

(NeuroImage 37：674-681, 2007より改変)

の表現として、「劣等感」「嫉妬」といった単語が存在しているわけです。

しかし、脳活動のデータは、不安と劣等感は、脳のレベルでは、共通した動物的情動であることをほのめかしているようです。案外、進化的には同じルーツを持っているのかもしれません。こうした視点からか、フリードリチ博士らは、実際に、論文の中では「劣等感」「妬み」ではなく、「不安」という表現を頻繁に用いています。

他人の不幸を気持ちよく感じてしまう脳

さて、この「妬み」の感情を、より社会的な比較に応用した研究が行われました。高橋英彦《ひでひこ》博士らが放射線医学総合研究所で行った実験です[12]。ここでは、平均22歳の男女19人に参加してもらい、かつての同窓生たちが社会的に成功して羨ましい生活を送っているシーンを想像してもらいました。すると、先ほどのフリードリチ博士らの実験と同じく、前帯状皮質が活動することがわかったのです。やはり不安と妬みは似た感情のようです。

この研究では、さらに刺激的な実験を試みています。「その羨むべき同窓生が、不慮の事故や相方の浮気などで不幸に陥った」ことを知ったときの脳活動を記録したのです。相手が失脚しているわけですから、前帯状皮質がもはや活動しなくなっているのは予想通りですが、興味深いことに、前帯状皮質のかわりに、「側坐《そくざ》核《かく》」が活動を始めたのです。

側坐核は快感を生み出す脳部位、いわゆる「報酬系」です。つまり、心地よいと感じているのです。興味深いことに、前帯状皮質の活動の強かった人ほど、側坐核の活動が強かったのです。

シャーデンフロイデという言葉があります。他人の不幸を喜ぶ感情のことです。人の失敗を喜ぶなどという露骨な行為は、世間的には「汚《けが》らわしい心」として忌《い》み嫌われます。しかし、高橋博士らのデータは、シャーデンフロイデが紛れもなく脳回路に

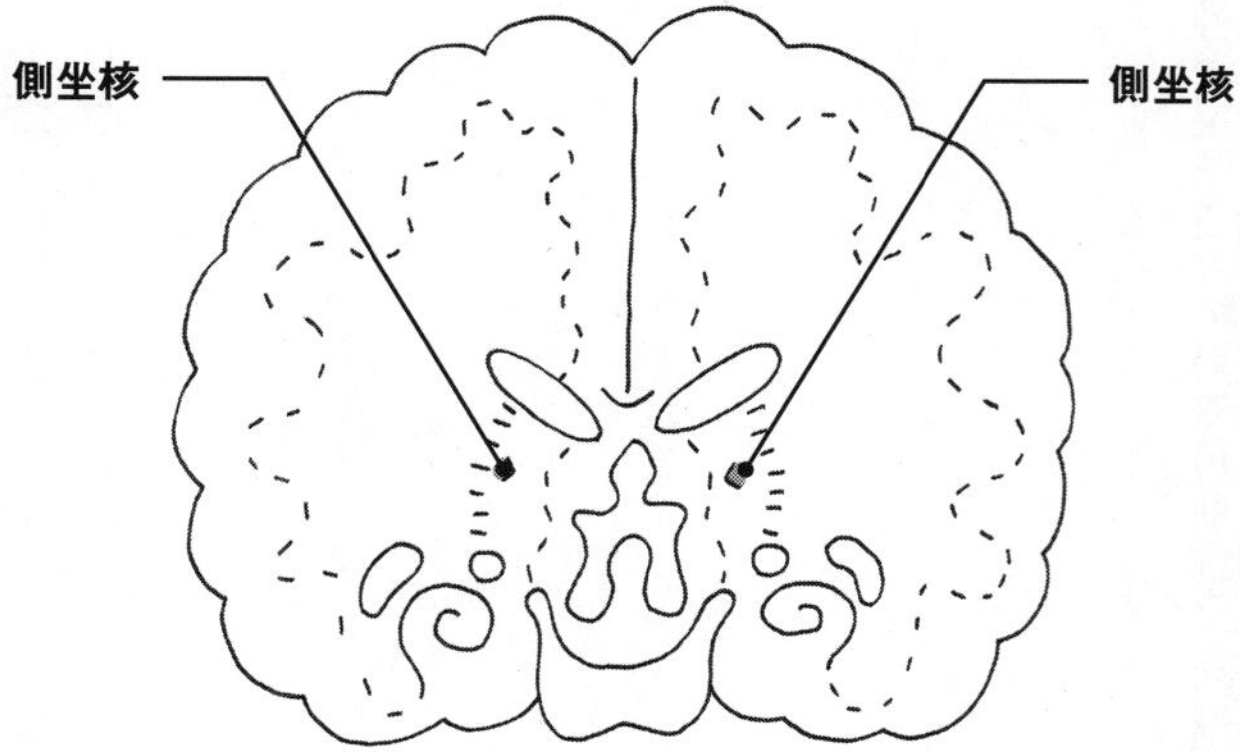

側坐核は快感を生み出す「報酬系」脳部位

組み込まれた感情であることを示しています。表面的にはうまくつくろって同情する素振りを見せたところで、他人の不幸を気持ちよく感じてしまう本心は、根源的な感情として脳に備わっているわけです。

報酬系は、いわば、脳へのご褒美《ほうび》です。報酬は、やる気やモチベーションとも深く関与します。こう考えると、「他人の不幸をバネに」と自身を鼓舞することは、普遍的な心理傾向なのかもしれません。となれば、ただただ「汚らわしい」「卑屈だ」などと短絡的に決めつけるのも、生物学的な観点からはいかがなものなのでしょうか。この辺りの塩梅《あんばい》、なかなか微妙です。

ちなみに、シャーデンフロイデは女性よりも男性に強いとされます。こうした性差についても今後の研究を待ちたいところです。

脳は自分を「できる奴《やつ》」だと思い込んでいる

他人との比較に話を戻しましょう。

脳は自分を「できる奴」だと思い込んでいる[13]——そんなデータがあります。アメリカのデータですから、日本人とは異なる国民性が反映されている可能性を差し引かなくてはいけませんが、興味深いデータですので、ご紹介しましょう。

100万人の高校生にアンケートを採ったデータによると、70％が「自分の指導力は同級生たちに比べて平均以上だ」と考えているようです[14]。一方、平均以下と自己評価した人は、わずか2％でした。これらの数値は「平均値」の概念を考えれば矛盾します。それだけヒトは自分を高く評価する傾向があるわけです。

ちなみに「他人とうまくやっていく能力」については、「自分は上位25％以内」と答える生徒が60％以上もいるから面白いところです。大学教授に至っては、なんと94％が、「自分は同僚の教授たちよりも優れている」と信じているといいます[15]。教授というポストには、当の本人たちも「選ばれたエリート」というイメージを抱いているでしょうから、とくに極端な数値が出るのかもしれません。

同じアンケートを、「謙虚」を美徳（？）とする日本人で採ると、自信過剰の度合いは少し低くなるようです。しかし、それも表面的であって、本心では欧米と似たレベルだろうと指摘する専門家もいます。

実際、調査対象が「能力」ではなく、自分の「性格」についてとなると、データが一気に現実味を帯びます。たとえば、日本人でも多くの人々は「自分は平均以上に公平であり、平均以下の偏見しかもたない」と自己評価しています。

クセになる快感を生む場所

こうした奇妙な現象が生じる理由はいろいろとあるでしょうが、一つには「情報のバイアス（偏《かたよ》り）」が挙げられます。子どもには叱《しか》ってくれる親や先生がいます。しかし、年齢を経れば、あるいは社会的地位が向上すれば、自分を叱ってくれる人が少なくなります。教授にもなれば周囲は「さすがは○○先生です」「丁寧でわかりやすい解説をありがとうございます」「いつも本当にお忙しそうですね」と自尊心をくすぐる声に溢《あふ》れていることでしょう。お世辞だと本人もわかってはいるでしょうが、しかし、そんな声に長年囲まれていれば、

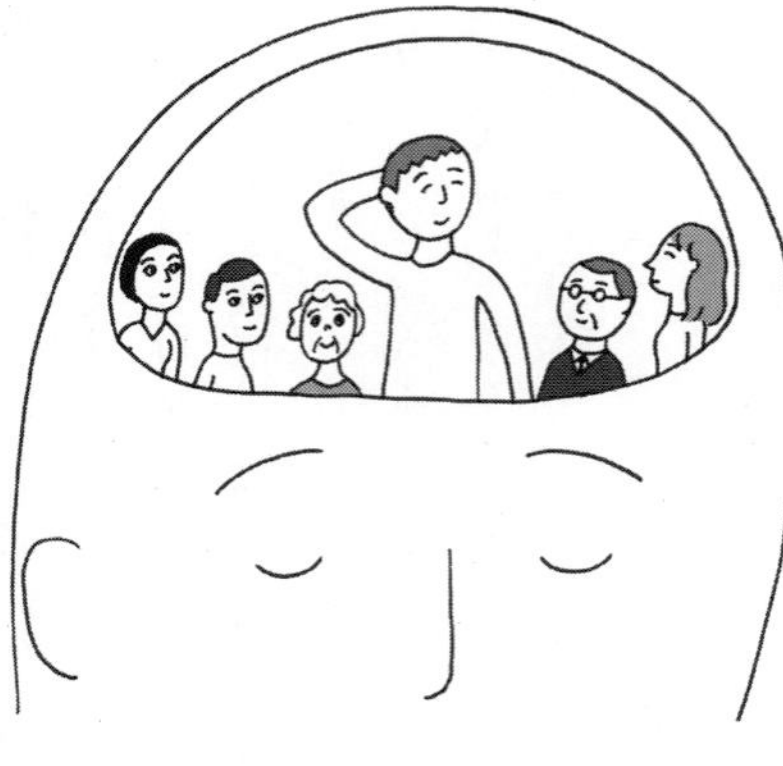

「オレってイケてる！」と自信過剰になるまでのプロセスとは

「自分は優れている」と思い込んでしまっても仕方がありません。

自然科学研究機構生理学研究所の定藤規弘《さだとうのりひろ》博士らの実験によれば、「信頼できる」や「優しい」などと他人から好評価が得られると「側坐核」が活動することがわかります。[16] すでに述べたように、側坐核は報酬系です。お金をもらったり、人に勝ったときなどに活動する脳部位、[17] つまり、クセになる「快感」を生む場所です。

脳から見ても「自分の評判がよい」ことが快感であることは明白です。好みの情報に耳を傾け、逆に、嫌な情報は無意識のうちに排除しようとするのは自然のことでしょう。その結果、見たいように認識したり、思いたいように解釈したりして、脳内で、自己願望を叶えてゆくことになります。本人にとっては、なんとも心地よいプロセスです。しかし、これが落とし穴となるわけです。

弱気な社長はあまりいない

自己のレベルを正しく判断できない――このような手痛い傾向は、評価ミスである以上、一見不利にも思えます。ならば、なぜ進化で淘汰《とうた》されなかったのでしょうか。エジンバラ大学のジョンソン博士らが興味深い仮説を提示しています。[18] 彼は電算シミュレーションを行い、自己の能力を誤って高く評価する人は、競合においてしばしば有利に働き、結果として集団のなかで優位に立っていくことを証明しました。戦わずして勝利はない。向こう見ずであることは最初の一歩を踏み出すことに一役買うのでしょう。

たしかに、「いつも自信がありません」という弱気な社長はあまり見かけません。自分を過大評価することはリーダーには必須《ひっす》な資質なのでしょう。自信やプライドを持って仕事をしている人は、輝いているし、魅力的に映ります。

とはいえ、日本社会においては少なくとも表面的には「謙遜《けんそん》」が重要視されているようにも思えます。自分をつい過大評価してしまう脳を持っていることをきちんと自覚し、すこし謙虚な気持ちでいるくらいが、適度な自己評価になるのでしょう。「実るほど頭《こうべ》を垂れる稲穂かな」――日本語にはよい格言があるものです。

「プライド」と「pride」の違い

プライドは美徳の源泉である――。フランスの思想家セバスチャン・シャンフォールの言葉です。

広辞苑で「プライド」という言葉を調べてみました。「誇り・自尊心」とあります。「自尊心」とは何でしょうか。孫引きしてみます。「自分の尊厳を意識・主張して、他人の干渉を受けないで品位を保とうとする心理・態度」と書かれています。品位を保とうとする〝意図〟がポイントのようです。

一方、英語の辞書で「pride」を調べてみると少しばかりニュアンスが違います。コンサイスオックスフォード英英辞典によれば、「名誉に値する何かを達成したり、仕事や物の質、あるいはそうしたものを所有していることから得られる深い歓喜や満足の感情」とあります。

日本語と英語に見られる「プライド」の差は、興味深いと思います。当人の立ち位置が正反対だからです。日本語の場合は「品位を保つ」という行為そのもの、あるいはそこに至る努力に主眼が置かれます。他人の視線を意識しつつ、自己主張し、面目を保ったり、あるいはすでに持っている体面を保守したりします。つまり、プライドは他者の存在によって相対的に規定されるものです。

一方、英語では、あくまでも本人の「感情」が主体です。自分に尊厳を感じる、あるいは尊敬を集めることで、喜びを味わうことがプライドです。つまり、英語のプライドは愉悦感が伴うのに対し、日本語のプライドにはそうした感情が伴うとは限りません。むしろ体面を保つことに苦労するぶん、つらい思いをすることもあるでしょう。

「誇り」と「喜び」とは別の感情である

先にも登場した高橋英彦博士らの研究を、もう一つ紹介しましょう。16人の日本人ボランティアを募り、プライドを感じるときと、喜びを感じるときの脳の活動を比較しています。[19] 実験参加者に適切な文章を読ませることで、(1)プライドを喚起する場面、(2)喜びを喚起する場面、(3)中立的な場面という三種の感情を作り出しました。

プライドを生み出す例としては「最高学府を卒業した」「数学で満点を取った」といった状況、また、喜びについては「クリスマスプレゼントをもらった」「大好きなケーキを食べた」などの状況が用いられました。一方、「風邪をひいたので薬を買った」「テレビでスポーツニュースを見た」などの場面が中立的な状況として使用されました。

この三つの状況で脳の活動を比較したところ、プライドを感じる場面では「社会的認識」に関わる脳部位が、また、喜びを感じる場面では「快楽」や「食欲」に関わる脳部位が活動することがわかったのです。

つまり、（少なくとも日本人にとっては）「誇り」と「喜び」とは別の感情であることが見て取れます。

この実験を日本人と欧米人で比較したら、きっと面白いデータが得られるでしょうが、これについては今後の進展を待つことにして、今回のデータでは「プライドを感じるときに社会性を感知する脳回路が活動する」という事実に注目しておくべきでしょう。なぜなら、「プライドは他人を意識することで初めて生まれる人間関係に起因した感情である」ことを示しているからです。

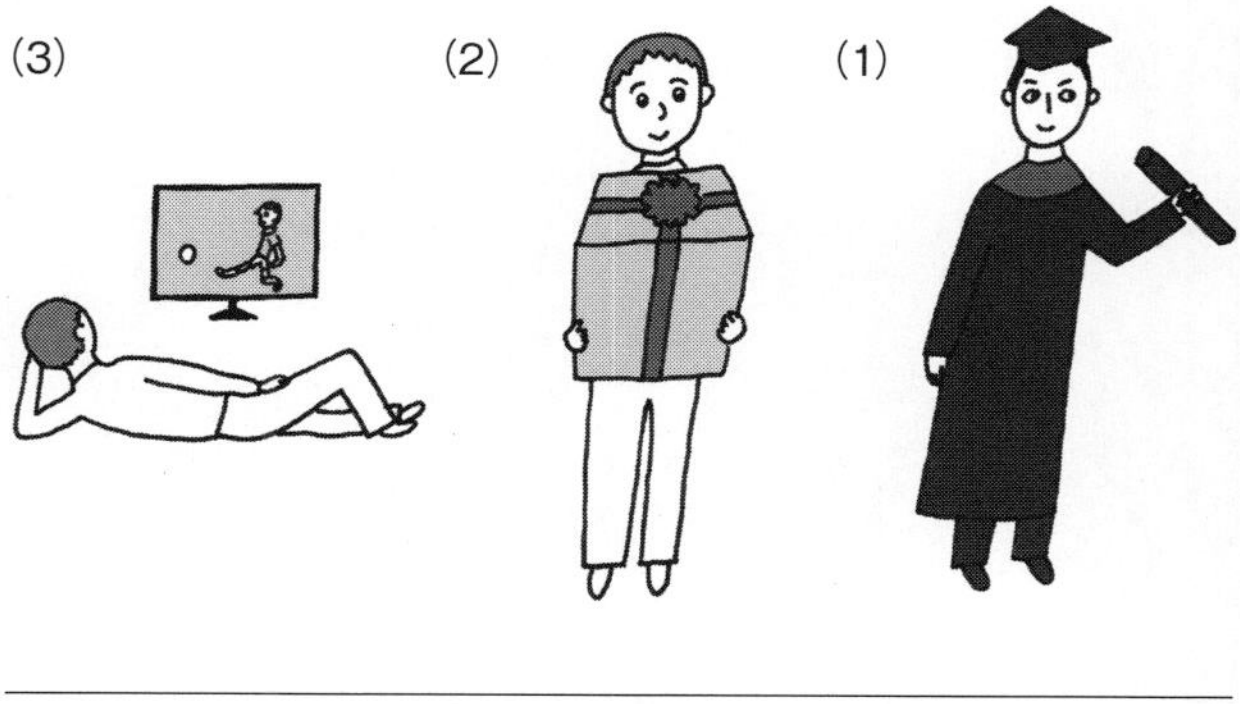

（1）プライドを喚起する場面　(2) 喜びを喚起する場面　(3) 中立的な場面

❸ 脳は妙に信用する

脳はどのように「信頼度」を判定するのか？

幸せな気分に浸っているときこそ要注意

幸せな気分に浸っているときこそ要注意——オハイオ州立大学のラウント博士らが自身の研究から、そんな結論を導きました。[20] 心理状態がヒトの判断にどんな影響を与えるかを調べるために五種類の実験を行った結果、「嬉《うれ》しい気分のときには、表層的な手がかりを頼りに、安易に状況を判断する傾向がある」ことがわかったのです。

たとえば、こんな実験です。参加者にテーマに沿った短い文を書かせて、楽しい雰囲気と、そうでない通常の雰囲気を作りだします。そして、顔写真を見せて、その人が信用できるか否《いな》か判断してもらいました。写真はCGで作成したもので、ふくよかな顔に丸い目をした柔和そうな人から、髭《ひげ》を生やした強面《こわもて》の人まで、さまざまなタイプを用意しました。

平常の気分の時には、表面的な印象に流されず慎重な判断をするのに対し、楽しい気分のときには、良さそうな人には信頼感をいだき、悪そうな人には不信感をいだくという、見た目のままの単純な判断をする傾向が強まることがわかりました。

ラウント博士らは「幸せなときには、情報を注意深く分析しようというモチベーションが減るのだろう」と推測しています。

さらに「ビジネス現場でも同じだ」として、次のような例を指摘しています——「クライアントとの大切な会議では、相手を良い気分にさせようと高級な弁当を用意しようと思うかもしれない。しかし、もし、あなたがまだ十分な信用を得ていなかったら、この意図は裏目にでるかもしれない」と。そうだとすれば、せっかくのアピールのチャンスを逃してしまうかもしれません。

脳はどのように信頼度を判定するか

信頼感に関する面白い研究を紹介しましょう。

見知らぬ人と、こんなゲームをします。

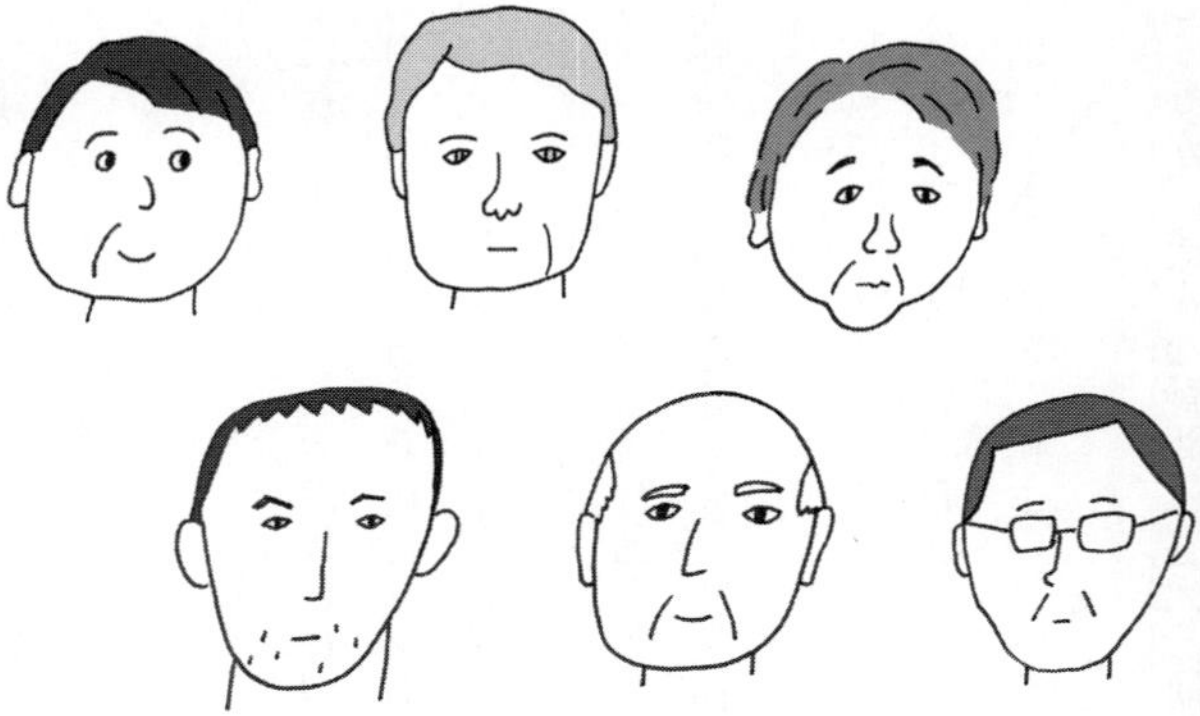

どの顔の人が「信頼できる人」、「できない人」？

あなたは２０００円持っていて、相手は無一文です。そこで、あなたは手持金のうち、ある金額を相手に渡します。全部渡してもよいし、まったく渡さなくてもよい。ゲームのポイントは、金が自分から相手に渡るとき、額が3倍に増えることです。３００円渡せば、相手には９００円が入るのです。そんなルールになっています。

次に、相手は受け取った金額の一部をあなたに返します。たとえば５００円返したとすると、結果的にあなたの手持ち金は２０００－３００＋５００円で２２００円となり、相手は４００円となります。つまり、あなたは２００円得をし、相手は４００円得をします。これでトレード1回が終了です。

このトレードを10回繰り返すことを考えましょう。二人はどんな行動をとるでしょうか。ベストかつ平和的な解決策は、互いに毎回全額を移動させ（その度に手持ち金は3倍になる！）、最後のトレードで山分けすることです。

しかし、この戦略は互いが十分に信頼できるときにのみ成立します。なぜなら途中で相手が裏切って、一円たりとも返してくれなかったら大損してしまいますから。つまり、このゲームは、見知らぬ相手がどれほど信頼できるかを、相手の行動を見ながら、的確に判断しなければなりません。

さて、脳はどのように信頼度を判定するでしょうか。そんな疑問に答える研究が、米ベイラー大学のモンタギュー博士らから報告されました。[21] あなたが高額を提示して好意を示せば示すほど、相手の脳の「尾状核」と呼ばれる部位が活性化し、返金額も増えることがわかりました。

博士らは、こうした尾状核の活動を、信頼しようとする意図であると解釈しています。面白いことに、ゲームが好ましく進行すると、譲渡金額が提示される前に、すでに尾状核が反応していることがわかります。あなたを信頼し始めているわけです。

尾状核は快楽を生む脳部位と深く関係しています。信頼されることは心地よいのでしょう。しかし、もう一歩踏み込んでデータを解釈すれば、返金額を増やすという行為は、相手の利益のためを考えてというよりも、自分がさらに多くの金を得ることで自分の快楽を増やそうという行為であるとも言えます。実際、心理学者ミラーは、この結果を「信頼は、人情味溢れる気高い感情ではなく、利己的で冷徹な脳作用である」と説明しています。

「ざまを見ろ」に至るプロセス

では、逆に、信頼を裏切った相手には脳はどう反応するのでしょうか。ロンドン大学のシンガー博士らは、人が罰せられるのを見るときの脳の活動を調べたデータを発表しています。[22] まずシンガー博士らは、公正な人が冤罪《えんざい》によって罰せられているのを見るとき、「島皮質」や帯状皮質などの不安や痛みに関係する大脳皮質が強く反応することを示しました。これは「同情回路」と呼ばれる脳の部位です。この回路の活動の強さは「気の毒に」という感情移入の度合いとよく一致します。

　逆にいえば、フェアでない行動をとった悪人が罰せられているのを見る場合、これは当然の報いですから、同情反応は小さくなると想像できます。しかし実験結果は、男脳と女脳で違っていました。

　女性の脳では同情反応は40％ほど減るの

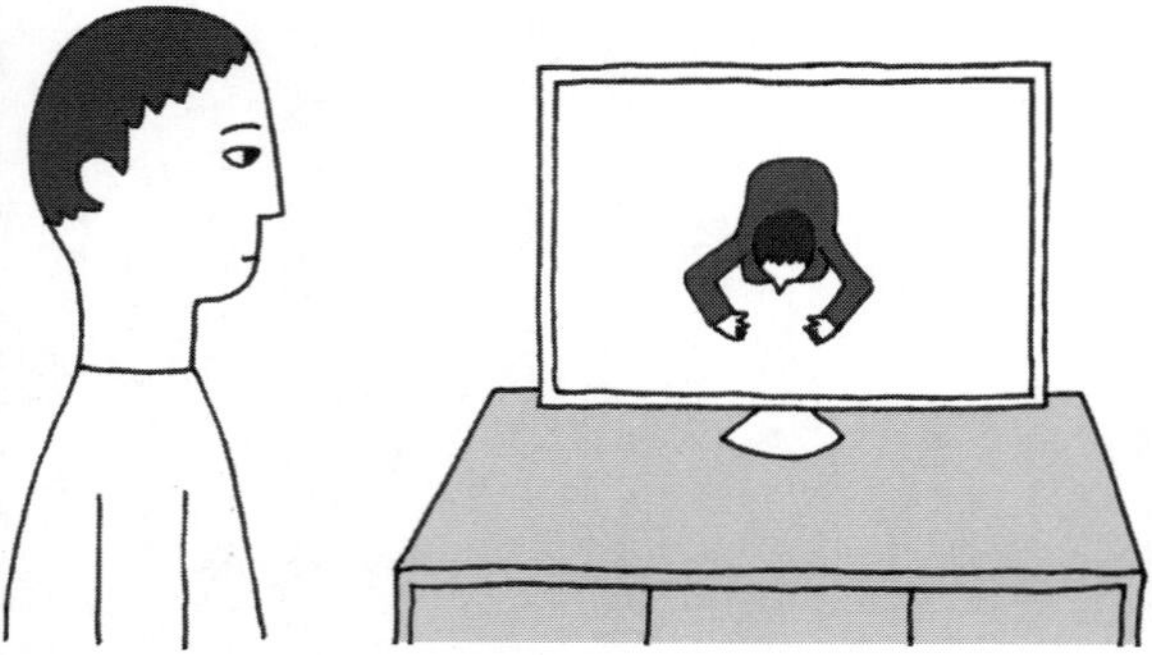

「あいつは罰を受けて当然だ」

ですが、男性ではほとんど完全に消失するのです。これに代わって、男性では意外な脳部位が活性化しました。「側坐核」です。側坐核は報酬系、つまり、快感をもたらす場所です。ざまを見ろ——おそらく罰を受ける姿を眺めて悦に入っているのでしょう。実際、側坐核の反応が強い人ほど「反則的行為には大きな罰が妥当だ」と判断する傾向が強いこともわかりました。つまり、男性は悪人の行った不正に対して強い制裁の気持ちが表れるのに対し、女性は、善人か悪人かにかかわらず、罰を受けてつらい思いをしている人に感情移入する傾向が強いわけです。

信頼と罰——もしかしたら男性と女性が異なる役割を演じながら、社会の倫理基盤を支えているのかもしれません。

整理整頓《せいとん》の極意は「使えるものは捨てる」

話が変わって、掃除の話題です。大掃除などで、部屋をすっきり片付けられるタイプとそうでないタイプがいます。私はわりとものを思い切って捨てられるタイプで、掃除をすればたいていは室内がすっきりします。

部屋の整理整頓の極意は「使えるものは捨てる」だと思っています。

こう言うと「え？」という反応が返ってきそうです。たしかに「使えるもの」は捨てずにとっておくのが一般的な感覚でしょう。しかし、私の判断基準では「使うもの」と「使えるもの」とでは大きな違いがあります。「いつか使えるかも」という淡い期待でものを保管しておくと、豪邸ならいざ知らず、猫の額ほどの私の自宅はすぐに「当面は使わないもの」で溢れてしまいます。となれば「もったいない」という感情を押し殺して、「使うもの」あるいは「必要なもの」だけを残す戦略が必要になってくるのです。

「もったいない」はどこから生まれてくるか

「いつか使えるだろう」という感覚は、将来への計画性と深い関係があります。ヒト以外の動物に「もったいない」の精神はあるのでしょうか。ケンブリッジ大学のクレイトン博士らは、カラス科の鳥であるアメリカカケスが、翌朝の獲餌《かくじ》量を予測して計画的に餌《えさ》を保管することを報告しています。[23] 鳥が自身の実感として「もったいない」と感じているかどうかは判断できませんが、少なくとも未来に備える知的行動の原型が、アメリカカケスの行動に潜んでいると考えてよいでしょう。

では、ヒトの「もったいない」という感情は脳のどこから生まれるのでしょうか。ヒントは先にも登場した「同情回路」にあります。同情回路とは、痛みを受けている人を観察しているときに活動する神経システムとして見つかってきた回路です。前帯状皮質などがこれに当たります。

誰かがナイフで指をばっさりと切ったり、タンスのかどに足先をぶつけたり、ドアに指を挟んだりしたシーンを見ると、背筋がゾクゾクとしますが、この時に同情ニューロン（神経細胞）が活動し、他人の痛みをあたかも自分のことのように追体験しているのです。

こうした他人の心の内面を察する能力は、ヒトが社会性を獲得する上で重要であるのは言うまでもありません。国立精神・神経医療研究センターの守口善也《よしや》博士らは、感情を表現することが困難な「失感情症」の患者では同情ニューロンの活動が鈍っていることを報告しています。[24] このデータは、同情ニューロンが社会に調和しながら生きてゆくために欠かせないことを示唆《しさ》するものです。

「痛そうな写真」を見るとどうなるか

また群馬大学の荻野《おぎの》祐一《ゆういち》博士らは、痛いシーンを目撃するだけでなく、「痛そうな写真」を見ただけでも同情回路が活動することを報告しています。[25] 私もその写真を見ましたが、注射針が皮膚を貫通し出血した映像で、たしかに鳥肌の立つような「痛さ」を感じました。

ある研究者に個人的に聞いた話ですが、「痛そうな場面」だけではなく、テレビや携帯電話などをハンマーで破壊するシーンを見ても同情回路は活動するといいます。つまり、同情する相手はヒトや動物である必要はないということです。

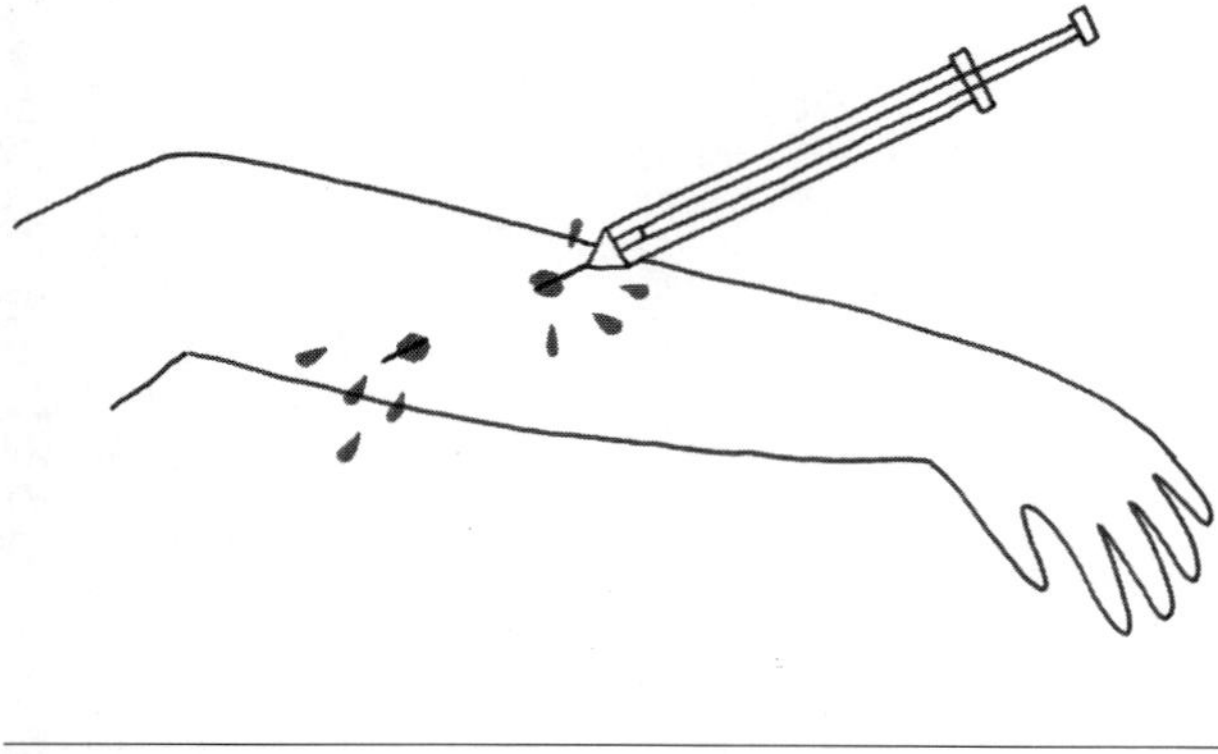

痛そうな写真を見るだけでも感じる「痛っ!!」

私は、こうした物に向けられた同情こそが「もったいない」の源になっていると考えています。「もったいない」とは、〝物〟を擬人化し、その〝痛み〟を脳に投影する精神活動なのでしょう。

古き良きものを大切にする習慣は日本人ならではの伝統でしょうか。もちろん、日本人に限ったことではないでしょう。たとえば、ヨーロッパなどでは古い建築物を建て替えるよりも、大切に使い続ける文化が日本以上に根付いています（地震や木造建築が少ないことも理由の一つかもしれません）。しかし、ノーベル平和賞を受賞したケニアの環境保護活動家ワンガリ・マータイは、「もったいない」は日本人独特の感性が反映された単語だと感慨深く語っています。実際、「もったいない」に相当する単語を持つ言語は少ないようです。

よく考えれば、「使えるものは捨てる」という私のモットーも、「もったいない」という心があればこそ、わざわざこう謳《うた》う必要があるというものです。そうした姿勢を私が貫くのは「使わないものは、そもそも買うな、もったいないから」という宣言でもあるのです。

❹脳は妙に運まかせ

「今日はツイテる！」は思い込みではなかった！

人差し指が短い人は株で儲《もう》ける!?

自分の手をじっくりと眺めてみてください。指の長さを比べてみましょう。

注目すべきポイントは、「人差し指（第二指）」と「薬指（第四指）」の比。この2本を比べたとき、どちらが長いでしょうか。長さに差があるとしたら、どれほどの差があるでしょうか。

じつは、この2本の指の比率は、人によって異なることが知られています。

最近、指の比率の意味について、意外な調査データが報告されました。なんと、人差し指が短い人（左図のタイプ）のほうが、株取引で「儲け上手」

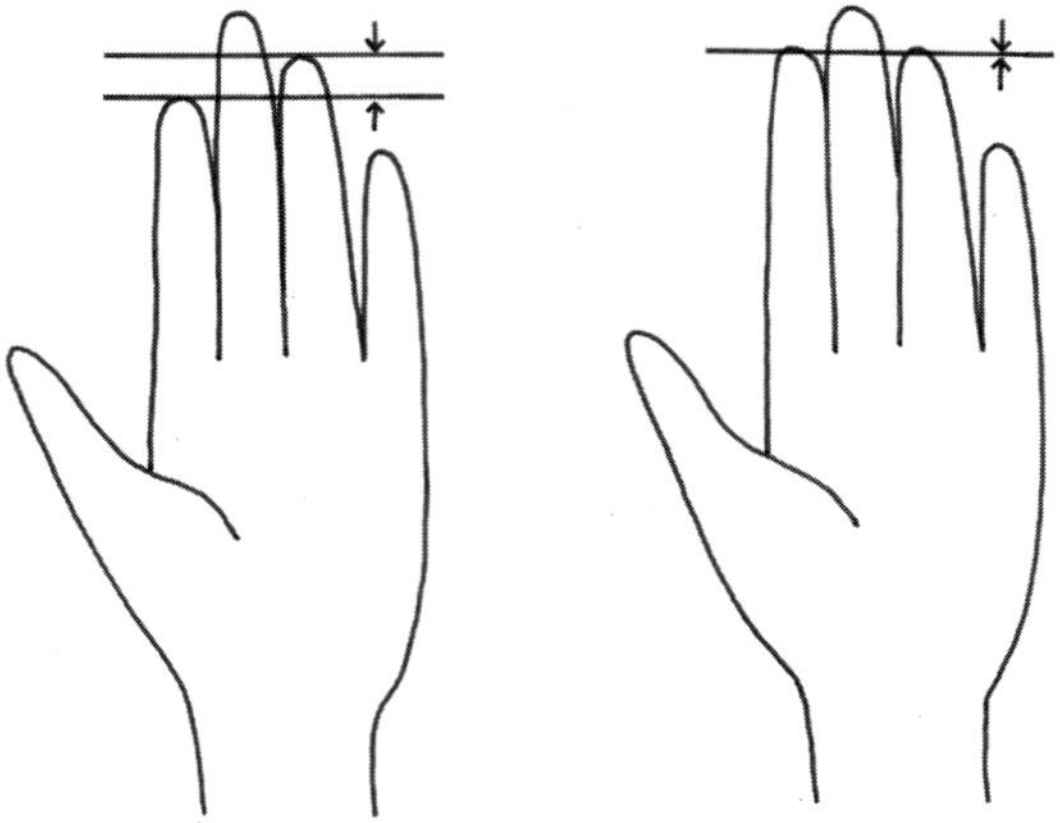

「人差し指」と「薬指」どちらが長い？

だというのです。ケンブリッジ大学のコーツ博士らの研究です。[26・27]

コーツ博士らは、ロンドンの個人投資家49名（うち3人は女性）を集め、指の比率と株取引における年間損得額を比較しました。その結果、薬指に対する人差し指の比率が小さければ小さいほど収入が多いことがわかったのです。比率の小さい人ほど、ビジネス現場で長くサバイバルできることも示されました。

論文中には具体的な数字も示されています。比率の大きい人、たとえば0・99あたりの比率（つまり人差し指と薬指がほぼ同じ長さ）の人では、年間の平均獲得金額は約60万ポンドであるのに対し、0・93前後の低比率の人では680万ポンドと、11倍以上の差がありました。

巨万の富を稼ぐトレーダーには男性ホルモンの影響が

なぜ指の長さによってトレードの成功率が異なるのでしょうか。じつはこの結果は、科学的に見れば「それほど驚くべき結果ではない」という捉《とら》え方もできます。

なぜなら、指の長さは、胎生期に浴びたテストステロン（男性ホルモンの一つ）の量を反映しているからです。[28]つまり、生まれる前にテストステロンをどれだけ浴びたかが反映されているのです。

テストステロンは胎児の指の先端で「ｈｏｘ系遺伝子」の発現をうながし、その結果、人差し指を短くするという仕組みです。[29]

テストステロンは脳の発達にも影響を与えます。ヒトでも動物でも、誕生前にテストステロンに多く曝《さら》されると、自信に満ちたタイプになり、危険を好み、ねばり強く調査し、注意深くなり、反応や動作が早くなる傾向があります。

そうした人は、数学が得意なタイプが多く、[30] またサッカーやラグビー、バスケットボール、スキーといったスポーツ競技においてもよい成績を残すことが知られています。

デイ・トレーダーたちも似たようなものです。株取引の現場はさまざまな情報が高速に飛び交う戦場です。単に正確な数値計算ができればよいというわけではなく、瞬発力や注意力など、体育会系の競技に似た要素も要求されます。

コーツ博士らの研究に参加した投資家たちの中には、なんと年４００万ポンド以上も稼ぐ人もいます。そういう人は、一回の売買が10億ポンドに達することも珍しくありません。銘柄を保持している時間も数分、いえ、秒単位のことさえあるのです。となれば、慎重な洞察力だけではダメで、迅速な判断力と行動力も問われるでしょう。

これで、コーツ博士らの「指比率」の調査データも納得できます。人差し指の短い人は、発達期にテストステロンのシャワーをより浴びているから、結果として、投資家に向いているというわけです。

ところで、人差し指の長さは、一般に男性のほうが短いことが知られています。これはテストステロンが男性ホルモンであることを考えれば納得いただけるでしょう。ところが、女性でも人差し指の長さが短い方がいます。胎児のときに、何らかの理由で（たとえば環境的な要因で不意に）テストステロンに曝されたことで、人差し指が短めになるわけです。このような女性たちは同性愛の傾向が強いことが知られています。[31]

運勢はいつ決まるのか

テストステロンは最近、脳研究界でなにかと話題になっています。もうすこし別の観点から、テストステロンの話を続けましょう。つぎは「運」の話題です。「運勢」というものを科学的にどう証明できるかは難しい問題です。しかし「今日はツイテる」と感じる一日があることはあります。占いやバイオリズムが人気を集めるのも、そんな直感を刺激するからでしょう。

先にも登場したコーツ博士らは、「身体《からだ》に株で儲かるか否《いな》かの予兆が現れる」という驚くべき研究を報告しました[27]。実験は次のようなものです。

下は1000万円から、上は1兆円まで、さまざまな規模で株取引を繰り返すロンドンの個人投資家を、260人集め、血液検査を行いました。年齢は18歳から38歳。午前11時に血液を採取し、その後、彼らは仕事に取りかかる。そんな実験を8日間連続で行います。

その日のトレードの損得額と血中ホルモンとの関係をつぶさに調べたところ、興味深い傾向が見えてきました。テストステロンが多かった朝は、その日に儲ける金額が多かったのです。逆に、大損する日はテストステロンが少ない。

運勢は朝にすでに決まっている――この実験データを知ってしまうと、「今日はツイてるぞ」といった勘は、単なる思い込みでは済まされない「何か」が、私たちの身体で実際に生じているようにも思えてきます。強運のトレーダーたちは、「勝負日」や「引きどころ」の体内シグナルを、本能的に感知しているのかもしれません。

決断能力を調べる「最後通牒《つうちょう》ゲーム」

テストステロンをネズミに注射すると攻撃性が高まり、周囲のネズミや飼い主を傷つけたりします。こうした数々の実験から、一般に男性ホルモンは挑戦的で自己中心的な、どちらかといえば反社会的な性格の原因となると信じられています。

この民間仮説に疑問を呈するのはチューリッヒ大学のアイゼネガー博士らの研究グループです。博士らは、ネズミではなく、ヒトを用いて実験を行いました。すると、たしかに正反対の結果が得られるのです。[32]

博士らは「最後通牒ゲーム」を行いました。最後通牒ゲームは決断能力を調べる実験方法として脳研究界ではとても有名な賭《か》けゲームで、この本でも何度か登場します（第10、11章）。ルールを説明しましょう。

あなたに1万円の収入があったとしましょう。その利益を相方と二人で分け合うのですが、いくらに分割するかという提案権は自分にあります。一方、相手はその案を受け入れるか拒否するかの権利だけを持っています。たとえば、分割比80％対20％、つまり、自分が８０００円を取り、相手には残りの２０００円を渡すという提示をしたとしましょう。もし相手が、提案を不公平だと感じ、納得できなければ「拒否」してもよいのです。ただし、重要なルールがあります。決断のチャンスは一回だけです。交渉は許されていません。もし相手が拒否したら、二人ともに収入が0円になってしまいます。

冷静に考えれば、相手はどんな額を提示されようと、否定せずに条件を鵜《う》呑《の》みにすることが得策です。なぜなら何円であったとしても0円よりはマシですから。ところが、ヒトは奇妙な生き物です。そんな安易な行動は取りません。よせばいいのに、わざわざ否定することがあるのです。

プリンストン大学のコーエン博士らの分析によれば、分割比80：20の不公平な提示

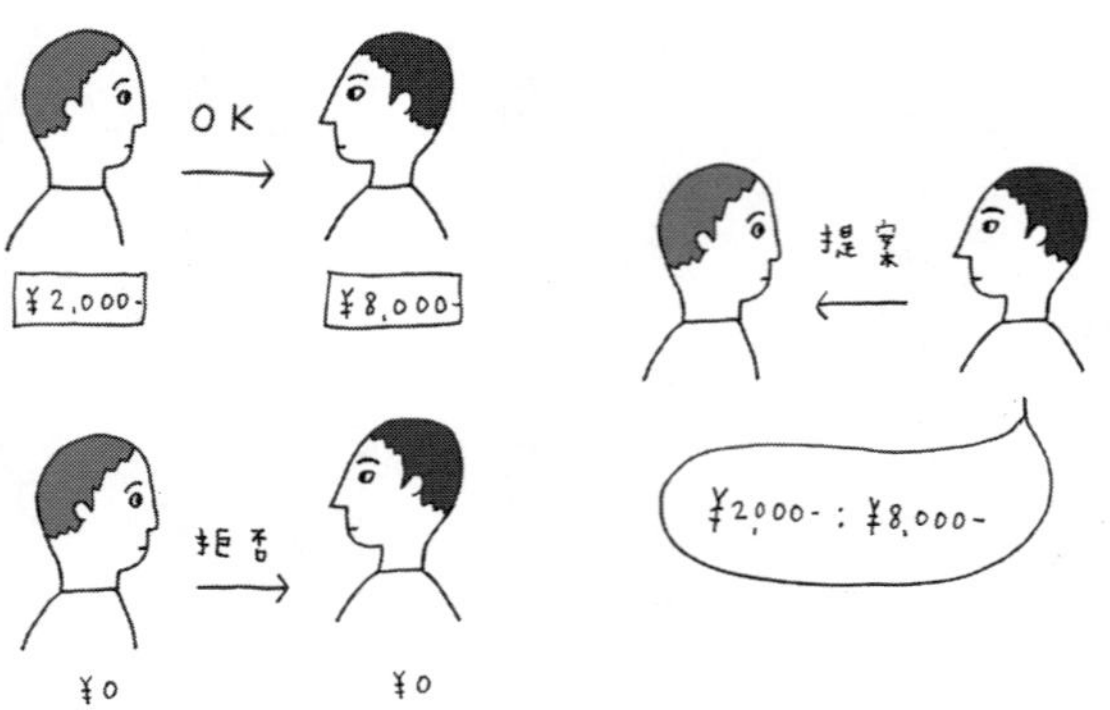

脳研究界では有名な「最後通牒ゲーム」

を受けたときの拒否率は50％にものぼるそうです[33]。自分の利益を犠牲にしてまで、相手に社会的制裁を加えるのです。

結果として、65：35あたりの配分率に落ち着くことが多いようです。

社会通念や思い込みといった信念も「真実」を生み出す

テストステロンの話に戻りましょう。アイゼネガー博士らの研究です。

面白いことに、テストステロンを注射してから、同ゲームをすると平均提示金額が60：40に上昇するのです。この実験では本人に分からないようにテストステロンを投与しています。公平性が高まっているのか、拒否されないために慎重になっているのかはわかりませんが、いずれにせよ、テストステロンによってむしろ相手の収入は増えるのですから、いわゆる「テストステロンは攻撃性を高める」という俗説とは逆の結果が得られました。

さて、アイゼネガー博士らの研究の面白さは、むしろ、ここからです。彼は「テストステロンを投与します」と本人に伝えました。しかし実際には投与しません。偽ってニセ薬を注射してみたのです。

ニセ薬ですから、もちろん効果はないはずです。ところが、平均提示額が70：30にまで減じたのです。

私たちは普段「テストステロンは男を男らしくする男性ホルモンである」と思い込んでいます。これが、都市伝説を生み、そして、その信念に合わせて、攻撃性が高まるというプラセボ（偽薬《ぎやく》）効果が現れたのです。もちろん、本人はニセ薬であることを知らされていませんから、演技をしているわけではありません。無意識のうちに自然と、本人の信念が「効果」として現れてくるのです。

このような実験データを眺めていると、「真実とはなにか」を改めて考えてしまいます。科学的事実とは関係なく、社会通念や思い込みといった信念もまた、実験データとしての「真実」を生み出すのです。

こう考えると、化粧品、美容、健康食品、サプリメントなどの説明書きや効能文句、あるいは無根なうわさ話でさえ、その効果は、案外、バカにできないのかもしれません。

脳科学の発見は哲学を超えるか？

かつて科学専門誌に「脳研究が哲学に及ぼす影響」というエッセイが載ったことがあります。[34]

古来、哲学は、とくに「心」を対象にした哲学は、自由、意志、知恵などを主題として扱ってきました。ヒトの本質を真正面から問う以上、多かれ少なかれモラルが題材となります。価値の基準、理性や感情、責任感や罪悪感、またはその起源などという問題です。最近では、このような哲学の課題に、脳科学が乗り入れるようになっています。

こうした流れの中で、脳研究者である私自身がとくにショックをうけたのは、オキシトシンに関する実験です。

オキシトシンは当初、子宮収縮や乳汁分泌《ぶんぴつ》など女性に特有な機能に必須《ひっす》なホルモンとして発見されました。しかし、男性にも存在しています。一般にオキシトシンは良好な対人関係を築いているときに分泌されます。動物実験では、オキシトシンは闘争欲や遁走《とんそう》欲をほぐし、恐怖への感受性を減らすことが知られています。

そこで行われた実験が衝撃的です。オキシトシンをヒトに投与してみたのです。[35] 鼻から吸引します。すると、金銭取引などで、相手への信頼度が増すことがわかりました。その効果が劇的で、相手の言葉をほとんど盲信してしまうのです。だまされて多額の損害を被《こうむ》っても、再びオキシトシンが投与されれば、以前痛い目にあった経験はどこへやら、ふたたび相手を信用し、不利な取引契約を結んでしまうのです。[36]

新たな技術革新を恐れない

なんとも驚くべきことです。かつてはそんな過激な物質が実在することは想定されていませんでした。もちろん現行の法律では、そのような薬物の扱いについて対応がなされていません。

脳科学の発見は、もはや哲学という純粋学問を超えて、社会の常識や、個人の権利・人の尊厳という、ごく身近な暗黙の前提に揺さぶりをかけ始めているような気がします。

もちろんいたずらに不安をあおっているのではありません。科学技術の進歩が、私たちのあり方そのものに変革を迫るだけの力をもっているのは、過去を眺めればわかるように、いわば当然のことなのです。それが本来の科学技術の目的でもあるわけですから。むしろ必然的に、ヒトの存在を別の側面から照らすことで新たな価値を見出《みいだ》したり、あるいは、新規な社会的準備を要求したりするのです。

歴史的にみても、テレビや電子レンジやインターネットなどの新しい科学技術は、開発当初はしばしば恐怖心や不安感をもって迎えられ、ときに悪玉として指弾されることも珍しくありませんでした。でも本来私たちがするべきことは、いたずらに怖がったり批判したりすることではなく、新しく出現した科学的技術にどう馴染《なじ》み、あるいは、どう有益に活《い》かすかを模索することでしょう。技術革新は不可逆なのですから。

❺脳は妙に知ったかぶる

「○○しておけばよかった」という「後知恵バイアス」とは?

それほど「やっぱり」ではない

「やっぱりね」「そうなると思ったよ」「だから言ったじゃない」——予感が的中したときによく使う表現です。英語でも「I knew it」などといいます。「始めからわかっていたことだよ」といったニュアンスでしょうか。

このように「予見が当たった」と感じるとき、実際には、どこまで正しく事前に予測できていたのでしょうか。これに厳密に答えるのはなかなかむずかしいものです。たまたま的中しただけかもしれないし、かりに偶然ではなかったとしても、予測となる根拠や見積もりがどこまで正確だったかと問い詰められれば、正直、どんなふうに自信があったのか、わからなくなります。

たとえば、こんな実験があります。

アガサ・クリスティが生涯に何冊の長編小説を書いたかご存じでしょうか。よほどコアなファンでなければ答えは知らないでしょう。

そこで「何冊だと思いますか」と尋ねてみます。ある調査結果では、平均で51冊という推定値が返答されてきました。

実際には、アガサ・クリスティは66冊の本を書いています。そこで、しばらく時が経《た》ってから、同じ人に正解を伝えたうえで、「あの時、あなたは何冊だと推定しましたか?」と訊《き》いてみます。驚くなかれ、解答の平均値は63冊に増加するのです。「かつての自分は正解こそしなかったとはいえ、それでも正解に近い解答をしていた」と、都合よく記憶がすり替わっているのです。

これに似た実験結果は多くあります。結局のところ、私たちには「自分はわりと正しくこの事態を予測していたのだ」と勘違いするクセがあることがわかります。つまり「やっぱり」「やっぱりね」というときの「やっぱり」は、それほど「やっぱり」ではない可能性もあるわけです。なんとも耳の痛い話です。

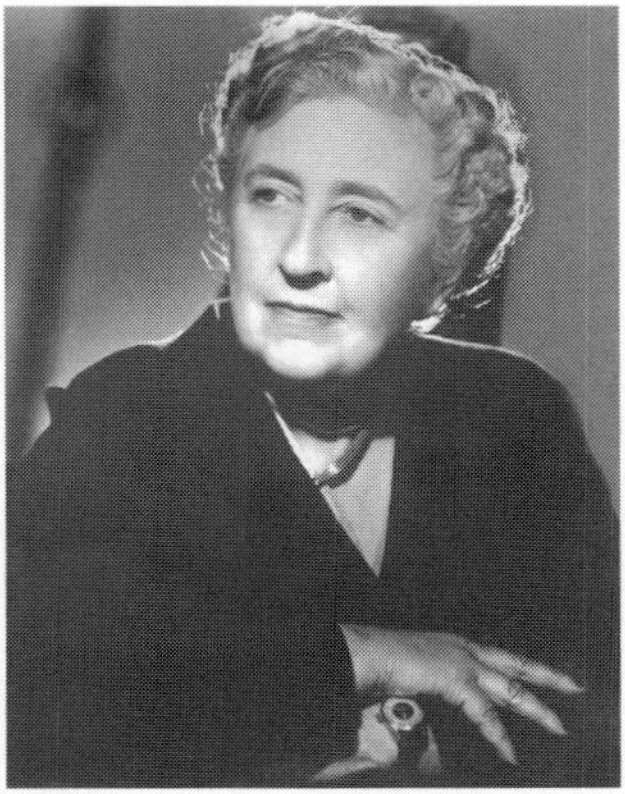
アガサ・クリスティ
1920年『スタイルズ荘の怪事件』でデビューし、その著作は全世界で10億部以上出版されている

避けようにも避けられない「後知恵バイアス」の不思議

こうした認知ミスは「後知恵バイアス」と呼ばれ、日常的に広く見られます。「あの時に株を売っておくべきだった」「もっと慎重に運転していれば」「うっかり酒の勢いで」などのような後悔の念も、あたかも「因果をはじめから知っていた」とでも言いたげな姿勢が前提になっていますので、広い意味では後知恵バイアスの一種です。同様の会話はあまりにも日常的に頻繁に飛び出すので、もはや不思議に思わない人も多いかもしれません。しかし、よく考えてみればわかるように、いずれも極めて根拠が薄いロジックが基盤となっています。

後知恵バイアスは、避けようと注意してもなお取り除くのはむずかしいとされています。そのくらい根強いバイアスである以上、私たちが対応できることは、ただ一つ。謙虚になり、「今、自分が感じていることは絶対的に正しいとは限らない」と保留をつけることくらいでしょうか。自分の思考に溺《おぼ》れるとたいていロクなことはありませんから。

所持効果という奇妙な現象

先日、骨董《こっとう》の蒐集《しゅうしゅう》を趣味にする知人が、オークション後、悔しそうに口にしていました。

――もっと高く売れると思ったんだが……。

彼は「自分が思うほど高く売れないことが多い」とこぼし、「世間はモノの真価を知らなすぎる」と付け加えました。

私も骨董品のすばらしさによく感激します。とはいえ、まったくの素人《しろうと》なので、たいていは値段を聞いて驚きます。

脳には「所持効果」という奇妙な現象があります。一言でいえば「所有することに

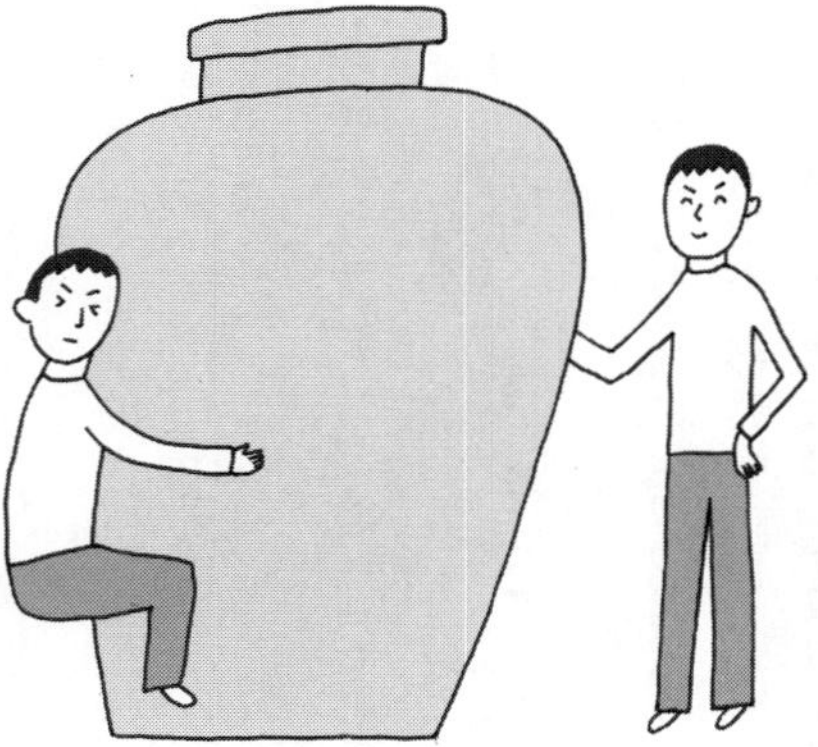

「長年愛用しているから」→「渡したくない！」

より、そのモノへの主観的な価値が高まる心理的傾向」です。つまり、他人が持っていたときにはそれほど気にならなかったが、いざ自分が持つと「実際の価値以上によいモノ」に思えてしまうという心理です。

この傾向は意外と馬鹿《ばか》にできません。骨董だけでなく、日常的な所有物をはじめ、土地や建物や株、恋人の価値まで、さまざまなものに対して現れます。

たとえば投資家が、何度も売買をしている銘柄により強くこだわってしまったり、あるいは長期保有している株が下落しても「もう底だろう」と希望的に判断して失敗するのはよくあることです。

所持効果はなぜ起こるのでしょうか。この理由については大きく二つの説があります。

理由（1）所持しているモノに愛着を感じるから（ポジティブな面の過大評価）

理由（2）所持しているモノを失いたくないから（損失への過敏）

この二つは似ているようですが、厳密には異なる感情です。ただし意識的に両者をしっかりと区別することはむずかしいでしょう。

損するとわかっていても宝くじを買ってしまう

そこで登場するのがMRI。実際に脳の反応を見てみようというわけです。スタンフォード大学のナツォン博士らのグループがそんな実験を行っています。[37]「損得」の脳内処理を大雑把に分類すると、「側坐核《そくざかく》」は「得」への快感、「島皮質」は「損」の不快感に関連します。さて、反応に変化が出るのはどちらでしょうか。ナツォン博士らは、これらの各脳部位の活動と所持効果を比較してみました。すると、所持効果の強い人ほど、モノを売るときに島皮質がより強く活動することがわかりました。

このデータから判断するに、理由（2）のほうが正しそうです。つまり、自分の所有物を失うのは不快なので、「真の価値」に「主観的価値」が足し算される、という具合なのでしょう。

さらなる脳内メカニズムについては今後の研究を待ちたいと思いますが、少なくとも、「損得の直感はときに間違っている」ということは知っておいて損はありません。

類似した話題として、もう一つ例を挙げてみましょう。

次のような状況はどうでしょうか。

――5000円で購入したワイン。今ならオークションで2万円で売れることがわかりました。そんなに価値があるのかと感激し、売らずに自分で楽しく飲みました。

さて、このときのコストに関して当人にはどんな感情が生まれるでしょうか。

統計によれば「1万5000円儲かった」と嬉《うれ》しく感じる人が約25％もいるといいます。

「もし今買って飲むとすれば2万円も支払わないといけないところを、5000円で済んだ」という計算でしょうか。たしかに消費者の視点では、そう思ってしまっても不思議ではありません。

しかし、これは滑稽《こっけい》な話です。冷静に考

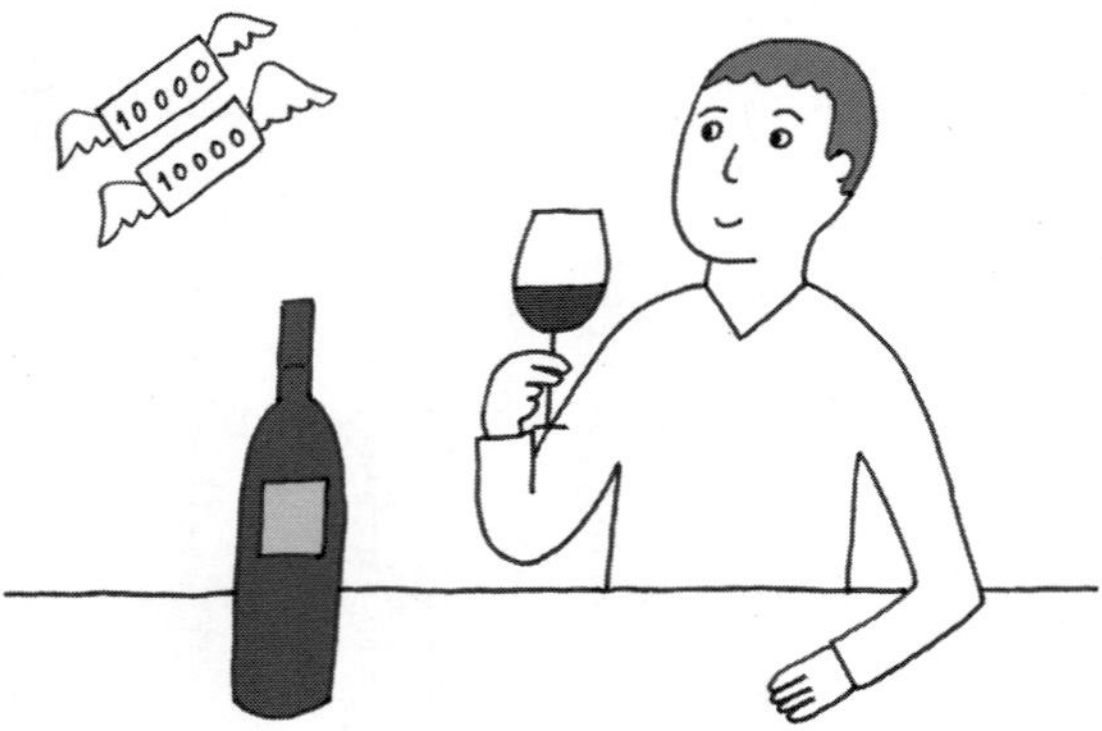

「2万円」のワインは胃袋の中へ……

えればわかりますが、経済学的には「2万円損した」というのが正解です。「仕入れだけはしたが、2万円で売れるワインを無価値にしてしまった」のですから。

もちろん「飲んだ本人が満足ならばそれでいいじゃないか」と主張されれば返す言葉もありませんが、しかし、決して儲かってはいないことだけは認めてもらうほかありません。

このようにヒトは数値に対して冷静な判断ができないことが多々あります。損するとわかっていても宝くじを買ってしまったり、住宅ローンを返済しつつ定期預金を組んでしまったり、クレジットカードやショップの特典ポイントをためてしまったり（これは無利子で貯蓄していることと同じ。すぐに使うべきです）、などは典型的な行動矛盾です。そもそも、こうしたヒトの判断ミスが普遍的に存在するから、ある種の金融商品や投資信託がビジネスモデルとして成立するのでしょう。

動揺するとどうなるか

この章の最後に、判断ミスに自制心が関わっているという話をしましょう。自己コントロールができていないと、状況を見定める能力が低下するというものです。テキサス大学のウィトソン博士らの研究です。[38]

ウィトソン博士らは、わざと人を動揺させ、その時のパターン認知力を計測しました。ここでは、実験参加者にコンピュータを使ってイラスト分類を行ってもらいました。分類の根拠が明確な場合と、無秩序の場合の二種類を試します。無秩序の分類では、実験参加者は法則がつかめないために、頭が混乱し、オロオロと狼狽《ろうばい》します。こうして人工的に動揺する状況を生み出したのです。

このように自制心を失った実験参加者に、白黒のランダム画像を見せ、それが何に見えるかを問います。すると面白いことがわかります。

本来は何かが描かれているわけでもないイラストなのに、動揺していると、さまざまなモノを見いだしてしまうのです。ランダムの絵の中に、椅子《いす》や犬や顔などが描かれていると判断してしまいます。

博士らは、さらに、株価変動のグラフを見せ、状況を判断させる実験も行っています。自制心を失った状況では、やはり、ありもしない経済動向を見いだしてしまう傾向が強まりました。

自己制御が困難になると、ヒトは意味や因果関係を倒錯的に知覚してしまいます。友人の背信、恋人の浮気、取引先の陰謀。そんなものを感じるときは、もしかしたら、

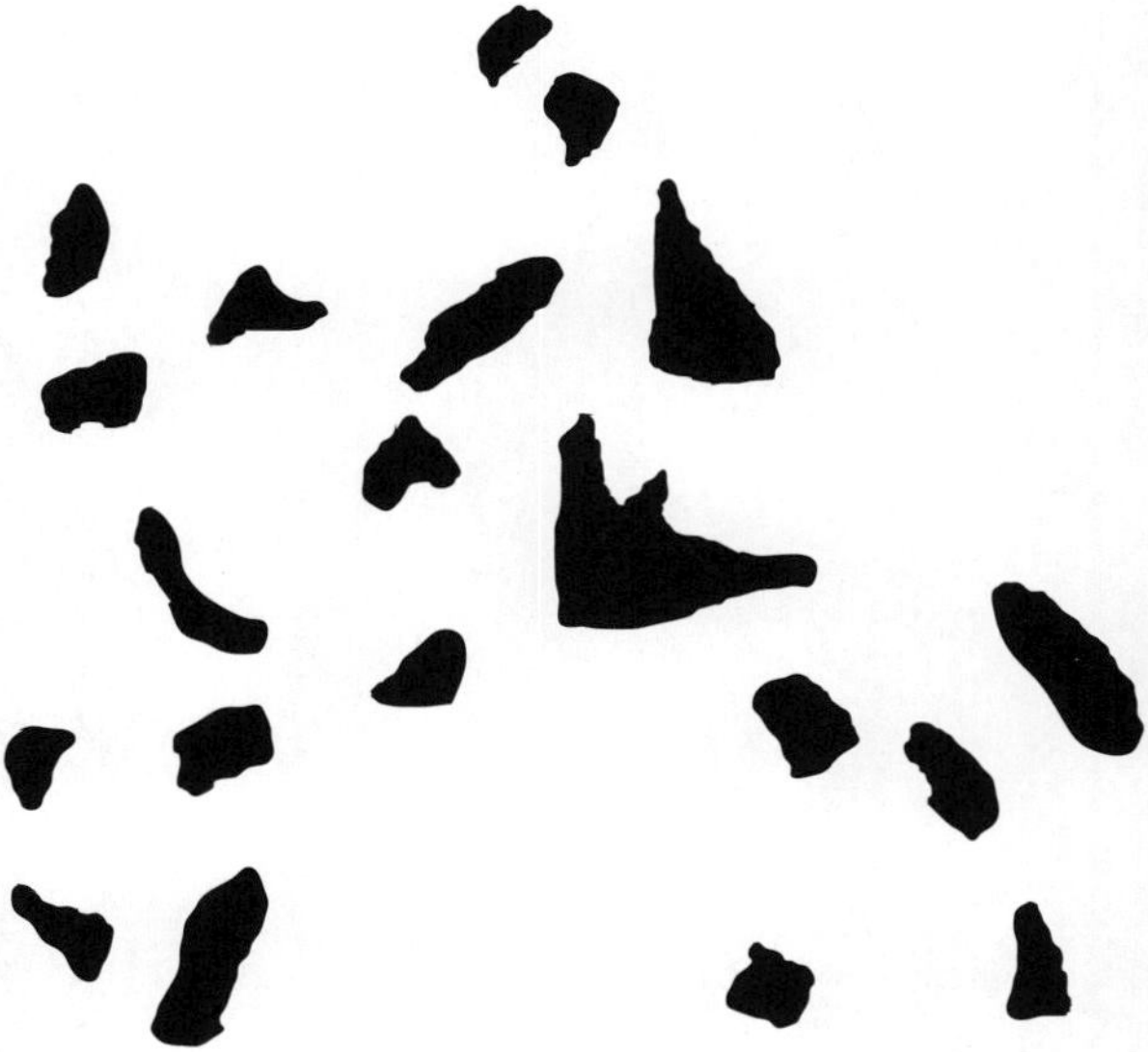

「この模様は何に見える？」　（出典：Rorschach test）

自分自身が精神的に追いつめられている証拠かもしれません。動揺すると足元をすくわれる——なぜか私たちの脳はそうプログラムされています。

❻脳は妙にブランドにこだわる

オーラ、ムード、カリスマ……見えざる力に動いてしまう理由

有機栽培というブランド

有機栽培、オーガニック食品――気の利《き》いたレストランやスーパーマーケットに行けば、そんな謳《うた》い文句は日常的に目に入ります。私もこうしたフレーズには、つい乗せられてしまいます。単純反射。先方の思惑どおりです。

先日、農学部の先生と話す機会がありました。「昔ながらの伝統的な栽培法がベターであるという保証はまったくない」と彼は言います。「農薬を使わない自然派野菜が優れていると感じるのは妄想にすぎない。現実には、使用すべきところでしかるべき農薬を用いないと、病んだ農作物ができてしまい、かえって健康に悪い食品になることもありうる」

ミネソタ大学のウィルキンス博士も「オーガニック食品が健康によいという科学的証拠は未《いま》だに欠如している」と述べています[39]。また、有機栽培は効果的な化学肥料や農薬を使わないために収穫量が少なく、不足分を補うために森林を伐採して農地を増やし、かえって世界的な環境破壊に繋《つな》がっているというデータもあります[40]。

確かに近年は、輸入作物での残留農薬などの問題もあり、とかく日本人は「農薬」

に敏感になっています。

農薬に限ったことではありません。遺伝子組換食品、輸入原料、人工保存料、水道水、こうしたもの全般に対して、私たちは深い議論もせず「悪玉」にしてしまう傾向があります。

もちろん恐怖心は必要です。しかし、短絡的な直感に判断を委《ゆだ》ねるのは賢明ではありません。

無根拠な思考が、「オーガニック」や「国産」というラベルのブランド価値を無意味に高め、結果的に、食品表示の偽装問題や物価高騰《こうとう》の遠因となっていることも事実です。

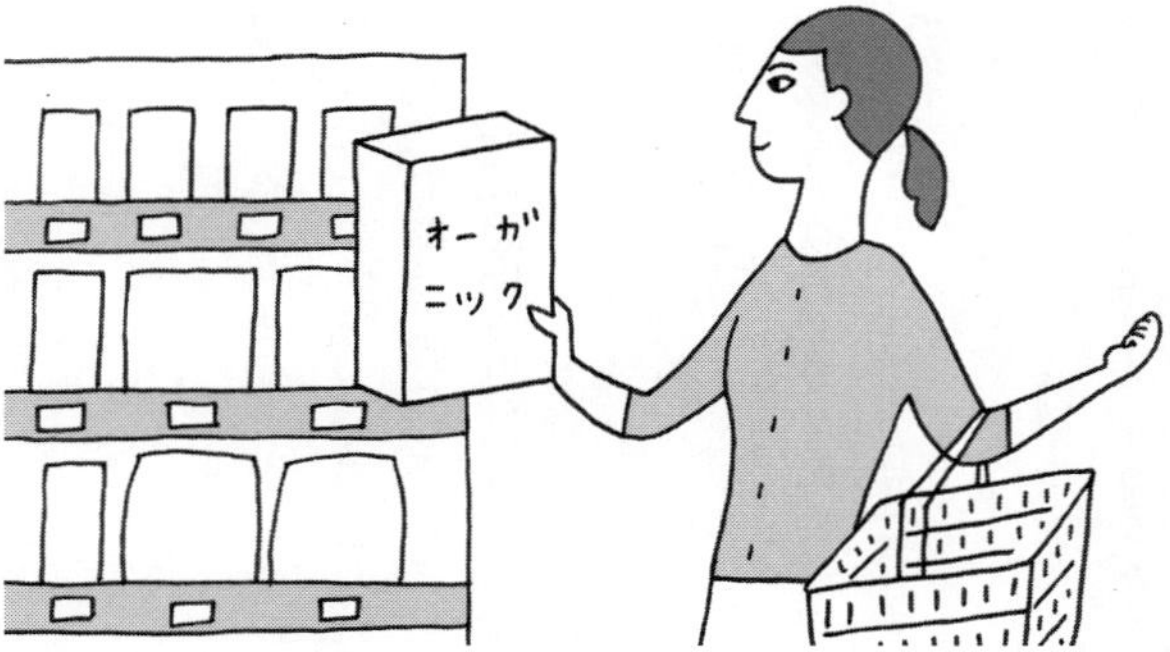

その選択には根拠があるか？

音楽評論家たちを困惑させたリパッティ事件

先入観の影響は、食料品に限らず、さまざまな場面でみられます。たとえば、電化製品がずらりと並んだ量販店では、テレビCMで観たことがあるブランドに思わず好感を持ってしまうでしょう。お見合いも、当人同士を会わせる前に相手のことを褒めておけばうまく行くことが多いといいます。私たちの心は想像以上に外部情報に操られています。

リパッティという音楽家がいます。1917年にルーマニアで生まれたピアニストです。彼の奏《かな》でる音は、一切の濁りがなく、どこまでも透明な水晶のようです。端正な演奏と峻厳《しゅんげん》なスタイルで人気を博しましたが、33歳という若さでこの世を去りました。残された演奏録音は数少ないのですが、現在聴くことのできる遺品は、すべてが驚異的な完成度を誇る絶品です。

そんな貴重な音源に関して事件が起きました。ショパンのピアノ協奏曲の演奏です。その録音には、いつもながらの孤高なまでに洗練されたピアニズムがうかがえます。音楽評論家たちもこぞって「最高のショパン演奏」と絶賛し、ＬＰはクラシック音楽界のロングセラーとなりました。

ところが、発売から数十年が経《た》ち、意外な事実が判明します。なんと、その録音はリパッティのものではなかったのです。チェルニー＝ステファンスカという女流ピアニストの演奏でした。音源の管理ミスによってすり違えが生じていたようです。再調査の末、本物のリパッティの録音が発見され、改めて世に出されました。

このお粗末な事件に、世界中のファンが愕然《がくぜん》としたのは想像に難くありません。もっとも困惑したのは、かつて偽《にせ》の録音を絶賛してしまったプロの音楽評論家たちであったことでしょう。

実際、彼らの対応は二つに分かれました。「あれはどう考えても女性の演奏だった。新しく発見された録音こそ、いかにもリパッティらしい演奏だ」と手のひらを返したように意見を変える者、「いや、やはりチェルニー＝ステファンスカこそが最高の演奏だ」と知名度の低い女流ピアニストの演奏に固執し続けた者。

ブランドとプライドという見えざる圧力に対処するヒトの微妙な心理が浮き彫りになった事件でした。

脳はブランドに反応する!?

ブランドに関してはこんな興味深い実験もあります。カリフォルニア工科大学のランジェル博士らが行った実験で、ワインを味わっているときの脳の反応をＭＲＩで調べています。[41]

ワインを飲むと、「内側眼窩《がんか》前頭皮質」という脳部位が活動します。これは知的快楽を生み出す脳部位。つまり、美味《おい》しいワインを飲むことは快感なのです。

ここでランジェル博士らの行った実験が巧妙です。「5種類のワインを飲み比べて欲しい」と依頼し、試飲前に各ワインの価格を教えます。しかし、実際には、３種類

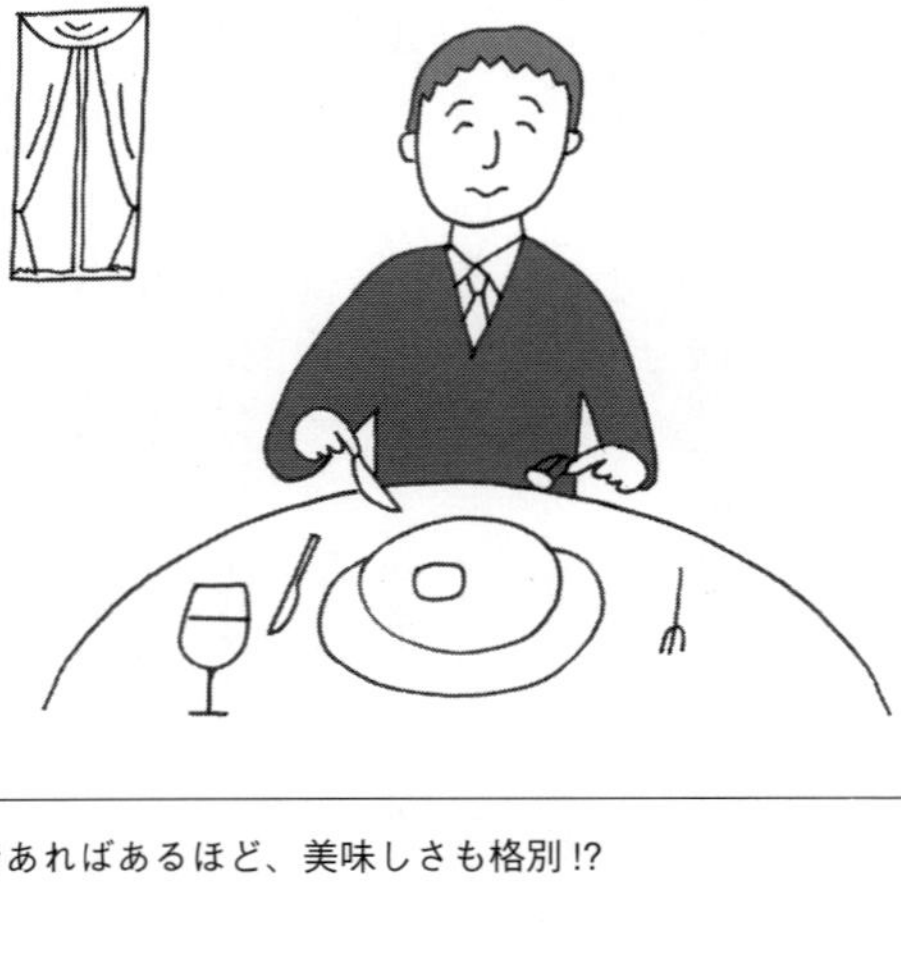

値の張る料理であればあるほど、美味しさも格別!?

のワインしか用意されておらず、その中から適当に5回選んで渡し、飲んでもらうだけ。教える値段もデタラメなものです。

そんな詐欺《さぎ》のような実験。どんな結果が出たかといえば、教えられた価格が高ければ高いほど、内側眼窩前頭皮質が強く活動するという明快なものでした。

食事の「美味《うま》さ」は含まれる化学分子だけで決まるのではありません。「高級品を食べている」という意識もまた鍵《かぎ》を握っているというわけです。

ブランド、オーラ、ムード、カリスマ――そんな見えざる力に動いてしまうのがヒトの脳です。しかし、この浮わついた心理を、単に恥ずかしいもの、あるいは、醜悪なものとして、一方的に切り捨ててしまってはいけません。なぜならば、リパッティの録音事件やワインの実験が赤裸々に示すように、私たちの脳はそもそも「ブランド」に反応するように作られているからです。

脳がそうデザインされている以上、真正面から認めなければいけません。これは脳の性癖です。この性癖を否定することは、ヒトそのものを否定することと同じです。胸に手を当てて、自分に宿るブランド意識を素直に認めたとき、自分の嗜好《しこう》や意志決定に、新しい展開が生まれるかもしれません。

苦労して稼いだ10万円、宝くじで当たった10万円

脳は評価マシンです。目で見たモノから道徳的ジレンマに至るまで、日常のありとあらゆることをその場その場で評価・判断しながら生きています。しかし、先の実験例からもわかるように、特別にきっかけが与えられないかぎり、その根拠を深く考えることもありません。そのくらい評価は脳内で自然に行われています。

そんな評価基準の中で、とりわけ強力な心理作用は、「損失」に対する嫌悪《けんお》でしょう。とくに、手にできる公算の高い金や食物を失うことに対して脳は敏感に反応します。

もちろん損失は嫌なことには違いありません。しかし、その嫌悪感は脳には過剰に備わっています。結果として、目先のリスクを避けるあまり、最終的に損してしまうことも珍しくないのです。

この過剰な嫌悪を軽減する秘訣《ひけつ》がニューヨーク大学のフェルプ博士らによって紹介されています。[42] 研究によれば「投資家になった気分で考える」のがポイントだといいます。

実験では、元金が保証されるが利得の低い選択肢と、多少のリスクはあるが利得の高い選択肢が用意されました。経済学的には後者が正しい選択だったとしても、一般に人は前者を選ぶ傾向にあります。少額の損失であっても、それを回避したいのが人の常ということです。

しかし「各回の選択は何度も行う一連の投資のたった一回にすぎず、全体の成績がポートフォリオ（資産構成）となることを想像して」とアドバイスすると、目前のリスクへの過度な嫌悪感が減り、正しい選択が促されることがわかりました。

自分で苦労して稼いだ10万円、宝くじで当たった10万円。どちらも経済学的価値は同じなのですが、後者のほうが思い切って消費することができることにも似たリフレーミング（視点変更）が働いています。単純なことですが、長い目でみれば、案外と大切なことかもしれません。

❼脳は妙に自己満足する

「行きつけの店」しか通わない理由

脳は感情を変更して解決する

たとえばショッピングで、気に入った洋服が二つあったとしましょう。洋服Aと洋服B。同じくらい気に入ったのですが、残念なことに両方を買うだけの予算はありません。断腸の思いでAを選びました。

さて、このとき、洋服AとBの印象はどう変わるでしょうか――AとBへの好ましさについてアンケートを採ると、選択前に比べて選択後はBへの平均評価が下がることがわかります。つまり、自分が選ばなかったほうの洋服について「それほどよくはなかった」と意見を変えてしまうのです。

そこで、別の選択実験を行ってみます。洋服Aと洋服Cの選択です。今回は洋服CよりもA、洋服Aの方がいくぶんか好みです。躊躇《ちゅうちょ》なくAを選ぶでしょう。この場合は、選択後のCへの評価は下がりません。このことから、選択後の好感度の変化は、品物の好ましさに明確な差がないときにだけ現れることがわかります。

もう一つの実験を紹介しましょう。団体に入会するために「儀礼」を受けるという実験です。厳しい儀礼と、それほど厳しくはない儀礼のどちらかを受けて入会してもらいます。入団後に、その団体が好きかどうかを聞くと、厳しい儀礼を受けた人のほうが団体に対する好感度が高いというデータが出ます。

さて、この二つの実験の結果をどう解釈したらよいでしょう。両者に共通するのは認知の不協和が生じていることです。

一般に、自分の「行動」と「感情」が一致しないとき、この矛盾を無意識のうちに解決します。つまり、行動か感情のどちらかを変更して、両者を一致させようと試みます。この二つでは、どちらが変えやすいでしょうか。言うまでもありません。「感情」のほうです。「行動」は既成事実として厳として存在しています。事実は変えようがありません。そこで脳は感情を変える

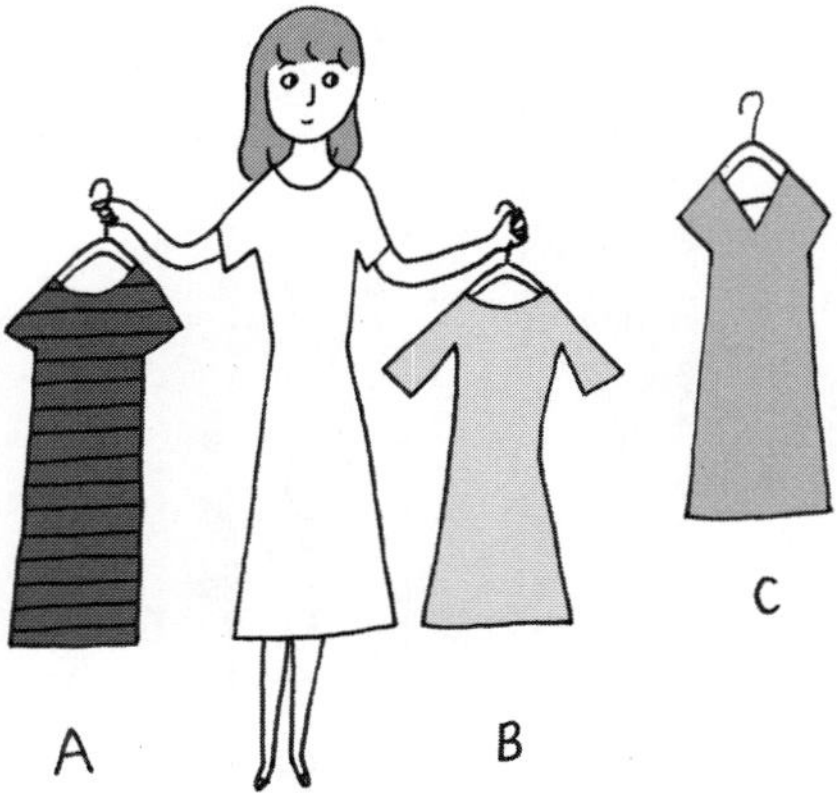

いまさら「行動」は変えられない。でも、「感情」は変えられる

わけです。

洋服AとBでは、はじめは同じくらい好きだったかもしれません。しかし自分はAを選んで、Bを排除してしまった。理由はなんであれ、その行為自体は事実であって否定できません。しかし「BもAと同程度に好きだった」という感情は、自分のとった行動とは矛盾します。こうした状況では、この感情内容を変更するのです。「本音を言えばBはそれほどよいとは感じていなかったのだ」と。一方、洋服Cは、はじめからAほど好きではなかったわけで、Aを選択したという自分の行為と感情に矛盾はありません。だからCに対する好感度を変える必要はありません。

二つ目の入会儀式の実験データについても同じように説明できます。儀礼はそもそも面倒で不快なものです。できれば儀礼は受けたくはありません。厳しい儀礼となればなおのこと。しかし、自分は厳しい儀礼を受けてまで入団した。これは事実である。この事実は変えられません。だからこそ「その試練を進んで受けるほどに私はこの団体が好きだったのだ」となります。

サルにも自己矛盾を回避する心理がある

このように心の不協和を無意識のうちに解決しようとする圧力は、大人だけでなく、子供にも観察されます。次は4歳児に対して行われた実験です。「そのオモチャで遊んでは絶対にダメ」とお母さんに厳しく禁止されたときと、「遊ばないでね」と優しく言われて、遊ぶのを止めたとき、子供たちのオモチャに対する好感度を比べます。すると、同じオモチャであっても、優しく諭された方が、好きな度合が減っていることがわかります。

　優しく言われた場合は、他人から指示されたとはいえ、自分の意志で遊ぶのを止めたという自由な要素が残ります。つまり、「私が遊ぶのを止めたのだから、そのオモチャは大して面白くなかったのだ」という結論になるのです。一方、強く禁止された場合は、遊ぶのを止めた理由が明確です。楽しかったけど、止めざるを得なかった。自分の取った行動にあいまいな点はありません。

　イェール大学のエガン博士らは巧妙な実験を行なって、なんと、サルにも自己矛盾を回避する心理があることを証明しています。[43] 高等哺乳類《ほにゅうるい》に普遍的な原理なのかもしれません。

　ちなみに、この「認知的な不協和を回避する」という理論そのものはアメリカの心理学者フェスティンガー博士らによって、50年以上も前に提唱されたものです。彼による有名な実験があります。面白くない単調な作業をさせて、その後に「楽しかった」と言ってもらうというものです。そして謝金を渡すのですが、このとき実験参加者を二つのグループに分けます。片方には20ドルを、もう一方には1ドルを支払います。その後、作業がどれほど面白かったかというアンケートを採りました。

ここまで読んできた皆さんでしたら、フェスティンガー博士らの実験結果がどうなったか想像できるでしょう。1ドルをもらったグループのほうが面白いと感じたのです。高額な謝金をもらった方は、作業をしている理由が「金がもらえるから」だと認識できます。しかし1ドルでは「金が欲しくてやった」にしては割に合いません。つまり、作業をする十分な理由が見当たらないのです。心理矛盾です。そこで「実のところ、自らすすんでやるほど楽しかったのだ」と態度を変えて納得します。

レタスか新キャベツ、どちらを買うか

次に、私たちがものを選択するときのことを考えてみましょう。

A社株、B社株――どちらに投資すべきか迷うとき、両者を徹底的に比較し、「相対評価」に基づいて判断するでしょう。

実際には、物の価値は状況によって変わります。たとえば、1万円札と1円玉では金銭的な価値の差は明白です。とはいえ、壊れた缶ジュースのプルトップをこじ開けたい時は1円硬貨のほうがテコ具として有用です。動物でも同様な柔軟性が見られます。ジュース1mlと水10mlでは、サルは通常は前者（質）を選びますが、喉《のど》が渇けば後者（量）を取ります。

脳を覗《のぞ》くと、相対価値を計算するニューロン（神経細胞）が「前頭葉」に多く存在していることがわかります。これらのニューロンが私たちを正しい決断へと導いてくれるのでしょう。

私たちは情報の「利用」と「収集」という背反する二つの選択の中で生きています。

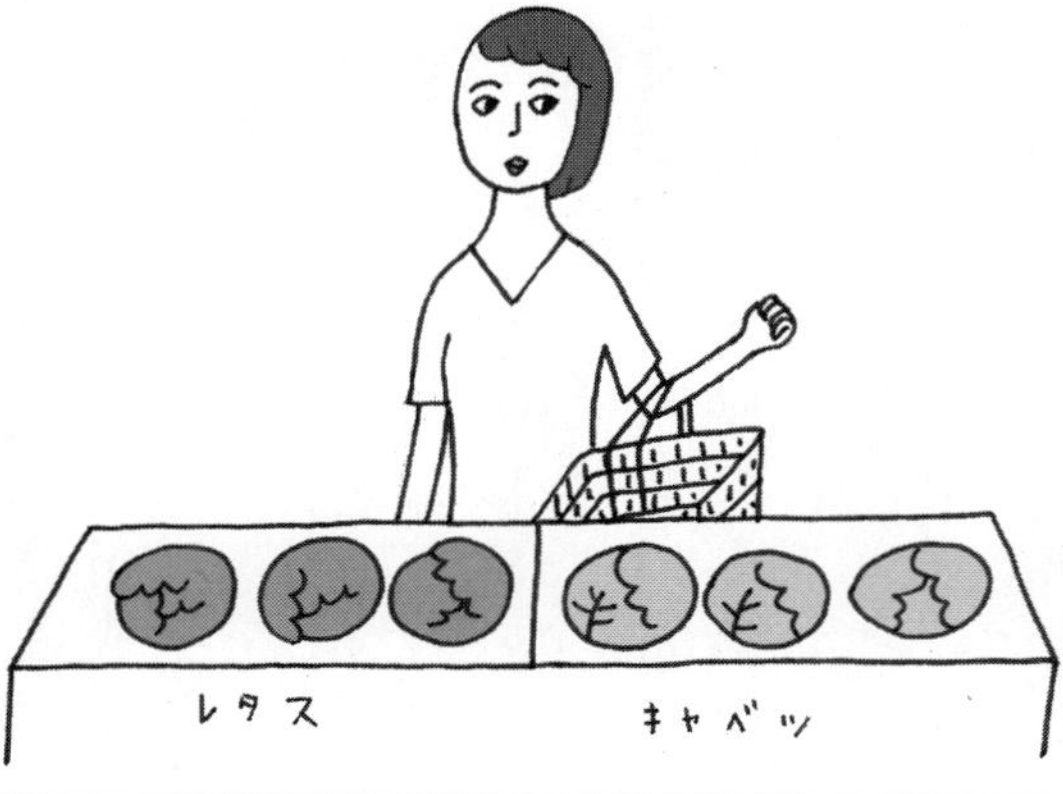

「もしかしたら新種のキャベツは美味しいかも……」

これはとても重要なことです。

スーパーマーケットでサラダ用にレタスを買っている女性を例に考えてみましょう。彼女はレタスが大好物。逆にキャベツやキュウリは好きでないので、あまり買うことはありません。そんなある日、いつものように買い物に出かけると、レタスの隣に、「甘さたっぷり」と書かれた新種のキャベツが並んでいました。

いつも通りレタスを買えば、美味《おい》しいサラダが食べられることは約束されています。しかし、新しいキャベツはどうでしょう。もしかしたらこの新種キャベツはレタス以上に自分の嗜好《しこう》に合っているかもしれません。もちろん、新野菜に挑戦したところで、やはりニガテな味だったなどと再認識させられることもありうるでしょう。

この例では、いつも通りレタスを買うという選択が、過去の情報を「利用」することに相当し、新種キャベツを買ってみることが新しい情報を「収集」するという冒険に相当します。

思いきって冒険脳を開放しよう

安全の確保（情報の利用）か、リスク（情報の収集）か——。脳はこの背反する選択肢から意志決定をしなければなりません。この時どのようにして判断を下すのでしょうか。ロンドン大学のドウ博士らは、そんな脳の状態を調べた研究成果を報告しています。[44]

博士らはTVゲームのスロットマシンを4台用意しました。それぞれの台は「当たり」の確率が異なり、さらに、この確率は時間の経過とともにゆっくりと変化します。実験参加者は、毎回4台のスロットから好きなものを選んで、賭《か》けを繰り返します。

このゲームで、実験参加者が取る戦略を見ると、決して無秩序にスロットを選んでいるわけではないことがわかります。現時点で一番当たりやすい台を選ぶ傾向があるのは当然としても、時には他のスロットの当たり確率もチェックしています。知らぬ間に賭け率が変わっていて、他の台のほうが儲《もう》かる可能性があるからです。

ゲーム中の脳の活動を調べると、「どれほど儲かるか」という損得比較を行うのは「眼窩《がんか》前頭皮質」であることがわかります。この脳部位の活動が、より確実なペイが見込める台を選ぶための基準となります。一方、いま安全であると判断しているスロットをやめ、敢《あ》えて他の台を試すときには「前頭極皮質」が活動します。

この二つの脳部位がバランスを取りながら、選択行動を決定するらしいのです。

日常生活でも、当初もっともよい選択であったからといって、安全パイばかりを選んでいると、知らぬ間に世界が変わっていて、浦島太郎よろしく、気付けば大損をしていることもありえます。だからといって、根拠のない賭けばかりでは、これもまた問題です。これに対処するために、ヒトは、眼窩前頭皮質と前頭極皮質という対立する二つの脳部位を、進化の過程で発達させてきました。

つまりは「情報利用と情報収集のバランスを保て」ということになるのですが、不思議なことに、歳《とし》を重ねると、私たちは情報収集型人間から情報利用型人間へと変化していく傾向があります。

最近、身近な人との会話だけで一日が終わっていないでしょうか。新しいレストランが開店しても、行きつけの店ばかりに通ってはいないでしょうか。ときには思いきって冒険脳「前頭極皮質」を開放すれば、普段とは違ったワクワクするような「若さ」が保たれるのかもしれません。

用意されていた絶対価値を推量する回路

最近、「眼窩前頭皮質」に関して意外な発見がありました。眼窩前頭皮質は先にも説明しましたように「価値を比較する」ことに深く関与する「相対価値」専用の脳部位だと思われていたのですが、この回路の中に、「絶対価値」を評価する脳回路が存在することが発見されたのです。[45] 周囲の状況に左右されずに価値を一定に評価できるニューロンです。つまり、脳は相対価値だけでなく、他の要因の影響に流されずに客観視する能力も併せ持つというわけです。

あらゆるものごとの価値が相対化する傾向にある昨今ですが、相対判断は、実のところ、近視的なストラテジーでしかありません。大局的な見地から大切なものを選り抜くためには、絶対価値を推量する力が必要なのは明らかです。脳がそんな回路を用意してくれていることを知って、ちょっとうれしくなりました。

❽脳は妙に恋し愛する

「愛の力」で脳の反応もモチベーションも上がる⁉

意中の人の左側に座る「シュードネグレクト」効果

左の二つの顔の絵を見てください。顔の半分だけが笑顔で、もう半分は沈鬱《ちんうつ》の表情になっています。両者は同じ画像を左右反転させたものです。

さて、ここで次の質問に、パッと浮かんだ印象で答えてみてください。

・「上」と「下」の画像では、どちらの方が、〝より微笑《ほほえ》んでいる〟ように見えますか？

同じ画像にもかかわらず、ほとんどの方は「どちらか一方」を選ぶことができるでしょう。集計データによれば、より多くの方が「上」を選ぶことがわかっています。とくに右利きの人はこの傾向が強くあります。これは地域や民族や時代を超えて一定した傾向です。人類に共通した性質なのでしょう。

「上」の画像は、左半分がニコやかな表情で、右半分が悲しい表情です。しかし、この画像を微笑んでいるように感じるということは、私たちは顔の「左半分」をとくに重要視していることを意味しています。左半分さえ笑っていれば、もうそれだけで、なんとなく笑っているように見えるのです。

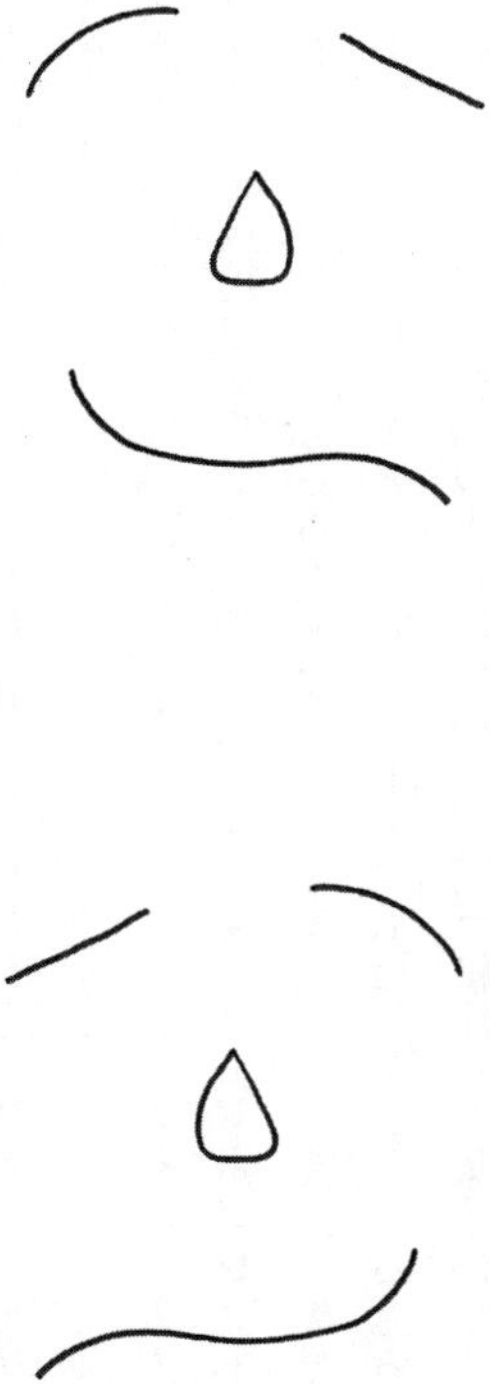

どちらのほうが〝より微笑んでいる〟ように見える？

このような左重視の傾向は、顔だけでなく、さまざまな分野に見られます。たとえば、サカナの絵を描いてみてください。どちら向きに描くでしょうか。ほとんどの人は、頭を左に、尻尾《しっぽ》を右に向けるはずです。図鑑でも、料亭の活づくりでも、頭は左に置かれています。

また、八百屋の目玉商品も、通路の左側の棚に陳列した方が、よく売れるという実験結果もあります。

やはり大切なのは全般的に「左視野」のようです。このように視野の半分を重要視して、もう一方を無視しがちなヒトの認知傾向を「シュードネグレクト」といいます。シュードネグレクトは、もちろん私たちの日常生活、たとえば、髪型や身だしなみ、お洒落《しゃれ》や化粧についても示唆《しさ》を与えてくれます。私たちが他人から見られるときは主に、相手にとっての左視野、つまり自分の「右側」に注意が集まっていることになります。そう、気合いの入れ甲斐《がい》があるのは右半身なのです（ただし、鏡を見ながら化粧をすると、左右が反転しますから、自分の「左半身」ばかりに注意が向いてしまいます）。あるときシュードネグレクトを学生に話したら、「次の合コンでは意中の人の左側に座ろう」と気合いを入れていました。はて、成果がどうだったかまでは聞いていませんが……。

鳥にも左側重視の傾向がある

私はどちらかといえば、シュードネグレクトのもたらす効果よりも、シュードネグレクトを生む脳の仕組みにより興味があります。古典的な説明はこうです――映像や外界の判断を担当するのは「右脳」だから、「左視野」に対して強い反応を示します（脳と体の支配は左右逆転していることに注意）。ところがイスラエルのヘンドラー博士らは、右脳だけでなく、左脳もまた、左視野を重視する傾向があることをMRIで証明しています。[46] どうやらメカニズムはそれほど単純ではなさそうです。

ハトやヒヨコを使った実験も紹介されています。[47] ドイツのデーカンプ博士らの研究です。驚くなかれ、鳥にも「左側重視」の傾向があるそうです。生まれたばかりのヒヨコでさえそうだといいますから、左側重視は先天的であることがわかります。鳥の脳には「脳梁《のうりょう》」（左右の大脳を繋ぐ経路）が発達していないことを考えると、この発見は象徴的です。私たちのシュードネグレクトは、ほぼ1億年前にも遡《さかのぼ》ることができる長い進化の産物なのかもしれません。

恋をすると脳の処理能力が上がる⁉

恋愛の魔力――「愛さえあれば何でもできる」などとは、私もこの歳になっては気恥ずかしくて口にするのも勇気がいります。ただ、10代後半の若者にとっては、きっと疑いようもない真理なのでしょう。

街で耳に聴こえるヒットソングも、よくよく歌詞を聞けば、思わず赤面してしまうような、迷いのない愛の言葉に溢《あふ》れています。そんな恋の歌に若者たちは酔いしれます。

それにしても「愛の力」とは一体何なのでしょうか。『三省堂国語辞典』には、「愛」の定義として、一番に「(相手・ものごとを)たいせつに思い、つくそうとする気持ち」とあります。計算ぬきで相手に尽くす勇気を与えてくれるパワー。特定の異性に対して「すべてを犠牲にしても後悔しない」という熱い思い。それが愛の力というわけです。

私の乏しい恋愛経験からいっても、これは確かに納得できます。恋愛は盲目性を生み、この盲目性が原動力となって、普段ならば思いもよらない行動を取らせることさえあります。そんな「意外な勇気（あるいは無謀）」を与えてくれるのです。

ところが最近の脳研究から、「愛」はもっと異なった能力も同時に私たちにもたらしてくれることが明らかになっています。恋をすると、脳の処理能力も上昇するのです。これを示したのは、カリフォルニア大学サンタバーバラ校の心理学者グラフトン博士らです[48]。

グラフトン博士らの行った実験はシンプルです。20歳前後の女性36名に、画面に表示された単語が英語かどうかを見分けてもらうというものです。といっても、単語の表示時間は1000分の26秒という一瞬。これはサブリミナル刺激のレベルで、本人には何も表示されたようには感じられませ

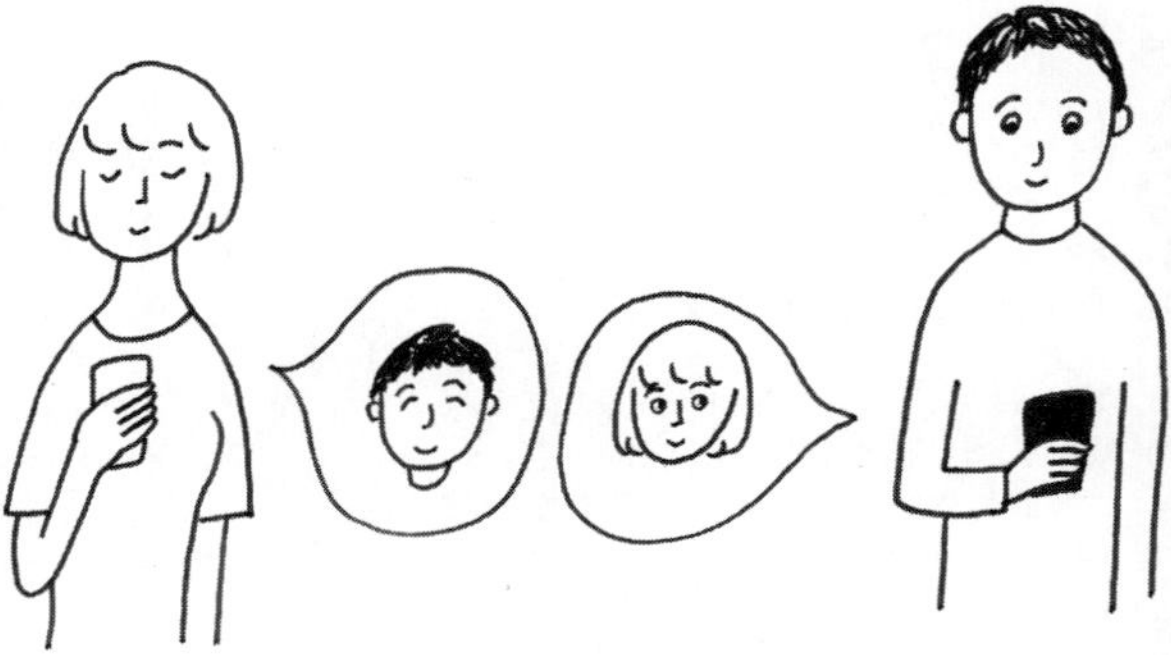

恋をすると脳の処理能力も上昇！

ん。そこで、いつ単語が表示されるかは、合図によって知らせておきます。そして、合図が示されたらできるだけ速く、それが英語だったかどうかを判断し、手元のボタンで報告してもらいます。もちろん意識に上らない刺激ですので正答率は高くありません。しかし、「判断するまでの時間」を測定すると、「愛の力」の面白い側面が見えてきます。

この実験では、グラフトン博士らは、単語を表示する直前（０・１５秒前）に、その女性が恋している男性の名前を１０００分の26秒だけ表示してみせたのです。やはり一瞬なので、恋人の名前が表示されたことには気付きません。にもかかわらず、恋人の名前が出たときには単語判断に要する時間が０・０３秒ほど速くなったのです。わずかな時間のように思えますが、これは統計学的には有意な差です。ちなみに、友人の名前を使った場合には効果がなかったといいますから、反応速度の上昇は、恋人だけが持つ特別な力だということになります。

興味深いことに、恋人の名前が画面にサブリミナル表示されると、「紡錘状回《ぼうすいじょうかい》」や「角回」といった大脳皮質領域に加えて、やる気やモチベーションに関わる脳深部が活性化します。愛情が強いほど強く活性化しました。どうやら「恋愛」は計り知れないパワーを秘めているようです。こう考えると、恋人たちがお互いの写真を携帯電話の待ち受け画面や財布に忍ばせているというお約束の行為も、それなりに意味のあることなのかもしれません。

フランスの小説家アベ・プレヴォは、「恋の力は、身をもって恋を経験しているときでなければ理解できない」と言います。「恋愛の魔力」を忘れかけているということは、それだけ老《ふ》けたということなのでしょうか。気をつけなくては。

母親の経験は子どもに遺伝する⁉

恋人同士でなく、母子の関係についても、面白い事実がわかっています。なんと、母親が若い頃によい経験をすると、そのよい影響が子どもに〝遺伝〟するというのです。

そもそも「遺伝」とは遺伝子が媒介するものであって、たとえば、親が個人的に経験したことは子孫に遺伝しないと考えるのが常識でしょう。この常識を覆《くつがえ》す実験データが、タフツ大学のフェイグ博士らによって報告されました[49]。あくまでもネズミの実験ではありますが、フェイグ博士ら自身も、「似た現象がヒトでも生じるとしたら」と想像を膨らませるほど、思わず考えさせられてしまう実験です。詳しく説明しましよう。

もちろん遺伝子のコード自体は変化しません。これが変化するためには、進化レベルの長い時間が必要です。ただし、染色体やDNAは後天的に化学修飾を受けることが知られています。すると、遺伝子の機能発現が変化します。これを「エピジェネティクス」といいます。エピジェネティクスは今、生命科学界で流行の研究対象で、かくいう私自身もかつて日本薬理学会年会でエピジェネティクスに関するシンポジウムを主催したことがあります。

今回のフェイグ博士らの発見もエピジェネティクスを巡る話題です。驚くべきことは、その影響が単に後天的であるにとどまらず、その子どもの世代にまで及ぶことで

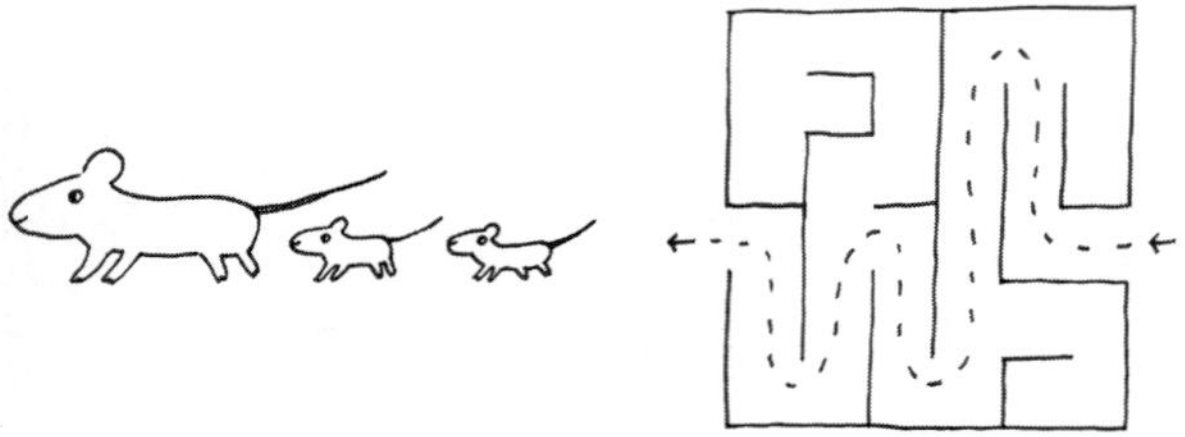

母親がよい経験をすると子どもの海馬に「遺伝」する

す。

ネズミを回り車やトンネルなどの置かれた豊かな環境で育てると、遊びのない閑散とした環境で育てたネズミよりも、迷路を解く能力が高くなることが知られています。これは「海馬」の機能が向上することが理由です。

フェイグ博士らは、まずこの現象を再確認する実験から開始しています。海馬の機能はシナプス（神経細胞間の結合部）伝達の増強現象を測定することで評価しています。

海馬機能が増強するためには、ずっと豊かな環境で育て続ける必要はなく、生後2週目から4週目のわずか2週間のみ豊かな環境に入れただけで、海馬の機能が十分に向上し、しかもこの効果は、その後、一生持続します。ちなみに、ネズミでいう生後2～4週目とは、ヒトで言えばおよそ乳幼児期から思春期までの時期に相当すると、私は考えています。

さて、フェイグ博士らが見いだしたさらに興味深い事実とは、先ほど述べたとおりです。つまり、こうして海馬の機能が亢進《こうしん》したネズミから生まれた子どもたちも、また海馬の機能が高かったという発見です。子どもたち自身は豊かな環境を経験していないにもかかわらず、生まれつき海馬機能が高く、記憶力も増強されていました。

よい環境に恵まれた生活がなぜ大切か

フェイグ博士らはこの効果をさらに詳細に追究しています。まず、子どものさらに子ども、つまり豊かな環境で育ったネズミの孫への影響はどうでしょうか。検査をしてみると、孫にまでは影響がありませんでした。つまり環境の効果は2世代目までに限られるということです。

次の疑問は「この効果は父親と母親どちらから受け継ぐのだろうか」という点です。フェイグ博士らは一方の親のみ豊かな環境で育て、子どもの能力を測定しました。すると、父親のみでは効果がなく、逆に、母親を豊かな環境で育てさえすれば、子どもの海馬機能が向上することがわかりました。

これはエピジェネティクスの知見からも納得できるものです。なぜなら、染色体やDNAへの後天的な化学修飾は、精子ではリセットされるのですが、卵子では子孫に引き継がれるからです。

以上の結果はあくまでもネズミの実験結果ですので、このデータを元にあれこれと妄想的に語っては時期尚早でしょうが、やはり同じ哺乳類《ほにゅうるい》として私たちヒトも、このデータをすっかり無視してしまうわけにはいきません。女性は、将来に授かる子どものために、よい環境に恵まれることも視野に入れながら若い頃の生活を送ることは、念のためにはよいかもしれません。たとえ子どもを産まなくても、よい環境が本人にとってよい影響があるのは明らかなのですから。

❾脳は妙にゲームにはまる

ヒトはとりわけ「映像的説明」に弱い生き物である

脳トレは本当に有効か？

かつて、「脳トレ」のビデオゲームが流行《はや》ったことがあります。脳研究の現場では、脳トレの効果はどう捉《とら》えられているのでしょう。否定的な見方も少なくありませんが、[50]なかには有意な効果を支持する論文もあります。[51]たとえば、スウェーデンのクリングバーグ博士らによる脳画像法を用いた研究が有名です。[52]いずれにしても、科学者のあいだでも統一的な見解はありません。

ほかにも、「お手玉や料理などは、脳のトレーニングとして本当に効果がありますか？」という質問をよく受けます。いつも返答に窮してしまいます。たいていの場合は「まあ、何もやらないよりはマシではないでしょうか」と返事をするようにしています。

歯切れの悪い返事になってしまうのは、世間一般における「脳によい」ことを支持するためのデータ基盤が、ほとんどのケースで「○○をすると脳が活性化する。したがって、○○をすれば脳が鍛えられる」という論理構造を持っているからです。

当然ながら、これでは証明にはなっていません。納得のいかない方は、「○○すると」に思いつく何かを適当に入れてみればよいでしょう。たとえば、「強盗に銃口を向けられると」と挿入すればどうなるでしょう。そんなデータは見たことがありませんが、おそらく、緊迫した状況では脳の活動は上昇するでしょう。しかし、これを脳トレと言ってよいのでしょうか……。

脳トレにおいて問題にされるべき核心は、トレーニング中に脳がどう活性化するかではなく、トレーニングによって脳がどう変化（あるいは成長）するかということではないでしょうか。どんなにトレーニング中に脳が活性化したとしても、肝心の脳が「変化」しなくては、トレーニングに「効果」があったとは言えないからです。

もっと正確に言えば、たとえ脳が変化したとしても、まだ問題があります。成績が上昇しなければ、まったく意味がないからです。脳トレを試みる人が本当に気にしていることは、どれほど脳が活性化するかではなくて、結局は「成績が上昇するか」や「老化を予防できるか」など、目に見える効果ではないでしょうか。

こう考えると不思議な話になってきます。つまり「脳トレ」という言葉自体に意味がなくなってしまうのです。実生活としては、たとえば、計算練習をして計算が速くなれば、結局は、もうそれで十分であって、それ以上の実質的な意味はありません。なぜなら私たちはあくまでもトレーニングによって外に現れる変化を期待しているのですから。脳の内側を気にするというのは、それ自体が奇妙な風潮なのです。

ワーキングメモリを向上させるトレーニング

かつての脳ブームの洗礼を受けて、この矛盾に多くの人々が気付き始めている現在だからこそ、先の「脳トレに効果がある」と報じるクリングバーグ博士らの発表は、とても衝撃的です[52]。この研究のポイントは二つあります。

一つは、まずトレーニング中に脳がどう活性化するかを見ているのではなくて、トレーニング後に脳がどう変化したのかを見たという点。「変化」を検出することの重要性は先に述べたとおりです。

もう一つは、その変化が「ドーパミン受容体」の量として観測されたということです。ドーパミンは脳の伝達物質の一つです。ドーパミンのシグナルを受けとるアンテナ（受容体）の数が変化したのです。「脳が物質的に変化した」という事実は十分に強調されてよいでしょう。

クリングバーグ博士らのトレーニング法は、ビデオゲームを用いたものではありません。ワーキングメモリを訓練する方法です。ワーキングメモリはいわば「即時記憶」。たとえば、「２９３７４０１」という乱数列を記憶に保持して、30秒後に暗唱してもらうなどの訓練です。ワーキングメモリは訓練を繰り返すと、次第にその能力が向上することが知られています。

つまり、このトレーニングによって大脳皮質のドーパミン受容体量が変動したというのが、今回の発見の主旨です。

もちろん、この発見を即座に何らかの因果関係へと落とし込むのは慎重になったほうがよいでしょうが、すでに過去の動物実験から、大脳皮質のドーパミン受容体の働きを阻害するとワーキングメモリが低下することが知られています。また、アルツハイマー病や統合失調症でもワーキングメモリが低下しているという事実からも、今回の発見には過去の知見からの一貫性があります。博士らの研究の発展には今後大きな期待が寄せられることになるでしょう。

せっかくですから、クリングバーグ博士らが提唱するトレーニング量を、ここに記しておきましょう。今回の実験は20代の男性13人に対して行ったもので、一日35分の訓練を、週5回のペースで、5週間ほど繰り返したということです。根気さえあれば続けられそうな量です。

脳研究と心理学、哲学にあった溝《みぞ》を狭めたMRI

脳ブームは過去にも何度かあったといいます。どんな時にブームが訪れたかを遡《さかのぼ》って調べると、神経伝達物質の発見など、科学や研究技術に革新があった時期に一致していることがわかります。前回の脳ブーム（2003年前後）の契機は、なんといっても「機能的MRI（磁気共鳴画像法）」の汎用《はんよう》化でしょう。

MRIは画期的です。2003年のノーベル医学生理学賞はMRIの開発者に与えられています。MRIには人間の脳を非侵襲的に観察できるという利点があります。非侵襲的とは「苦痛や身体損傷を伴わない」といったニュアンスです。

つまり、MRIは「ほぼありのままの状態」の脳を観察できるのです。恋愛、自尊心、正義感、意志など、過去の神経科学者たちが手を出せないでいた未知の領域へと研究範囲を広げることを可能にします。これによって、脳研究と心理学や哲学にあった溝は一気に狭まりました。異分野が融合されつつあるのが、脳科学の現状です。

こうした科学者たちの興奮が、数年前の「脳ブーム」の火種になったのは間違いありません。私も脳を研究する一人として、脳が世間から注目を集めるのは嬉《うれ》しいことです。

いかにも本当らしい説明を信じる

ただ、「脳ブーム」がまったく問題がないかといえば、必ずしもそうとはいえません。コロラド州立大学のマッケイブ博士らとカリフォルニア大学ロサンゼルス校のキャステル博士らが行った奇抜な実験がそれを象徴しています。[53]

博士らは、大学生156人に「間違った説」を脳科学的に説明して、それらの説がどれほど信頼を得るかを評価してもらいました。一例を挙げると、

——テレビを観《み》るときと数学の問題を解くときには共通した脳部位（側頭葉）が活動する。したがって、テレビを観ることは数学の能力を高める。

といったものがあります。すでに述べましたように、これは正しくない結論の導出です。

さて、マッケイブ博士らとキャステル博士らが行った実験はこうです。説明をする

とき（学生にはウソであるとは伝えていません）、次の三つの説明の仕方でどれがもっとも科学的に信憑性《しんぴょうせい》が高いと感じるかを評価してもらったのです。

解説（1）　説明文のみ
解説（2）　説明文＋MRIの脳画像データ
解説（3）　説明文＋MRIのデータを棒グラフにした図

ここでは図そのものは有用な情報となっていない点に注意してください。あくまでも図は添え物で、説明文に書いてあることだけが意味のある情報です。しかし、実験の結果、（2）のケースが「もっとも科学的に裏付けされていて説得力が高い」と評価されました。

どうやら脳活動の画像を見ると、人は「いかにも本当らしい」と思い込んでしまう癖があるらしいのです。生物倫理学者のラシーヌ博士らは、この効果を「ニューロレアリズム」と呼んでいます[54]。ニューロレアリズムは、メディアなどでデータが極度に単純化されると、さらに増幅されえます。

解説(1)

神経システムは、それ自体では閉じた空間であり、構造的な可塑性を通じて機能生理的な状態を遷移させている。同システムは動的な内発性を有しており、外部環境からの攪乱をトリガーとして、新しい内部ダイナミクスを生み出している。

したがって、神経システムの活動状態は、外部環境と機動的に関連している。この連関において、神経システムが環境の変動に応じて相互作用的に状態変化することを一般に「行動」とよぶ。行動が"適切にみえる"方向へと変化することを「学習」とよび、不適切に見える場合は「疾患」とよぶ。

しかし、行動も学習も、神経システムの要素にとってはまったく無意味である。行動や学習は、システム外部からの描写、つまり、実験者もしくはそれを見ている観察者からの視点にすぎない。

神経システムが行っていることは、外界からの刺激をシステム内部の揺らぎに取り込んで、新たな機能状態を自発的に生み出すことであり、作動そのものには正誤の判断は含まれていない。適切か否かは、それを見ている我々の視点からの一方的で偏見的な価値基準であって、神経システムの側からは、生命体の作動に関して、その有効性があらかじめ存在しているわけではない。

新しい状態への遷移の軌道が、環境によって決定されるわけではないことには注意が必要である。ヒトの感覚や運動に関与する神経細胞(神経システムの外部接点)は1千万個ほどであるのに対し、システム内部の神経細胞(広義でのインターニューロン)はそれを遥かに凌駕する1千億個が存在する。しかも、内部結合のパターンは単純な順次経路からはほど遠く、高度に再帰的であり、さらに、常に自発的に活動している。

解説(2)

神経システムは、それ自体では閉じた空間であり、構造的な可塑性を通じて機能生理的な状態を遷移させている。同システムは動的な内発性を有しており、外部環境からの攪乱をトリガーとして、新しい内部ダイナミクスを生み出している。

したがって、神経システムの活動状態は、外部環境と機動的に関連している。この連関において、神経システムが環境の変動に応じて相互作用的に状態変化することを一般に「行動」とよぶ。行動が"適切にみえる"方向へと変化することを「学習」とよび、不適切に見える場合は「疾患」とよぶ。

しかし、行動も学習も、神経システムの要素にとってはまったく無意味である。行動や学習は、システム外部からの描写、つまり、実験者もしくはそれを見ている観察者からの視点にすぎない。

神経システムが行っていることは、外界からの刺激をシステム内部の揺らぎに取り込んで、新たな機能状態を自発的に生み出すことであり、作動そのものには正誤の判断は含まれていない。適切か否かは、それを見ている我々の視点からの一方的で偏見的な価値基準であって、神経システムの側からは、生命体の作動に関して、その有効性があらかじめ存在しているわけではない。

新しい状態への遷移の軌道が、環境によって決定されるわけではないことには注意が必要である。ヒトの感覚や運動に関与する神経細胞(神経システムの外部接点)は1千万個ほどであるのに対し、システム内部の神経細胞(広義でのインターニューロン)はそれを遥かに凌駕する1千億個が存在する。しかも、内部結合のパターンは単純な順次経路からはほど遠く、高度に再帰的であり、さらに、常に自発的に活動している。

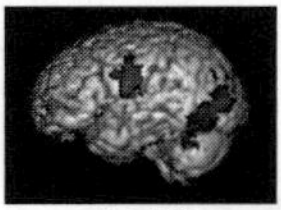

テレビ

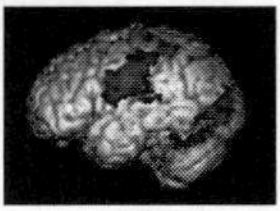

計算

解説(3)

神経システムは、それ自体では閉じた空間であり、構造的な可塑性を通じて機能生理的な状態を遷移させている。同システムは動的な内発性を有しており、外部環境からの攪乱をトリガーとして、新しい内部ダイナミクスを生み出している。

したがって、神経システムの活動状態は、外部環境と機動的に関連している。この連関において、神経システムが環境の変動に応じて相互作用的に状態変化することを一般に「行動」とよぶ。行動が"適切にみえる"方向へと変化することを「学習」とよび、不適切に見える場合は「疾患」とよぶ。

しかし、行動も学習も、神経システムの要素にとってはまったく無意味である。行動や学習は、システム外部からの描写、つまり、実験者もしくはそれを見ている観察者からの視点にすぎない。

神経システムが行っていることは、外界からの刺激をシステム内部の揺らぎに取り込んで、新たな機能状態を自発的に生み出すことであり、作動そのものには正誤の判断は含まれていない。適切か否かは、それを見ている我々の視点からの一方的で偏見的な価値基準であって、神経システムの側からは、生命体の作動に関して、その有効性があらかじめ存在しているわけではない。

新しい状態への遷移の軌道が、環境によって決定されるわけではないことには注意が必要である。ヒトの感覚や運動に関与する神経細胞(神経システムの外部接点)は1千万個ほどであるのに対し、システム内部の神経細胞(広義でのインターニューロン)はそれを遥かに凌駕する1千億個が存在する。しかも、内部結合のパターンは単純な順次経路からはほど遠く、高度に再帰的であり、さらに、常に自発的に活動している。

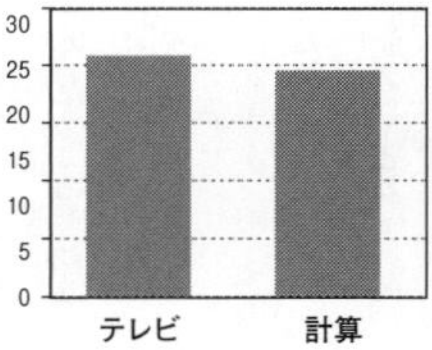

より説得力のある解説は、どれ？(Cognition 107〔2008〕343-352 より改変)

プレゼンの決め手！

ＭＲＩなどの脳活動のデータは、それがいかに説得力があろうとも「相関」を見ているにすぎないことには注意が必要です。たとえば、「おいしいチョコレートを食べている」ときの脳画像を撮影したところで、「おいしさ」の理由はわかりません。ましてや、味覚を鍛える「脳トレ」などできません。そもそも、チョコレートがおいしいことや、あるいは、テレビを見ても天才数学者にならないことは、脳をスキャンしなくても自明なことではないでしょうか。

あえて厳しい言い方をすれば、ビジネスであれ、娯楽であれ、「（一見）科学的な解説」と付き合うためには、最低限の科学リテラシーが必要なのだろうと思います。その一方で、この実験は、相手を説得させるためには「プレゼンテーションこそが決め手である」という解釈もできます。

同じ内容を伝えるにしても「やり方」次第で説得度が変わるからです。当たり前といえば当たり前ですが、社内で企画を通すためや、営業で契約を取るためには、やはり、相応のプレゼンテクニックが必要なのだということです。

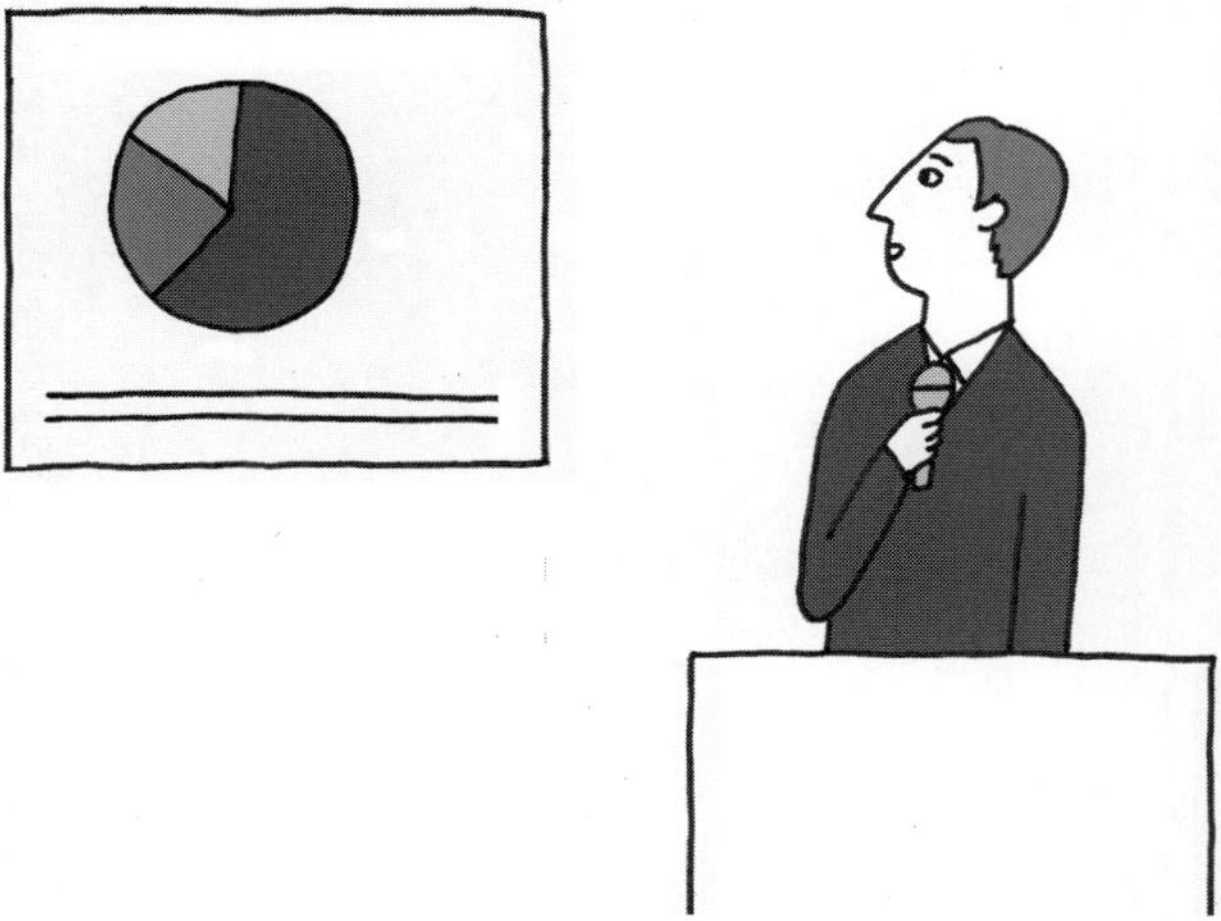

プレゼンは映像的説明で伝えるのが効果大！

脳の画像を見ただけで説得度が変わるのですから、ヒトはとりわけ映像的説明に弱い生き物だと言ってよいでしょう。

⑩脳は妙に人目を気にする

なぜか自己犠牲的な行動を取るようにプログラムされている

人前でオナラをしないのはなぜか？

ヒトは社会集団を作る動物だと言われます。しかし「社会性」「集団性」とはそもそも何を指すのでしょうか。厳密に定義するのはむずかしいものです。

社会行動研究の権威であるカリフォルニア工科大学のアドルフス博士は、社会的認知を「自分と同種の生物に対する行動を支える情報処理過程」と定義をしています。

より機能的な定義の例としては、行動の「抑制」と定義する研究者もいます。「一人のときにできる行為が、人前でできなかったとすれば、それは社会的認知だ」ということです。

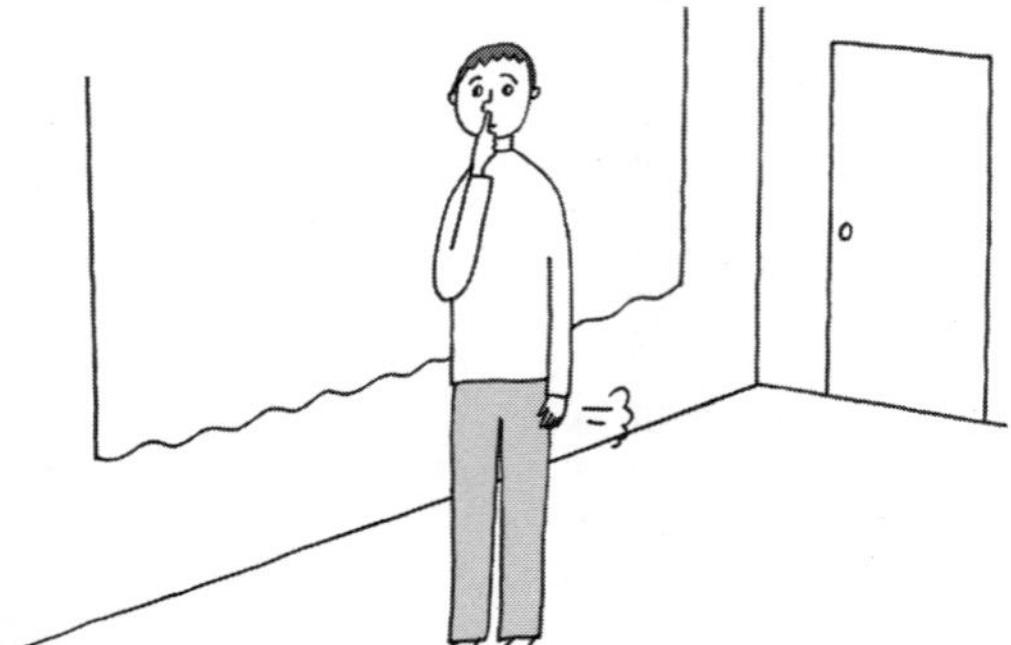

誰もいないからちょっと失礼……

たとえば、鼻をホジったり、オナラをしたりすることは、一人だったらやってしまうかもしれませんが、同じ場に他者がいたら控えるでしょう。そう考えると、「人の目を気にすること」が社会性の根幹をなすという考え方には一定の真理があります。

協調性のあるサカナ

スイスのヌーシャテル大学のブシャリ博士らによる研究を紹介しましょう。[55] ここでは、ヒトではなく、なんと、サカナを使って実験をしています。

使用したのはホンソメワケベラです。海水魚ファンにはおなじみの魚でしょう。ホンソメワケベラには独特な行動があります。クエやマハタなどの巨大な魚（ここではクライアントと呼びましょう）についた寄生虫を食べて、掃除するのです。夫婦仲がよく、しばしば雄雌2匹がつがいとなって、クライアントを掃除します。

ところが意外なことに、ホンソメワケベラは、それほど寄生虫が好きだというわけではありません。本当はクライアントが分泌《ぶんぴつ》する粘液を食べるほうが好みなのです。しかし、粘液を食べすぎてしまうと、クライアントは、そのホンソメワケベラを見捨てて、泳ぎ去ってしまいます。つまり、失業しないように、しかたなく寄生虫を食べているという状況なのです。

とくにペアで行動しているときには、自分が粘液を食べると（自分はおいしい思いができますが）、相棒には一方的に迷惑をかけてしまうでしょう。ここに他者を意識した行動が生まれる可能性があります。

この点に目を付けたブシャリ博士らは、1匹で掃除しているときとペアで掃除しているときで、粘液を食べる率を比較してみました。興味深いことに、ペアで掃除しているときは、粘液を食べる割合が単独時の約半分にまで低下しました。他者がいることで（一見）独り善がりな行動を控えるわけです。

博士らはさらに実験を続けます。水槽で飼っているホンソメワケベラに、エサとして「エビ」と「サメ肉」を同時に与えてみたのです。ホンソメワケベラは1匹のときは通常はエビを好んで食べるのですが、2匹でエサを分け合う場合では、エビを食べる率が減って、よりサメ肉を選ぶことがわかりました。

ホンソメワケベラが何をどう考えて行動を変えるのか想像のしようもありませんが、私には、単なる「協調性」を超えた、「気遣い」や「思いやり」が感じられます。

なぜ私たちは人の物を盗まないのか？

社会行動において一つの重要な要素は「愛」、つまり、自己犠牲だと言われます。自分が損してでも他人のために尽くす。他者や社会に貢献するボランティアの精神――美しい姿です。

たとえば、なぜ人の物を盗んではいけないのでしょうか。そんなことは「あたりまえのルール」であって、問うまでもない疑問に思えます。しかし、改めて真剣に答えようとすると、ずいぶんとむずかしいことがわかります。実際、哲学者でさえひどく頭を悩ませるほどの難題なのです。

なぜ私たちは人の物を盗まないのか、あるいは、なぜ盗んではいけないような気がするのか――唯一《ゆいいつ》はっきりしていることは「他人の所有物を自由に盗んでよいとすると、回り回って、結局は自分の物も盗まれる可能性が高い」ということです。すると、物を盗まないのは、実は「自分のため」だという隠れた意味が浮かび上がってきます。

自己犠牲の清き（？）精神

当然ながら、ほとんどの場合、人は自分の利益を優先します。資本社会の基本原理はそうした人間の習性の上に成り立っています。しかし、ときに私たちは、自分自身の利益を犠牲にしてもモラルや社会的価値を優先することがあります。

純粋な損得勘定ならば、街で窃盗や痴漢を見かけても、見逃して、深入りしないのが得策でしょう。しかし、人は労力や時間を浪費して、悪を捕らえて懲《こ》らしめようとします。あるいは警察に〝わざわざ〟通報したりします。

人間という動物は、なぜかこのような自己犠牲的な行動を取るようにプログラムされています。不思議です。もちろん、だからこそ社会の秩序が作られ、そして、規則が守られることになるわけですが、しかし、脳の仕組みは一体どうなっているのでしょうか。

自己犠牲の特徴については、「最後通牒《つうちょう》ゲーム」の実験でよく調べられています。二人でお金を山分けするゲームです。第4章で説明したように、このゲームには重要なルールがあります。配分率の提示チャンスは一回だけ。もし提案を拒否したら、二人ともに収入が0円になってしまいます。損得だけを考えたら、つねに拒否しないほうがベターなのですが、ヒトはなぜか拒否します。「拒否する」ことは、自己の利益を犠牲にすることで、相手に社会的制裁を加えることを意味します。

もちろん「拒否」という行動選択は、善良な社会づくりを目指すなどという美徳ではなく、本人としては単に納得いかないから不満をぶつけているか、あるいはフテくされて自暴自棄になっているだけだとも解釈できます。真相はどうであれ、ともかく、こうした個人の意志決定が、結果として社会全体の秩序とバランスの基礎となっていることは確かでしょう。

コーエン博士らは、ゲームをしている実験参加者の脳の活動をMRIで測っています。金額の提案を受け入れるか否《いな》かを決断するとき、前頭前野の「腹外側部」が活性化していました。ではこの脳部位は、何を計算し、何を実行しているのでしょうか。そのヒントとなる実験データがチューリッヒ大学のフェール博士らによって報告されました[56]。

フェール博士らはゲーム中の実験参加者に対して、TMSという磁気刺激装置を使って、前頭前野を麻痺《まひ》させてみました。すると驚くべき結果が得られました。右脳の前頭前野が働かないと、どんな理不尽な要求でも受け入れるようになったのです。実験参加者に質問したところ、分け前が不公平であることはしっかり理解しています。しかし、それを拒否することなく、自分のわずかな利益を優先させました。前頭前野が麻痺すると、他者を罰しない自己中心的な人間になってしまうのです。

どうやら、自己犠牲の清き（？）精神は、前頭前野に宿っているようです。

協力か逃亡か――「ジレンマゲーム」

自己犠牲について、ハーバード大学のノワク博士らも示唆《しさ》に富んだデータを報告しています。[57] 彼は１０４人のボランティアを研究室に集めて、「ジレンマゲーム」を行いました。

こんなゲームです。二人でペアになって金銭トレードを繰り返します。両者が取る行動は二つあります――「協力」か「逃亡」。

「協力」を選択すると、相手に1万円を支払って、見返りとして第三者から2万円を受け取るというルールになっています。一方の「逃亡」は、相手から1万円奪って逃げるという選択になります。

どちらを選択しても結局は1万円得するわけですが、このゲームの面白さは、相手の行動によって獲得金が変わることにあります。自分と同時に相手もまた行動を選択しています。だから相互ルールを考慮しなければなりません。

　自分が「協力」したとき、相手も「協力」ならば互いに1万円を獲得できますが、もし相手に「逃亡」されたら、計2万円損してしまいます。もちろん「逃亡」した相手は2万円得しています。また、お互いに「逃亡」すれば、両者とも正味0円で残金に変化はありません。ルールを下の図にまとめました。

　さて、こうしたルールでトレードを繰り返すと、ヒトの選択行動はどうなるでしょうか。実験によれば、わずか20%しか「協力」を選ばないことがわかります。なぜで

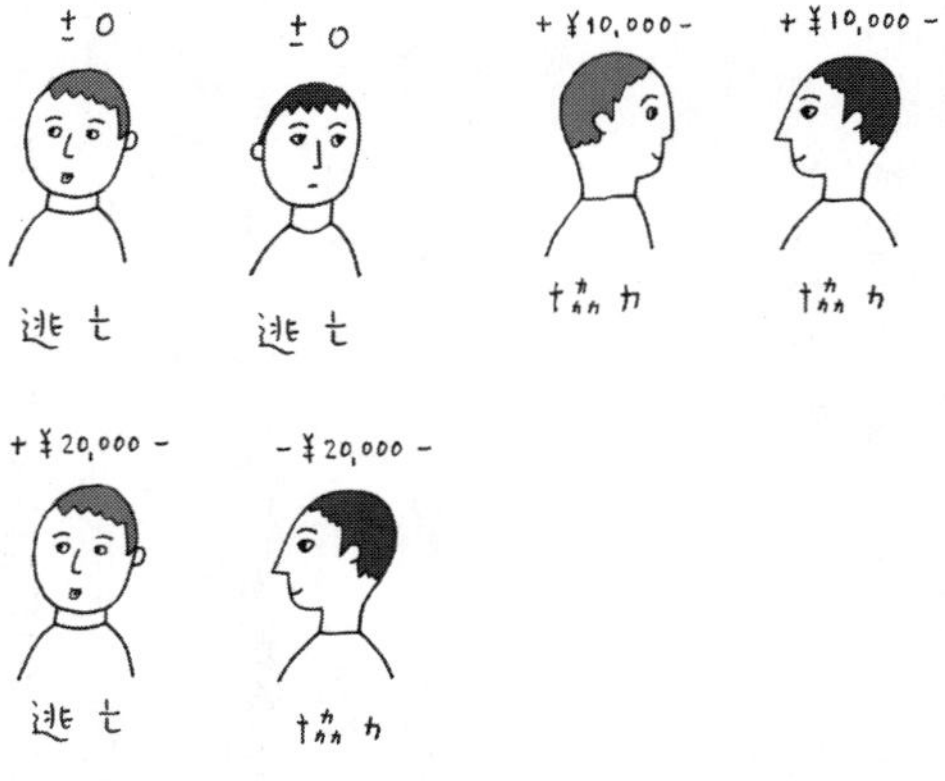

「ジレンマゲーム」が示すものとは？

しょうか。実際にゲームに参加するとよくわかります。

ルールの上ではもちろん、共に協力し合うことが両者にとって一番ハッピーです。しかし自分の利益だけを考えれば、相手が協力してきたとき、自分が逃亡すればさらに大儲《おおもう》けできます。1万円獲得が2万円獲得になるからです。一方、相手に逃亡された場合には、こちらも逃亡しておかなければ大損してしまいます。

つまり、相手がどちらを選択しようと、こちらとしては常に「逃亡」を選んでおいたほうが得策なのです。だから「逃亡」を選ぶケースが増えます。本当はお互いに「協力」したいのだけどやむなく「逃亡」――これが「ジレンマゲーム」と呼ばれる理由です。

罰はなぜ存在するのか

そこでノワク博士らは、面白いルールを導入しました。新たな選択肢として「罰」を設けたのです。不快な行動を取った相手を罰する権利です。「罰」では、自分の所持金から1万円を払うことで、相手に4万円の罰金を科すことができます。もちろん、自分の利益だけを考えたら「罰」などしないほうが得です。罰したら、自分も1万円損をするわけですから。これも先の例と同様の「自己犠牲」のルールです。罰した側も損していますが、相手はもっと損するわけです。

さて、「罰」があるとヒトの行動はどう変化するでしょうか。なんと50％以上で「協力」を選択するようになります。なんとも面白いことです。一見すると善意に思える「協力」という心温まる行動は、じつは、罰を恐れた利己的な選択であると解釈することができるのです。

この実験から、さらに二つの事実が明らかになりました。

一つ目は、「罰」があるルールでも、ないルールでも、最終的な平均獲得額には差がないという点です。「罰」の導入によっ

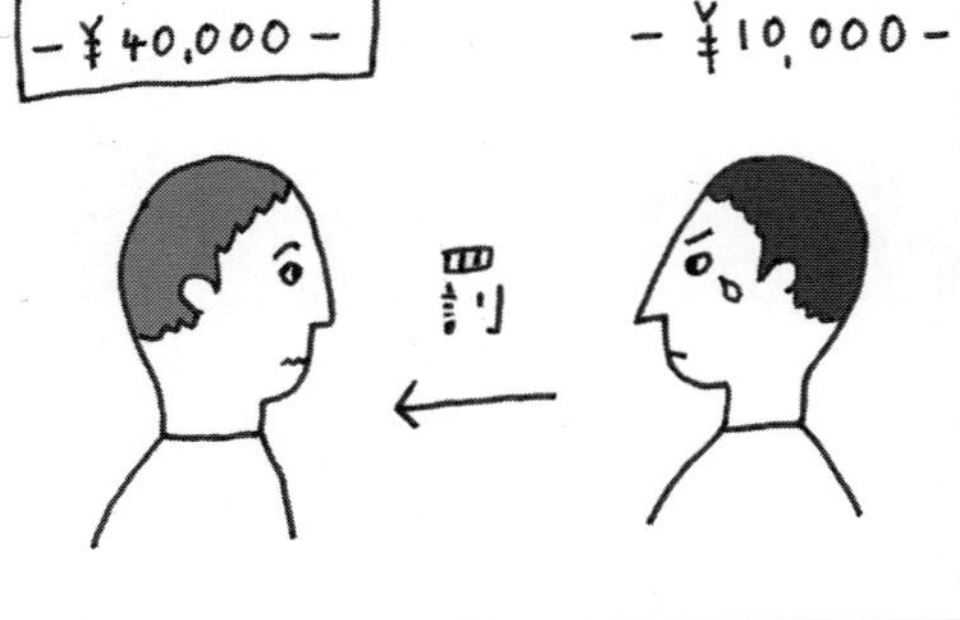

「ジレンマゲーム」と「自己犠牲」のルール

て、確かに「協力」の選択が増えているにもかかわらず、両者全体としての生産性は必ずしも上昇していないのです。

二つ目は、ジレンマゲームで儲けることの上手な人ほど、実際には「罰」をそれほど行使していないという点です。実際、高額獲得者の上位20％全員が、罰執行率の下位30％に入っています。反対に罰執行率の上位20％は獲得金の下位30％に入っています。「勝者罰せず」といったところでしょうか。

つまり、「罰」はルールとして〝存在している〟ことが重要であって、実際に罰する必要はないわけです。こうした〝見えざる力〟が私たちの安定した社会を形成しているのだということが、このようにシンプルな実験を通じてようやく解明され始めています。

「泣いて馬謖《ばしょく》を斬《き》る」という二律背反の葛藤《かっとう》

泣いて馬謖を斬る――諸葛亮《しょかつりょう》は私情に流されることなく軍律を遵守《じゅんしゅ》し、愛弟子《まなでし》であった馬謖を斬罪《ざんざい》に処しました。人間ドラマとしての『三国志』を象徴する名場面として知られています。

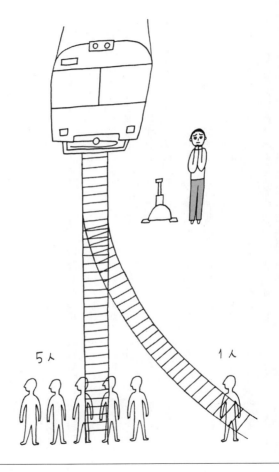

あなたはレバーを引くか？——「トロリージレンマ」

ビジネスや日常生活ではしばしば、理性と心情という二律背反の葛藤のはざまで、思い切った決断を迫られることがあります。では、そんな時、脳はどのように意志決定をしているのでしょうか。

アメリカの倫理哲学者トムソンが1985年に提唱した「トロリージレンマ」というテストがあります。[58] こんな質問です。「故障した電車が暴走している。線路の先にはこれに気付かない人が5人いる。このままでは全員事故死してしまう。あなたの目の前には進路を切り替えるレバーがある。切り替えれば5人は助かるだろう。しかし、切り替えた先には別の1人がいる。さて、あなたはレバーを引くか」

電車の暴走を放置すれば5人が見殺しとなります。レバーを引けば5人を救うことができますが、自分の意志によって1人を殺してしまう。そんな切迫した状況に接すると、苦慮した上でレバーを引く選択をする人が多いようです。5人が死んでしまう方が人道的に「悪」であるという判断がなされるわけです。

トロリージレンマの決断をしているヒトの脳の活動を、プリンストン大学のグリーン博士らが報告しています。[59] 想像されるように情動に深く関与する脳部位が活性化していました。とりわけ顕著な活動を示したのは「前頭葉」でした。

無根拠に歪《ゆが》んだ、人間らしさ

では、前頭葉がうまく機能しないと、私たちの判断力はどう変化するでしょうか？アイオワ大学病院のアドルフズ博士らは、前頭葉の一部である「腹内側前頭前野」に損傷のある患者6人にトロリージレンマ試験を行った結果を報告しています[60]。

腹内側前頭前野が障害されると、羞恥《しゅうち》、同情、罪悪といった社会的モラルを作る基本的な感覚が欠如してしまいます。しかし、知性や論理性はまったく健常ですから、テストでは健常人と同じように、1人を犠牲にして5人を救うという決断をします。

ところが、わずかに質問の状況が異なると、予想外の反応を示すことがわかりました。5人を助けるためにレバーを引くのではなく、積極的に別の犠牲者を作って救助することの是非について訊《たず》ねるのです。たとえば「あなたの隣に立っている見知らぬ人をホームから突き落とせば、電車が止まるので5人を助けることができる」という状況が考えられます。

数学的には、1人の犠牲者で済むという点で、レバー引きの状況と同じです。しかし、普通の人ならば、突き落とすまでして5人を救うことはしないでしょう。ところが、腹内側前頭前野に損傷のある患者では、躊躇《ちゅうちょ》なく突き落とすのです。

彼らは極端な功利主義者です。たしかに人数だけから判断すれば、突き落とす方がよいのですが、健常人は新たな犠牲を出すことに対して強い躊躇と罪悪感を覚えます。もちろん自分自身がホームに飛び込んで電車を止めることもしないでしょう。冷静に考えれば私たちの道徳観は理不尽で非論理的なものですが、そんな無根拠で歪んだ直感が、いわゆる「人間らしさ」を生みだし、その結果として、自己犠牲の精神と併せて、心地よい社会に貢献していることは確かです。

「馬謖ほどの有能な武将を処刑しなくても」と留める周囲を振り切って、泣く泣く規律を重んじた諸葛亮。社会モラルの葛藤は、古くから幾多のエピソードや物語のテーマとなっていますが、現代の脳研究の視点から眺めてもなかなか奥の深いものがあります。

⓫脳は妙に笑顔を作る

「まずは形から」で幸福になれる⁉

コミュニケーションの最強の武器とは

We shall never know all the good that a simple smile can do
単なる笑顔であっても想像できないほどの可能性があるのよ（著者訳）

これはマザー・テレサの言葉です。笑顔の効果は古くから心理学的に調べられています。楽しい感情には、問題解決を容易にしたり、[61]記憶力を高めたり、[62]集中力を高めたりする効果があることが報告されています。[63]笑う門《かど》には福来る——笑顔を積極的に利用することは、よりよい生き方に繋《つな》がりそうです。

笑顔の効果として、まず社会的影響が強いことが挙げられます。「笑顔を見るのは心地よい」のは共通した心理でしょう。楽しそうに笑っている人を見るのは、よほど偏屈な気分でないかぎり、嫌な気にはならないものです。

そしてもう一つ。笑顔は感染します。こんな奇妙な実験が行われています。平生からあまり笑わない、どちらかといえば仏頂面《ぶっちょうづら》で近寄りがたいタイプの人を笑わせるにはどうしたらよいかという実験です。どんなに冴《さ》えたギャグでも１００％の確率で笑わせることはできません。かえって不機嫌にさせてしまうこともあるでしょう。こんなときは隣に座って、ただ根拠もなくケラケラと笑い続けるというのが、もっとも確実な方法です。

「怒れる拳《こぶし》、笑顔に当たらず」という諺《ことわざ》があります。怒って拳を振り上げても、相手が笑っていると殴れない、という意味です。これこそが笑顔の力。笑顔はコミュニケーションにおける最強の武器です。

笑顔を作るから楽しいという逆因果

ところが研究が進むと、笑顔は、それを見る人（笑顔の受信者）だけでなく、笑顔を作る人（笑顔の発信者）にとっても、よい心理効果があることが明らかになってきました。

まず独オットー・フォン・ゲーリケ大学マグデブルグのミュンテ博士らの論文を紹介しましょう。[64]

次ページのイラストを見てみましょう。

女性が箸《はし》を口にくわえています。左図は横にして歯で噛《か》んでいます。右図は縦にして唇で挟んでいます。

箸を横にくわえると（左）、表情筋の使い方が笑顔と似ています。決して笑っているわけではありませんが、強制的に笑顔に似た表情になるのです。一方、縦にくわえると（右）、沈鬱《ちんうつ》の表情になります。

ミュンテ博士らは、笑顔に似た表情をつくると、ドーパミン系の神経活動が変化することを見いだしています。「ドーパミン」は脳の報酬系、つまり「快楽」に関係した神経伝達物質であることを考えると、楽しいから笑顔を作るというより、笑顔を作ると楽しくなるという逆因果が、私たちの脳にはあることがわかります。

実際、図のような二つの表情をつくってマンガを読み、マンガの面白さに点数を付

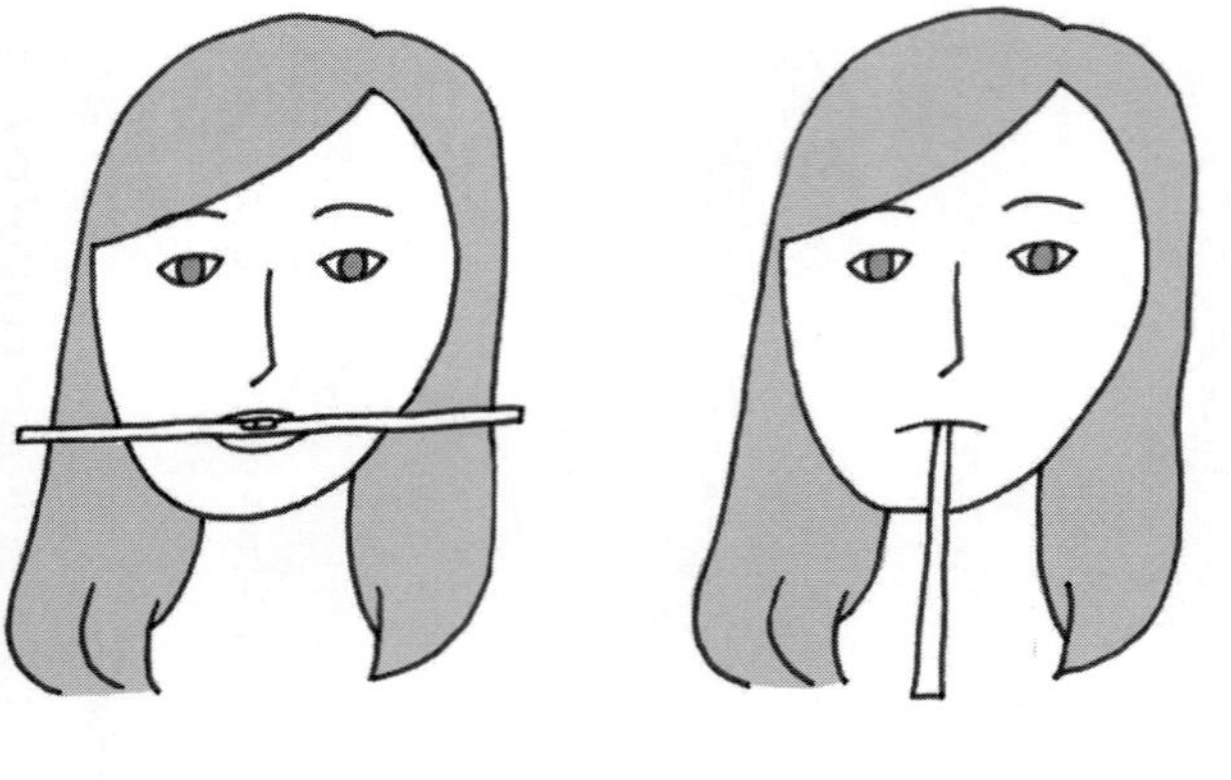

「笑顔に似た表情」を作る効果とは？　(PLoS One 4:e5754,2009 より改変)

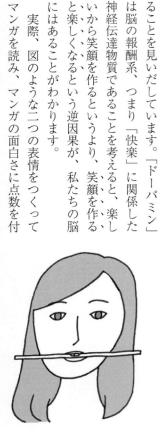

けていくと、同じマンガであっても箸を横にくわえたほうが高得点になることが知られています。[65]

さらに驚くことがあります。次のリストを見てください。

おいしい　死　親切　ほめる　負ける　笑う　失敗　暗闇《くらやみ》　遊園地　……

これらの単語が「楽しい」と「悲しい」のどちらの感情に属するかを分類してみましょう。箸を横にくわえると、楽しい単語を「楽しい単語だ」と判断するまでの時間が、悲しい単語を「悲しい単語だ」と判断する時間よりも短くなることがわかりました。つまり、笑顔は楽しいものを見いだす能力を高めてくれるということです。[66]

笑顔が、明るく朗らかな事象を収集するフィルターの役割があるとは、なんとなく不思議な気もしますが、これを裏付けるデータが「ボトックス」の実験から得られています。

ボトックスの意外な効果

美容に興味のある女性であれば、ボトックスをご存知でしょう。肌の老化を防ぐとされる魔法の物質です。

実際には、ボトックスは食中毒の原因として知られるボツリヌス菌の毒素です。この食中毒は、症状が軽微な場合は四肢の麻痺《まひ》ですみますが、ひどい場合には呼吸ができず死に至ります。つまり、ボトックスは筋肉を弛緩させる作用があるのです。

この毒素を顔に注射すると、顔面筋の動きが鈍ります。だからシワができにくくなります。これが老化予防の原理です。表情が多少乏しくなるという欠点はありますが、美貌《びぼう》の劣化を恐れる富裕層や芸能界を中心に広く用いられています。

そんなボトックスの効果に関して、南カリフォルニア大学のニール博士が、興味深いデータを報告しました。ボトックスを使用すると、相手の感情を読みにくくなるというのです。[67]

ニール博士は、総勢126人の参加者にさまざまな表情の写真を見てもらい、その表情から、「楽しい」や「悲しい」などの感情を読み取ってもらいました。その結果、ボトックスを顔に注射すると、表情を読み取る能力が低下することがわかりました。

ニール博士はこのデータを「無意識のうちに相手の表情を模倣しながら、相手の感情を解釈している」と説明しています。笑顔の人を見て、「楽しそうだ」と感じるのは、なんとも自明で、問うまでもない気がしますが、実際にはまったく自明ではないということです。

赤ちゃんに微笑《ほほえ》みかけると、笑顔で返してきます。この事実からもわかるように、そもそも私たちヒトは、相手の仕草を真似《まね》する癖があります。とくに共感している相手には、無意識に似た動作をするようです（いや、真似するから共感するという側面が強いのかもしれませんが）。

表情から感情を読むときも、たとえば「笑顔」の相手を見たら、自分もその笑顔をわずかに真似してみるわけです。すると、笑顔の効果で、自分の感情が楽しくなります。「真似したら、楽しくなった。ということは、相手は楽しかったのか」と、そんな推論を重ねて、私たちは相手の感情を読んでいるようです。

こう考えれば、笑顔が他人に伝染したり、笑顔を作ると楽しい単語の判断が早くなったりという不思議なデータも納得できるのではないでしょうか。

そんな驚くべき一連のデータを眺めていると、年配者の笑いジワは、なんと素敵な人生の勲章なのだろうと感じてきます。きっと笑顔の人々に囲まれて生きてきたのでしょう。

ちなみに、対談中に相手がコーヒーを飲んだらこちらもカップに手を伸ばしたり、相手が頬づえをついたらこちらも頬づえをついたりなど、さりげなく相手の行動を真似すると、相手からの好感度が増すことが知られています。サルでも自分の真似をしてくれる人を好きになるといいますから[68]、真似は種を超えて心を近づけ合う力があるといってよいでしょう。

ヒトはなぜ笑うのか

ところで、ヒトはなぜ笑うのでしょうか。これは哲学的にも古い問いです。先に挙げたいくつかの実験例を見ても、ヒトの心は、笑顔を作る能力を積極的に利用していることは確かなようです。

そもそも笑顔に限らず、ヒトは表情豊かな生物です。表情を作るための顔面筋が、ほかの動物たちに比べ、はるかに発達しています。バラエティ豊かな表情は他者とのコミュニケーションに役立つのはもちろんですが、これまでに説明してきたように、表情は、表情を作る本人にも影響を与えます。つまり、感情を表現する行為自体に意味があるというわけです。[69] 140年ほど前にダーウィンが同様な指摘をしているのですが、当時は科学的に証明することはむずかしかったようです。

これに関する最近の研究として、トロント大学の心理学者であるサスキンド博士らの実験が象徴的です。[70]

博士らは「恐怖」と「嫌悪《けんお》」の表情について実験を行いました。気に留めたことがない人が多いかもしれませんが、恐怖と嫌悪は、同じ「負」の感情であるものの、表情としては対照的です。筋肉の使い方が正反対なのです。下図の矢印の向きを見てください。

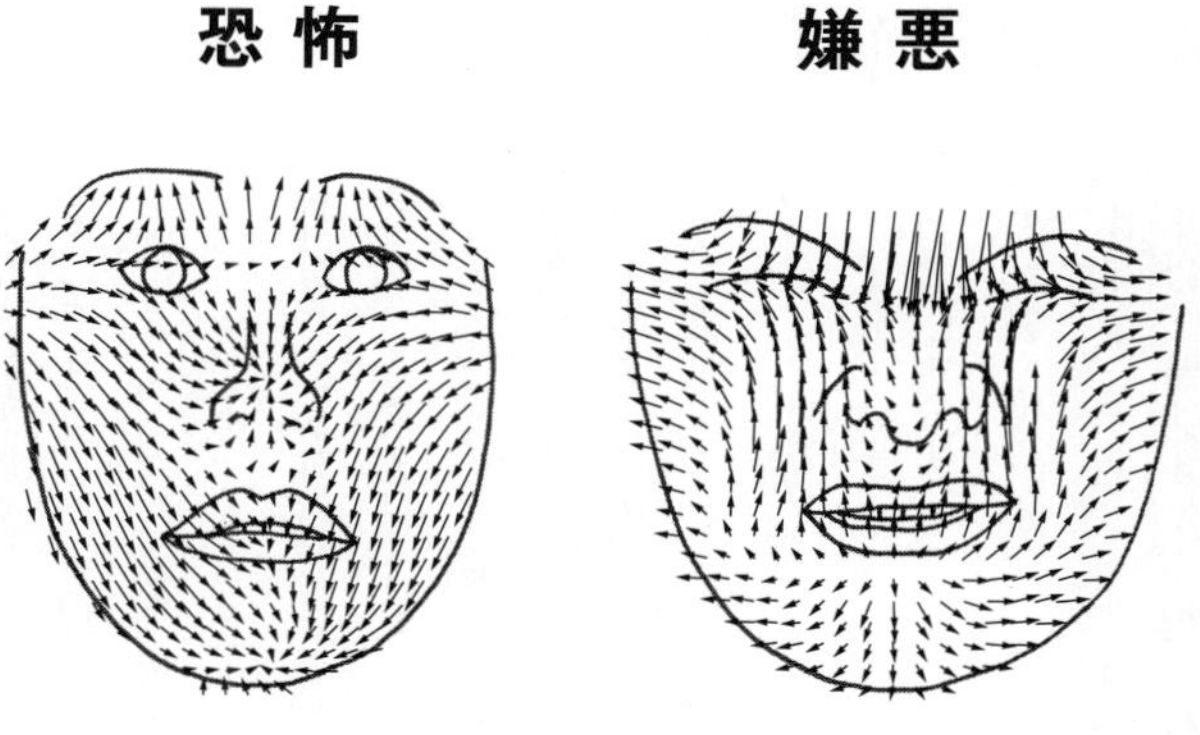

表情を作るときの顔面筋のテンションの向き
（Nature Neuroscience 11, 843 - 850〔2008〕より改変）

サスキンド博士らは、実験参加者にそれぞれ恐怖の表情と嫌悪の表情をさせて、そのときに生じるさまざまな身体《からだ》の変化を調べました。ここで注意したい点は、実験参加者は自身の感情に従って恐怖や嫌悪の表情をするのではなく、ただ恐怖や嫌悪を感じているフリをするだけということです。

面白いことに、恐怖の表情を作ると、それだけで、視野が広がり、眼球の動きが速まり、遠くの標的を検知できるようになりました。さらに、鼻腔《びこう》が広がり、呼吸のリズムまでもが速まったのです。一方、嫌悪の表情を作ると、まったく逆に、視野が狭くなり、鼻腔が狭まり、知覚が低下しました。

これは合理的な変化です。恐怖を覚えるときに、外部へのアンテナ強化に敏感になることは、しかるべき準備として重要だからです。一方、嫌悪するときには感覚入力を閉鎖するほうがよいでしょう。「臭いものには蓋《ふた》をする」という作戦です。

つまり、この実験データは、恐怖や嫌悪への対処は、感情そのものでなく、それに相応しい表情を作ることによってスイッチが入ることを示しています。

このように顔の表情は、本人の精神や身体の状態にも影響を与えます。これは「顔面フィードバック」と呼ばれる効果です。堅実な検証には、まだまだ実験的な困難がありますが、顔面フィードバック仮説を支持するデータは、サスキンド博士らの研究以外にも多くあります。

姿勢を正せば自信が持てる⁉

重要なのは表情だけではありません。姿勢も重要です。

「腰骨を立てる」という言葉があります。椅《い》子《す》の背にもたれかかることなく、背筋をピンと伸ばして座る。姿勢を正すと、なぜか不思議と気分がよいものです。

日本では柔道、弓道や茶道のように「○○道」と呼ばれる伝統が存在します。こうした「道」に共通して強調されることは「姿勢」です。

姿勢の大切さについては、古来いろいろな説明付けがされていますが、いずれも、

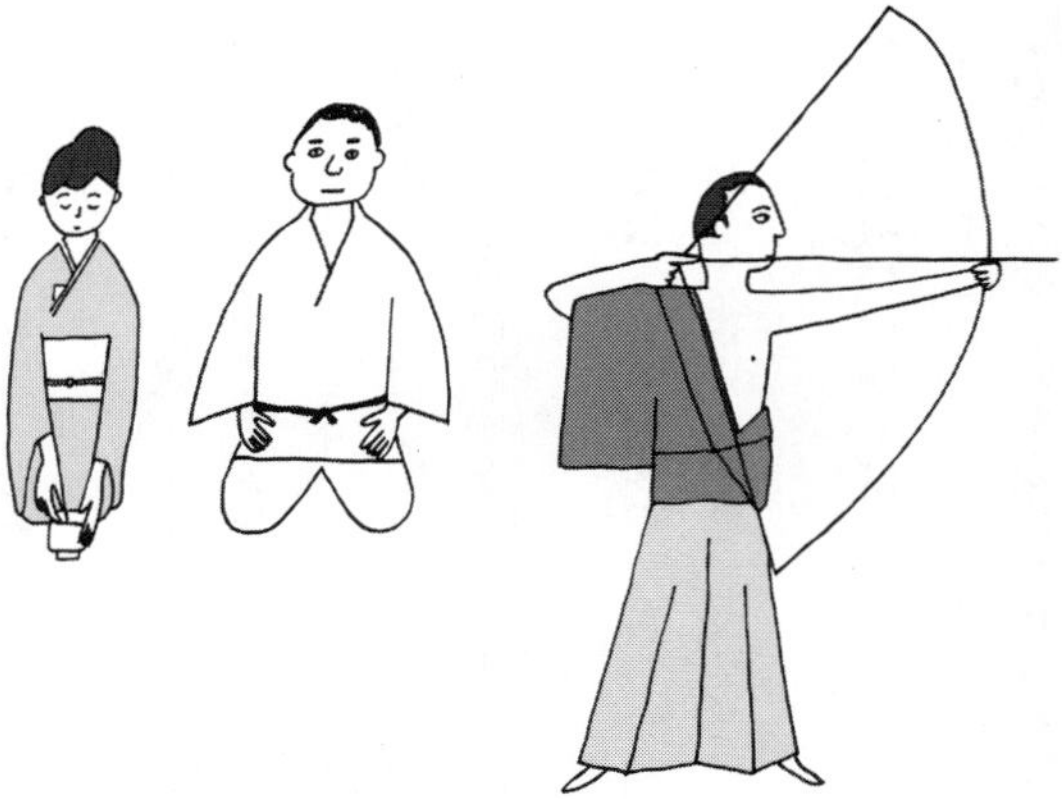

どんな「道」も姿勢を正すことから始まる

①外部アピールとしての様式美、②研鑽《けんさん》に基づく精神美、の二つに大別されます。

①は視覚的効果ですから直感的に理解しやすいですが、私は、心の内面を志向した②により興味があります。

マドリッド自治州大学の心理学者ブリニョール博士らの実験データを紹介しましょう。[71] 博士らは71人の大学生を募って、姿勢が自己評価に与える影響を調べました。

実験は至ってシンプルです。学生たちにアンケートを採ります。「将来仕事をするにあたって、自分の良いところと悪いところを書き出してください」と問うものです。これを、背筋を伸ばして座った姿勢、あるいは、猫のように背中を丸めて座った姿勢で、それぞれ書き出してもらいました。

すると、背筋を伸ばした姿勢で書いた内容については、丸めた姿勢で書いた内容よりも、確信度が高いことがわかりました。つまり、自分の書いたことについて「確かにそう思う」と、より強く信じているわけです。

ちなみに、書かれる内容やリストアップされた項目数については、どちらの姿勢でも差がありませんでした。つまり姿勢を正すことは、自己評価の内容そのものではなく、自分の出した答案にどれほど自信を持てるかという度合いを変化させるわけです。

日本語は気合いで、英語は身体で元気を出す

英語には「頑張れ」や「元気を出せ」に相当する表現がないのをご存じでしょうか。「諦《あきら》めるな」や「ベストを尽くせ」など具体的な表現ならばありますが、「頑」や「気」といった精神的な表現は一般的ではありません。

「気合い」などという抽象的なシロモノは、欧米人にとってはきっと意味不明なのでしょう。かくいう私も、よくよく問い詰められれば、「気」とは何かをうまく説明できません。たしかに「気合いを見せろ」と問われても、実際に「はい、これが気合いで

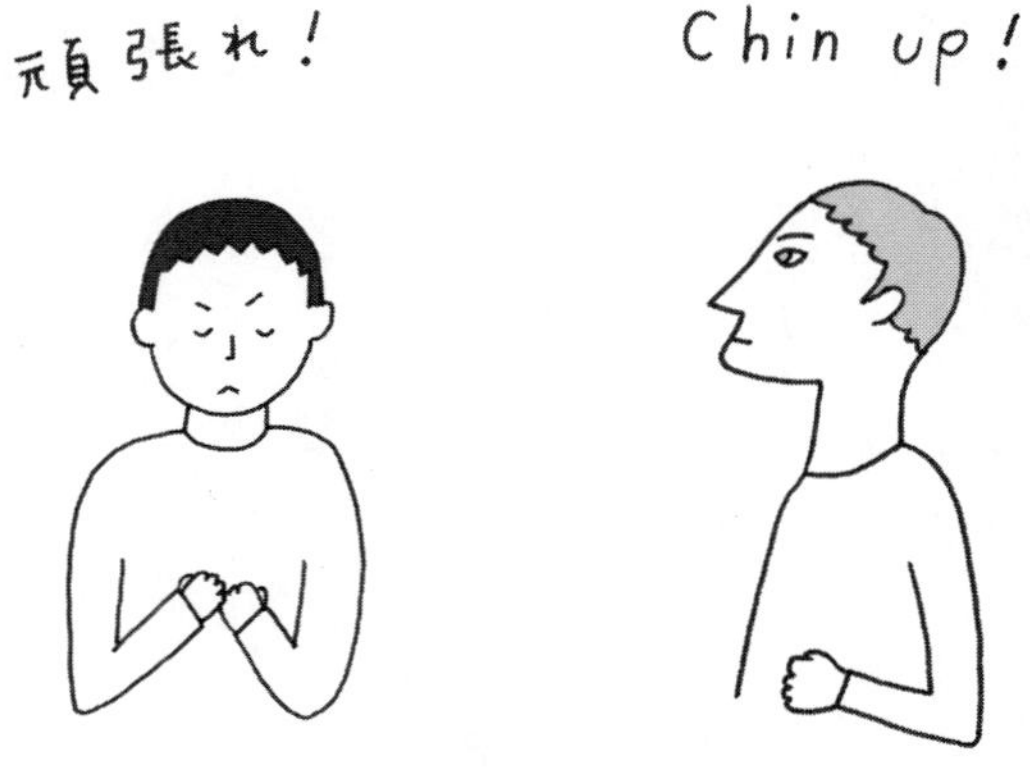

日本語は気合いで、英語は体を使って元気を出す

す」と指し示すことはできません。

「頑張れ」は、あえて英語に翻訳すれば、「Chin up」や「Cheer up」などの表現が近いニュアンスでしょうか。直訳すれば「アゴをあげろ（＝うつむくな）」あるいは「声をあげろ」という意味です。どちらも、身体的な行為を指す表現です。

日英の表現の違いは面白いと思います。日本語ではあくまでも心の内側から気合いで元気を出すのですが、英語では身体表現を通じて元気を出すのです。

この違いはもはや文化の差としか言いようがありませんが、こうした精神重視の傾向は日本の伝統の傾向を炙《あぶ》り出しているようにも思えます。つまり、身体性が希薄なのです。

近年の日本では、さらに精神性を重んじる余り、身体の重要性をさらに疎《おろそ》かにする傾向がみられます。自分探しの旅や、ネットサーフィンなど、身体性を放棄して意識や心を探求する「メンタルトラベル」がもてはやされています。

私は日々脳を研究していて感じるのですが、「健全なる精神は健全なる身体に宿る」という、いまや前時代的とも言える古代ローマ時代の詩人ユウェナリスの言葉にこそ、より生物学的な本質が潜んでいるのではないでしょうか。

「まずは形から」——現代だからこそ、この言葉を大切にしたいと願うのは私だけでしょうか。これについては、本書の最後、第26章で再考したいと思います。

甘い記憶、苦い思い出

ここでは別の視点から、表情と心理の関係を考えてみましょう。

たとえば「甘い記憶」「苦い思い出」という表現があります。改めて考えると奇妙な言い回しです。記憶や思い出に味などあるはずがありませんから、隠喩《いんゆ》的なレトリックにすぎません。とはいえ、わざわざ説明されずとも、すっと理解のできるメタファー（喩《たと》え表現）であることも確かです。

経験や感情を「味覚」にたとえる方法は、日本語のみならず、英語の「sweet memory」「bitter experience」をはじめ、多くの言語に共通して見られることから、心理表現と味覚には本質的な関係があることがうかがえます。実際、これを裏付ける実験データがトロント大学のアンダーソン博士らによって報告されました[72]。

アンダーソン博士らは、不快な味である苦味、塩味、酸味という三種の水溶液を舐《な》めたときの表情の変化に着目しました。顔面から筋電図を測定すると、苦味の場合のみ、上唇挙筋《じょうしんきょきん》が収縮することがわかりました。鼻のわきの筋肉が、ぎゅっと収縮するのです。

次にアンダーソン博士らは、味覚ではなく視覚、つまり、さまざまなシーンの写真を見たときの上唇挙筋の動きを記録しました。

すると、嫌な写真、たとえば死体にウジ虫がわいている映像を見たときにも、上唇挙筋が収縮することがわかりました。苦味を味わったときに似た表情になるわけです。主観的に感じられた嫌悪が強いほど筋肉の収縮も強かったのです。

最後に博士らは最後通牒ゲ

苦味を感じると収縮する鼻のわきの筋肉

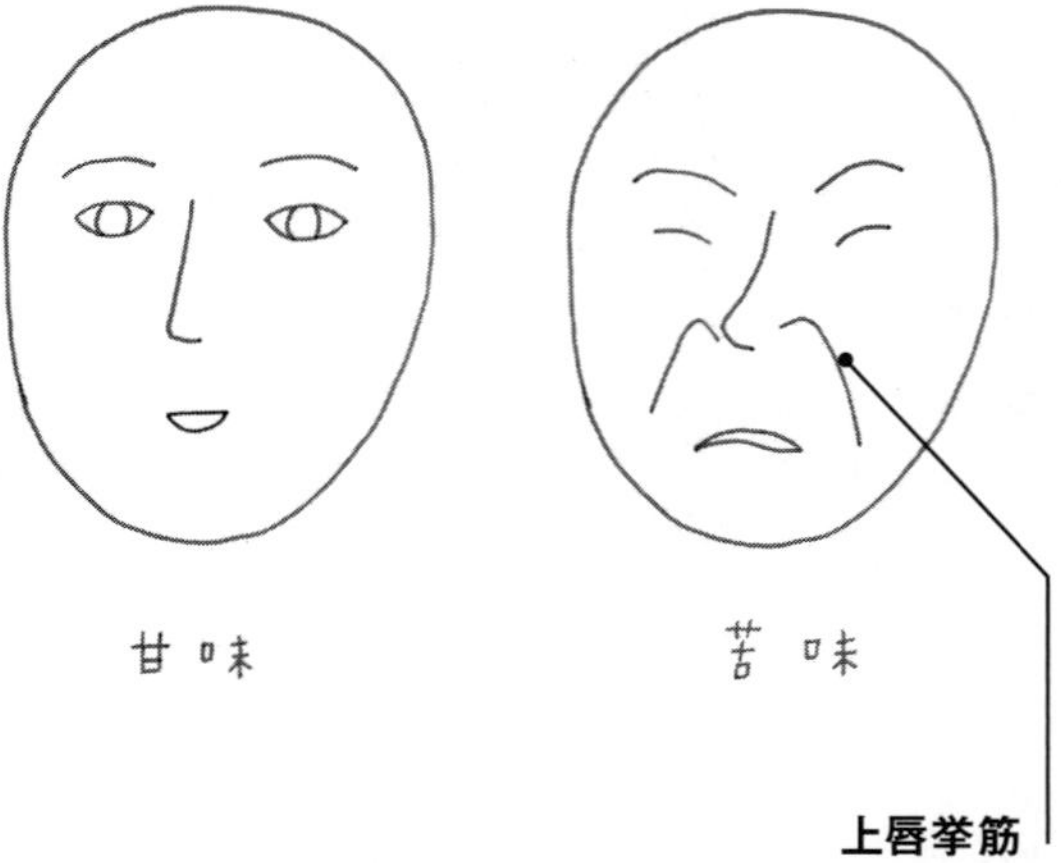

心理表現と味覚には本質的な関係が！

（Science 323:1222-1226,2009 より改変）

ームを行いました。本書で何度も登場している「お金を山分けする」ゲームで、モラルや道徳観を見積もることができます。

実験によれば、納得できない配分額を提示されたときに、やはり上唇挙筋が収縮することがわかりました。

ダーウィンが指摘した表情の先天性

アンダーソン博士らは「その提示額には納得できない」という感情を、「悲しみ」「怒り」「嫌悪」の三種に分けて、さらに詳しく調べています。その結果、上唇挙筋の反応ともっとも強く相関するのは、この中では「嫌悪」であったといいます。また、相手の提案を拒否するかどうかの決断ともっとも相関していたものも、やはり嫌悪だったといいます（「怒り」でないのが面白いと思います）。つまり、道徳的な嫌悪感も、苦味の表情と関係があるようです。

こうした事実からアンダーソン博士らは「道徳心は進化的に古くから存在している心理的反応を原型として派生した」と説明します。要するに、古い生物は、苦味（毒）や悪臭（腐敗）などの生命にとって都合が悪いものを拒絶するシステムをすでに発見していて、のちに脳はこの効果的なシステムを転用することで、モラルという高度な社会的感情を創作したというわけです。

今回の実験で得られたデータだけで、ここまで大胆な結論を導くのは強引にも思えますが、議論の萌芽《ほうが》は、ダーウィンが１８７２年に著した『人間と動物の感情表現』ですでに見られます。ダーウィンは、表情が先天的であることを指摘したうえで、表情の機能を意味論的に推察しています。

再現性を重んじる科学において、過去一回しか生じなかった生物の「進化」の経緯に、確固たる意味や説明を与えるのはむずかしいものですが（進化に再現性があるか不明だからです）、今回の実験から示唆《しさ》される視点は、私たちの生活習慣や心理状態を考えるうえで重要だと思います。これも最終章で再考してゆきたいと思います。

⑫ 脳は妙にフェロモンに惹《ひ》かれる

汗で「不安」も「性的メッセージ」も伝わる⁉

汗を介して不安が他人に伝わる⁉

前章では、「笑顔を作ることは本人にも周囲にもよいムードを作る」という笑顔の効能に関する話題を取り上げました。本章ではその延長として、笑顔だけでなく、不安もまた伝播《でんぱ》するという話題を取り上げます。デュッセルドルフ大学のパウゼ博士らが発表した論文です[73]。「汗を介して不安が他人に伝わる」というびっくりするようなデータです。

もちろん、不安は通常、その表情や声色、または仕草で相手に伝わります。パウゼ博士らの発見によれば、こうした視聴覚からの情報が一切なくても、空気中を拡散する分子を介して伝わるというのです。

こう聞いてまず思い浮かぶのは「フェロモン」でしょう。虫から脊椎《せきつい》動物に至るまで多くの動物たちがフェロモンをコミュニケーションに用いています。ただ、ヒトは少々例外的な動物のようです。フェロモンを感受する鋤鼻器《じょびき》が退化していて、フェロモンが使われる場面は極めて限られているか、あるいは、ほとんど使われていないと考えられます。

パウゼ博士らが見つけた「不安」の伝播もフェロモンとは異なります。あくまでも嗅覚《きゅうかく》です。

ヒトが、他人の体から発する臭《にお》い、つまり「体臭」を嗅《か》ぎ分けて、個人を特定する能力があることは古くから知られています。たとえばマギル大学（カナダ）のランドストレム博士らが、女性たちが、Tシャツに残った臭いから血縁者と非血縁者を区別できるということを見いだしています。[74]

ただし、厳密にこの発見を説明しますと、意識的に「区別できる」のではなく、近親者の臭いを嗅ぐと脳の前頭葉がより強く活動することがMRIの脳画像からわかったというデータです。重要なことは、彼女たちは意識の上ではどちらの臭いかは区別できなかった点です。つまり、無意識の脳が血縁関係にあるかどうかを識別していることになります。この潜在能力は、おそらくネポティズム（縁故主義）を促進したり、近親相姦《そうかん》を避けたりするのに重要な働きをしているのでしょう。生理的な好悪《こうお》、あるいは本能的な勘です。

セクシー・フェロモンは実在するか?

パウゼ博士らの「不安」の実験に戻りましょう。

博士らは、学位取得のための最終口述試験を控えた大学生49人を集め、試験直前の緊張した状態で流した「不安の汗」を綿布で回収しました。また、同じ学生たちから、ジムの運動で流した「スポーツの汗」も回収しました。

そこで、別の14人の学生たちを集めます。彼らに「不安汗」と「スポーツ汗」の二つを嗅いでもらい、どちらがどちらに相当するかを識別してもらったのです。正解率は51%。ほぼ五分五分の偶然のレベルでしか当たりませんでした。両者は識別不可能というわけです。

ところが、脳画像上では、二つの汗に対して異なる反応を示していました。やはり、無意識のレベルでは、不安状態で流した緊張の汗と、スポーツで流した爽《さわ》やかな汗をきちんと区別できているというわけです。

注目すべきは、不安の汗が「島皮質」などの部位を活性化させたことです。島皮質は共感や苦痛に関与する脳領域です。もしかしたら、不安の汗は、周囲の人に同情心を掻《か》きたてるのかもしれません。

パウゼ博士らは「不安という化学感覚シグナルが引き起こす生理反応は、感情のオートマティックな伝染に関与しているのだろう。つまり、〝他人を嗅ぐ〟ことは他者の感情の化学的表現を自らの内面に取り込むことである」と、自身のデータを説明しています。

たしかに日常でも、なぜかはわからないまま、妙に憐《あわ》れみを感じてしまうことはあります。もしかしたら、その相手はＳＯＳの汗を発散していたのかもしれません。

すでに述べたように、フェロモンに依存したコミュニケーションはヒトではかなり退化していて、ごくごく限られた局面においてしか行われていません。ヒトはフェロ

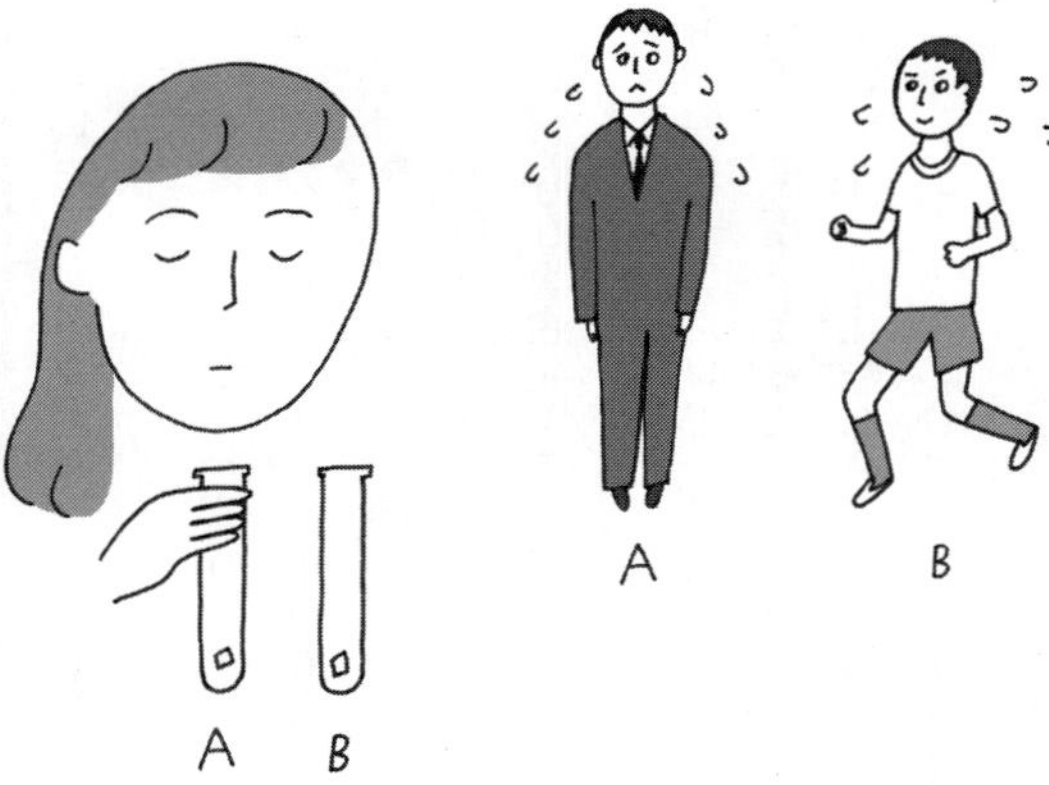

「緊張の汗」と「爽やかな汗」、脳はちゃんと識別していた！

モンのような原始的な手段を使わなくても、言語や表情や仕草など、もっと繊細に情報を伝達する手段を持ち合わせているから、フェロモンが不要だったのかもしれません。

ちなみに、ヒトで存在するかもしれないフェロモンは、シカゴ大学のマクリントック博士らが40年ほど前に「寮で共同生活をしている女子学生の月経周期が揃《そろ》う」という現象からその存在を予言したものです。現在では腋《わき》のアポクリン腺《せん》から出るアンドロスタジエノンという無臭の物質が候補だろうと言われています。[75] ただし、まだ完全な結論が出たわけではなく、こうしたフェロモンの存在を否定する論文も少なくありません。

このため、存在すると主張する場合ですらも、安易にフェロモンとは呼ばずに、あくまでもフェロモン様物質と呼ぶにとどめ、慎重な態度をとることが通例です。

色気たっぷりな女性を「フェロモンがムンムン」などと比喩《ひゆ》しますが、残念ながら、この意味で、女性から男性に伝わる明示的な「セクシー・フェロモン」が実在するかは疑わしいのです。

性的妄想は女性にバレている⁉

せっかくの話題の流れですので、フェロモンではありませんが、「性的メッセージ」の化学感知に関する論文を紹介しましょう。先ほどの例と同様、これも汗を介して伝わるという発見で、米ライス大学のチェン博士らの研究です[76]。

20代の男性20名にビデオを見てもらいます。ビデオは20分間で二種類。片方は教育番組のビデオ、もう一方は男女二人が性行為をしている、いわゆるアダルトビデオ。見終わった後に汗を集め、その汗を女性19名に嗅いでもらいました。

二つの汗は、女性にとって特にどちらが好ましいということはありませんでした。つまり意識の上では両者の価値はほぼ同等であるということです。ところが、脳の活動をみると、アダルトビデオを見ながら出した汗を嗅いだときのほうが、「眼窩《がんか》前頭野」や「紡錘状回」、「視床下部」といった脳部位が強く活動していました。このケースでも先ほどと同様、意識上はともかく、無意識の脳は両者をきちんと区別しているといえます。

ちなみに、この三つの脳部位では、眼窩前頭野が嗅覚に、視床下部が性行為に関与する脳部位ですが、紡錘状回はこのどちらにも関与しません。チェン博士らはこのデータを「セクシャルな汗は〝性〟を超越した全般的な神経作用がある」と解釈し、これを広く「社会性化学知覚」と呼んでいます。

それにしても、自分の脳内妄想が、近くにいる女性（の無意識の脳）にバレているとしたら、少々恥ずかしいものです。

香りの刺激は直接脳に届く

ところで、香りを積極的に生活に取り込むものに、たとえばアロマセラピーがあります。アロマセラピーという言葉は１９２０年代後半にフランスの科学者ルネ＝モーリス・ガットフォセによって初めて導入されています。

彼は研究室で化学実験をしている最中、爆発事故を起こし、手に大火傷《おおやけど》を負いました。しかし、偶然にラベンダーオイルが火傷の痕《あと》に触れ、治癒効果のあることに気付きます。一般的にはこれが、アロマセラピーが産声《うぶごえ》をあげた瞬間だとされています。

もちろん、それ以前にもアロマ植物は医療などの現場に使われてはいました。古いところでは古代中国で使われた香料がそうです。また、古代エジプトでは死体の腐敗防止に、古代ローマでは入浴に、植物由来の天然化合物が活用されています。アロマと人類の付き合いはずいぶんと長いのです。

いわゆる「薬」（生薬や漢方薬）に比べれば、アロマの科学的解明は遅れているといわざるをえませんが、最近では少しずつ、アロマの効能や有効成分について、科学的アプローチによる検証が始まっています。それを象徴するのが２００９年2月に発表された米ブラウン大学のハーツ博士の調査報告です。[77] 28ページに及ぶ丁寧な総説で、「アロマセラピーの真実と虚構」と題されています。

ハーツ博士の慎重な文献調査によれば、アロマの効能のいくつかには都市伝説的なところもなくはないようですが、何千年という淘汰《とうた》を経て残っているだけに、現代科学の視点からみても「効果あり」と判定できるものが多いといいます。

効果を発揮するメカニズムは大きく二つに分けられます。薬理作用と心理作用です。薬理効果とは、実際に精油に含まれる化学成分が身体に作用するもので、通常の薬と同じ仕組みで効くものです。心理作用とは香油成分が気分やムードに影響を与えるというものです。一般にアロマは、医療薬とは異なり、薬理作用よりも心理作用が強いという特徴があります。

ところで、ヒトにはいわゆる五感があります（あくまでも古典的な分類です）。みる（視覚）、きく（聴覚）、かぐ（嗅覚）、味わう（味覚）、肌で感じる（皮膚感覚）からなっています。この中で「嗅覚」だけは特殊です。

解剖学的に説明すれば、嗅覚以外の四つの感覚は、脳の大脳皮質に届くまでに「視床」という中継点を通る必要がありますが、嗅覚の情報は視床を経由せずに大脳皮質や「扁桃体《へんとうたい》」に送られます。

思い切った言い方をすれば、「香りの刺激は直接大脳に届く」ということになります。睡眠中でさえも嗅覚情報は脳に届きます。とりわけ、嗅覚系に近い脳部位の一つに「扁桃体」があります。ここは感情に関係した重要な脳部位です。これこそがアロマセラピーの心理効果をここまで高めている理由なのでしょう。

ちなみに、さまざまな調査結果を丁寧に調べてみますと、アロマの心理効果は男性よりも女性により強く現れることがわかります。[78]これは複数の研究グループが独立に同じ結論に達しているので確かな事実といってよさそうです。アロマセラピーが女性により強く支持されるのは、単にお洒落《しゃれ》だとか、雰囲気が素敵などという外面的効果だけでは説明しきれない性差があるのかもしれません。

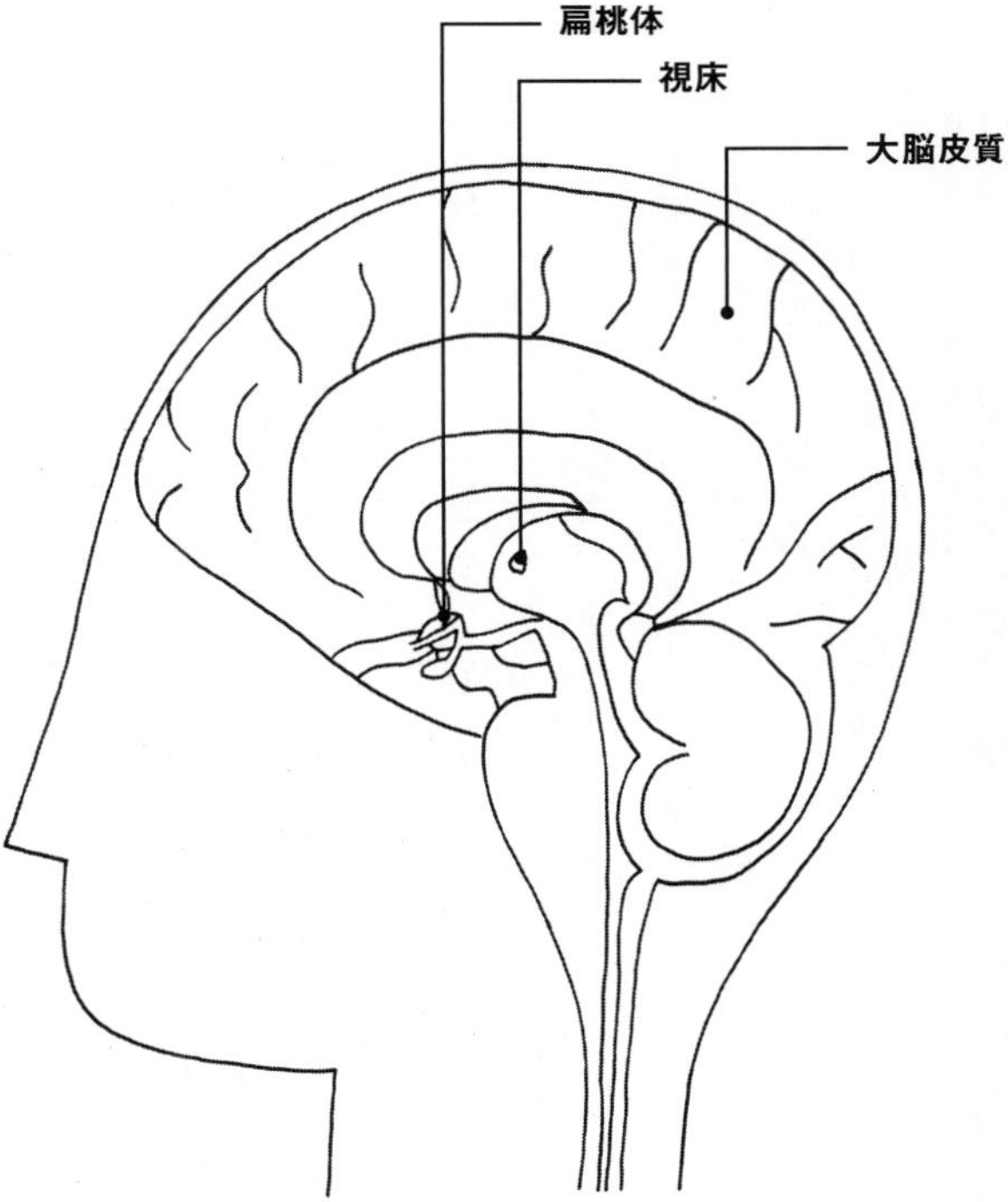

香りの刺激は直接大脳に届く

「見る」「聞く」「味わう」「肌で感じる」→視床→大脳皮質
「嗅ぐ」→大脳皮質、扁桃体

コーヒー豆の香りを嗅ぐと、どうなるか

先のハーツ博士の科学論説には、アロマセラピーからは少し離れてしまいますが、面白い実験が紹介されていました。焙煎《ばいせん》したコーヒー豆を用いた実験です。コーヒー豆の香りを嗅ぐと、なんと、他人に対して親切になるのです。実験を行ったのはレンセラー工科大学のバロン博士です[79]。

多くの買い物客で賑《にぎ》わう大型ショッピングモールで、炒《い》ったコーヒー豆や焼いたパンの香りが漂っていると、見知らぬ人が、落としたペンを拾ってくれたり、両替を快く引き受けてくれたりする確率が高くなることは、以前から漠然と知られていました。バロン博士はこれを丁寧な実験で検証しました。

詳細は省きますが、この実験からわかったことは、コーヒー豆のような心地よい香りを嗅ぐと、それだけで相手に対してよい印象を抱くようになるということ、そしてポジティブな感情はそのまま「相手を手助けしたい」という心理に転じるとのことです。

1000年以上にわたるコーヒーの芳香の秘密

ちなみに、コーヒー豆の香りについては、産業技術総合研究所のラクワル博士らが、重要なデータを報告しています。[80]

ここではネズミを実験に用いています。

正常なネズミと、連続24時間にわたって睡眠を奪われた寝不足のネズミを用意し、コーヒー豆の香りを嗅がせます。そして、脳の中で、どんな遺伝子やタンパク質の発現が変化するかをつぶさに調べたのです。

まず寝不足ネズミの脳では、いくつかの遺伝子の発現が減少していることがわかります。専門的になるので具体的な名称を列挙するのは憚《はばか》られますが、あえて書くと、

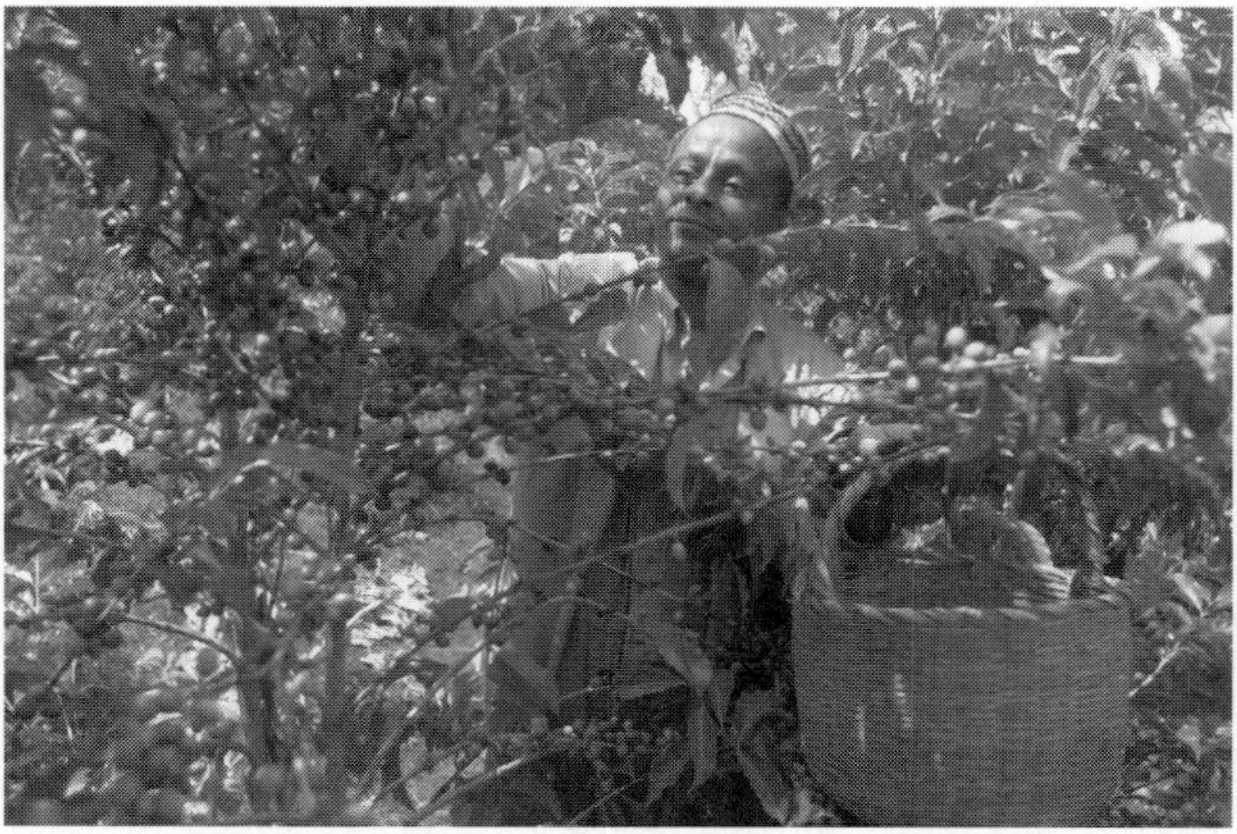

コーヒーの木の花は白く、ジャスミンのような香りがする

神経栄養因子受容体、グルココルチコイド誘導受容体、熱ショック蛋白質《たんぱくしつ》といった分子が脳内から減ってしまうのです。これらの分子は、ストレス応答から脳細胞を守り、ニューロンの成長維持を促す因子として知られています。それが睡眠不足で減ってしまうというわけです。

この寝不足マウスにコーヒー豆の香りを嗅がせます。街のコーヒーショップで焙煎したコロンビア産のアラビカ種を使いました。飼育箱にローストしたコーヒー豆の香りを噴霧すると、遺伝子の発現が、部分的とはいえ、回復しました。

ネズミが「コーヒーのアロマはたまらないなあ。寝不足疲れやイライラが解消されるよ」と意識しているかどうかはわかりませんが、ネズミではこうした心理的効果はヒトほど大きくないと考えるのが神経科学界では通例です。つまり、ネズミの脳に見られた影響は、コーヒー豆の香りによる精神的なリラックス効果ではなく、薬理的影響である可能性が高いのです。

コーヒーといえば、そこに含まれるカフェインの作用に注目が集まりますが、この実験が示すように、飲まずとも、その芳香にも作用があるという点は見逃せません。

コーヒーはアフリカ原産の植物で、人類との付き合いは1000年以上にわたりま

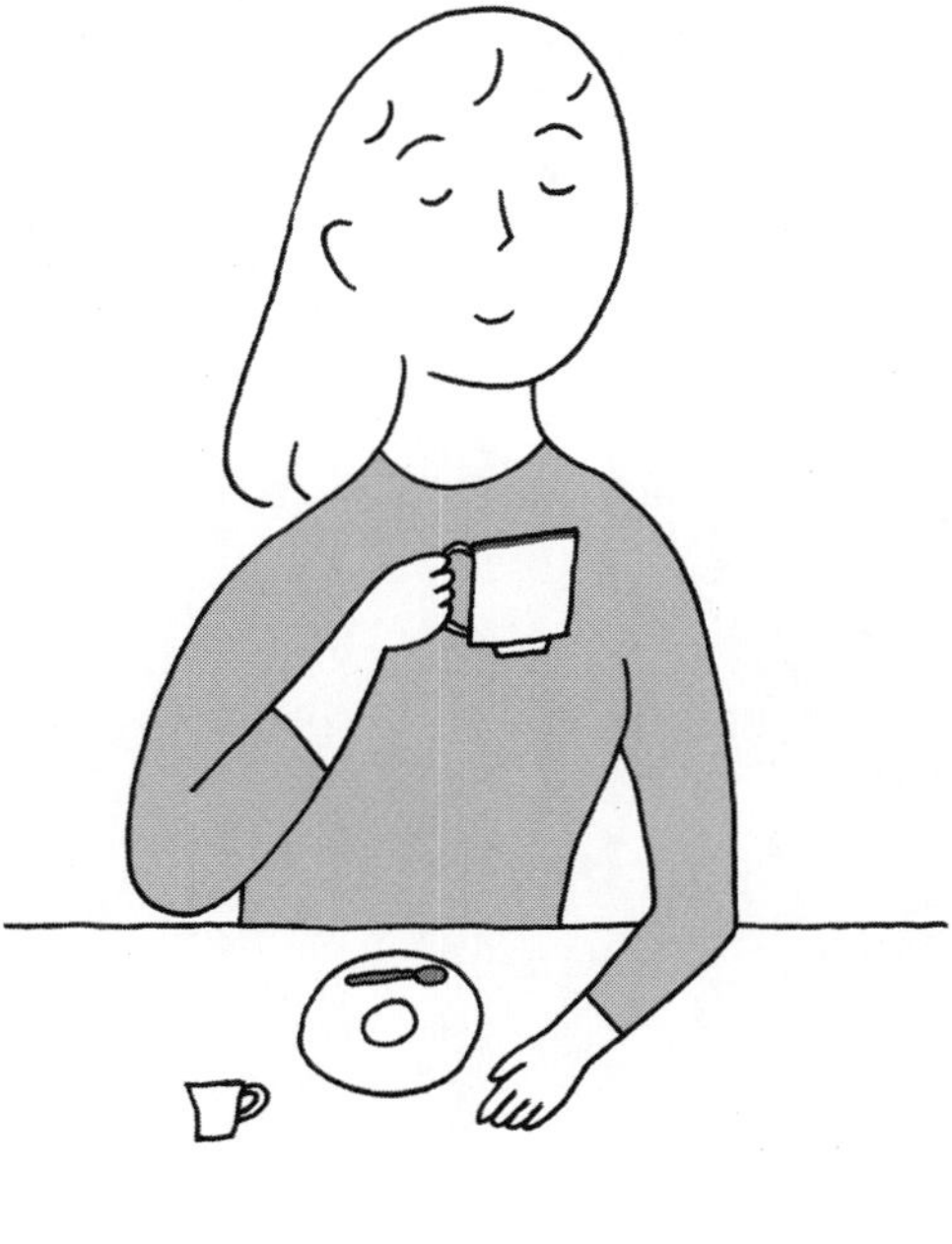

コーヒーは香りにもヒミツがあった！

す。これほど長きにわたり親しまれてきたということは、昔から人々はコーヒーの芳香の秘密を経験的に知っていたにちがいありません。

⓭脳は妙に勉強法にこだわる

「入力」よりも「出力」を重視!

もっとも効果的な勉強法とは?

勉強は、教科書を復習するより、問題を解くほうが効果的だ——そうほのめかす論文が発表されました。米パデュー大学のカーピック博士らの研究です。[81] より専門的に説明すれば「入力(見聞)を繰り返すよりも、出力(想起)を繰り返すほうが、脳回路への定着がよい」ということになります。カーピック博士らはよく練られた実験デザインを活用して、この事実を発見しました。実験内容は次の通りです。

ワシントン大学の学生を多数集めて、スワヒリ語40個を暗記する試験を行いました。adahama=名誉、farasi=馬、sumu=毒……といった具合に単語のペアを5秒ずつ提示して次々に覚えてもらいます。しかし、名門大学の学生とはいえ、40個を一回で覚えることは不可能です。そこで何度も繰り返して覚えてもらいます。この時、学生たちを四つのグループに分けて、別々の方法で暗記してもらいました。

一つ目のグループには40個を通しで学習させ、その後に40個すべてについて確認テストをします。この学習とテストの組み合わせを、完璧《かんぺき》に覚えるまで何度も繰り返し

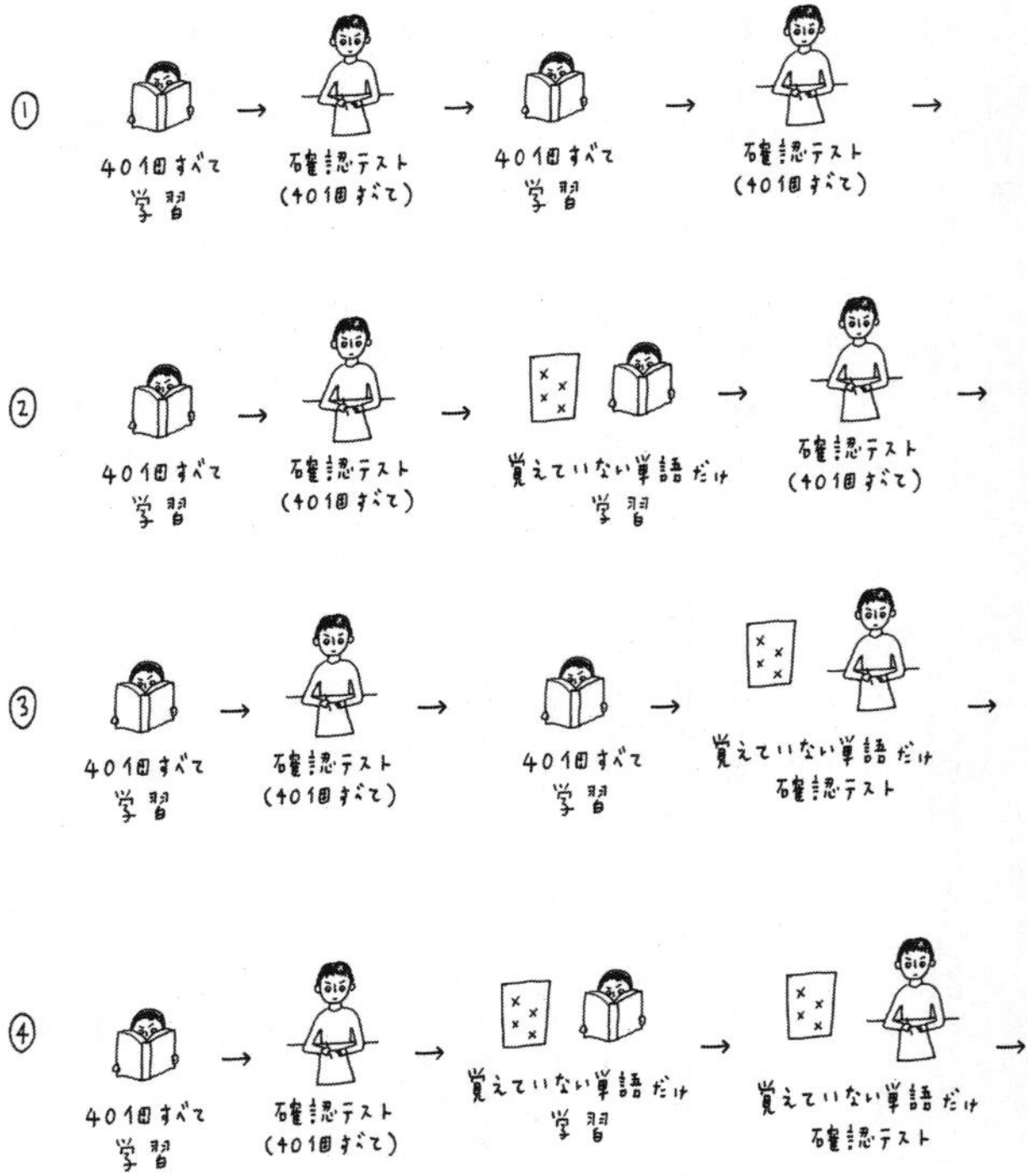

頭に叩き込むより、テストを繰り返しやるほうが効果的

ます。

二つ目のグループは、確認テストで思い出せなかった単語だけを再び学習させます。ただし、確認テストでは毎回40個すべてを試験します。そして、テストで満点が取れるまで学習と試験を繰り返します。

三つ目のグループはこの逆のパターンです。テストで覚えていない単語があったら、初めから40個すべてを学習してもらいます。そして、先ほど覚えていなかった単語だけを確認テストします。不正解の単語がゼロになるまで学習と試験を繰り返します。

最後のグループは、学校や塾でよく使われる方法です。確認テストで思い出せなかった単語だけを学習して、再確認テストでも先ほど覚えていなかったものだけを試験します。そして、再試験すべき単語がなくなるまで学習と試験を繰り返します。

面白いことに、この四つのグループには習得の速さには差はありませんでした。実際、5、6回も学習と試験を繰り返すと、全員が40個すべてを覚えることができました。

そこでカーピック博士らは、一週間後に再テストを行うことにしました。どれほど記憶が定着しているかを確認したのです。さて、成績はどうだったでしょうか。グループ1と2は約80点と好成績であったのに対し、グループ3と4はともに約35点しか取れませんでした。

話が込み入っているので、丁寧にデータを再考してゆきましょう。点数のよかったグループ1と2に共通するプロセスは、確認テストで40個すべてをテストしながら覚えたという点です。一方、グループ3を見てみると、学習は毎回40個について行っていますが、確認テスト、つまり思い出す練習は、苦手な単語に対してのみ行いました。

これで随分と見通しがよくなったでしょう。私たちの脳は、情報を何度も入れ込む（見聞する）よりも、その情報を何度も使ってみる（想起する）ことで、長期間安定して情報を保存することができるのです。これを拡大して解釈すれば、「参考書を繰り返し丁寧に読むより、問題集を繰り返しやるほうが、効果的な学習が期待できる」となります。

入力よりも出力を重視——脳はそう設計されているようです。

記憶力向上効果のある「カロリス」とは？

「カロリス」という言葉をご存じでしょうか。カロリー・リストリクションを省略した用語で、大雑把に言えば「カロリー摂取を控えて健康に気を遣おう」という意味です。

食事量を抑えれば脂肪率や血糖値は低下するでしょうから、いかにも健康によさそうな雰囲気があります。しかもダイエットや食費節約にもなって一石二鳥です。しかし、カロリスの話題は想像以上に深いようです。

カロリスの効果が顕著に表れるのが寿命です。その長寿効果は強烈で、小さな虫から哺乳類《ほにゅうるい》に至るまで、生物界にほぼ普遍的に観察されます。[82]サーチュインやインスリン関連の分子など、長寿効果のメカニズムも科学的に解明されつつあります。

どのくらい食事量を制限すればよいかは研究者によって意見が異なりますが、およそ20〜30％くらいと見積もられています。こう聞くと、「20％ぐらいならば」とすぐにでも実践できそうな気になるでしょう。私も挑戦してみたのですが、普段の食事量から20％を削減して、それを長期にわたって持続するのは、想像以上につらい思いをするのも事実です。

この話題を読んで、日本人が長寿であることを思い出した人がいることでしょう。日本は男女ともに世界トップを争う最長寿国です。この理由の一つは、私たちが日頃から自覚しているように、野菜や魚などのカロリーの少ない食事を好む傾向があるからだとされています（ただし塩分と糖分が多いため、和食は決して健康食ではありません)。または別の要因として、潔癖な衛生管理や高度な医療技術も挙げられると思います。しかし、もうひとつ忘れてはならない重要な要因があります。

体温です。日本人を含むアジア人は、欧米人にくらべ、平均して0・5℃以上も体温が低いのです。ネズミでも、遺伝的に体温が低い血統は、寿命が長いことが知られています。[83] 0・3〜0・5℃体温が低いと、同じカロリー摂取量でも、オスで12%、メスで20%も寿命が延びます。日本人の長寿も体温と関係があるかもしれません。ただし、低体温ゆえに、私たちは、欧米人に比べて、寒がりなのですが。

カロリスに話題を戻しましょう。独ミュンスター大学のフレール博士らが、興味深い実験データを報告しています。寿命だけでなく、記憶力を高める効果もあるというのです。[84]

フレール博士らは、平均年齢61歳の男女50人を集め、実験を行いました。平均BMIは28といいますから、平均的、あるいは少々肥満傾向の人が実験に参加したことになります。

まず参加者を三つのグループに分けます。最初のグループは30%オフのカロリスを3カ月続けてもらいます。

二番目のグループは不飽和脂肪酸を普段よりも20%多く摂取してもらいます。不飽和脂肪酸とは魚油やオリーブ油などに含まれている、いわゆる「健康によい」とされる脂肪分です。代表選手としてはＤＨＡやＥＰＡが挙げられます。これを多めに摂取してもらうのが二番目のグループです。

最後のグループには通常の食生活を行ってもらいます。

３カ月後。カロリスをしたグループでは体重が２・３％ほど減量していました。そこで記憶試験を行ってみます。この分野で標準的に使われている単語テストです。すると、試験の成績がカロリスによって30％ほど上昇していました。わずか3カ月のカロリスで、これほどまでに効果が現れるのは驚きです。と同時に、勇気づけられるデータでもあります。

なお、不飽和脂肪酸のグループでは体重減や成績向上は認められませんでした。

ところで、フレール博士らは、食生活に関して健康的な地域の例として、ただ一つ、沖縄を挙げています。この論文が掲載されたのは米国科学アカデミー紀要という国際誌です。世界に向けた論文の中で、沖縄が評価されているのを見て、とても嬉《うれ》しくなりました。

ビル・ゲイツが惚《ほ》れ込んだ「センスキャム」

記憶の話題ついでに、最近私が興味をもっている「センスキャム」についてお話ししましょう。何年か前に米マイクロソフト社が、センスキャムの試作品を披露しましたから、ご存じの方もいるかもしれません。

これは首から吊《つ》りさげるデジタルカメラで、日常的なシーンを自動的に記録する、いわばビジュアル日記です。最近では、小型軽量化や広角レンズ搭載などの改良が進んでいます。さらに赤外線センサと可視光センサも備え、目前を誰かが横切ったり、部屋を出入りしたときに自動でシャッターが切れる仕組みになっています。訪れた場所や会った人など、その日の行動履歴が、毎日約２０００枚の写真として保管されます。

実際に使用した人によれば、半年前のことであっても、数枚の写真を見れば、あたかも再体験しているかのように、次々と鮮明な記憶を蘇《よみがえ》らせることができたといいます。

この装置が注目を集める理由は、ビジネスや娯楽だけでなく、認知症治療への応用が期待されているからです。臨床に初めて適用したのは英アッデンブルックス病院の研究グループです。2009年にその成果が報道されましたが[85]、数日で記憶が消えてしまう患者が数カ月もの記憶保持に成功したケースもあり、試行期間が終わっても、みずから使用継続の希望を申し出る患者もいたほどです。

ビル・ゲイツはセンスキャムの可能性に惚れ込み、記憶障害患者に数百台のカメラを配布するための開発費を、複数の研究グループに寄付しています。

⑭脳は妙に赤色に魅了される

相手をひるませ、優位に立つセコい色?

アイスコーヒーよりホットコーヒーに親近感

温かい人、冷たい人――面白い表現です。「温かい」「冷たい」のような温度による人格比喩《ひゆ》は世界で共通して見られる用法で、英語でも人の性格を「warm」「cold」「cool」などと表現します。

もちろん人格に、物理的な寒暖があるわけではありませんが、認知言語学者たちは「相手から受ける内的印象を具体化するためには有効な手段である」と説明しています。

こうした喩《たと》えの表現は、広い意味でクロスモダリティ、あるいは共感覚に近い感性に基づいています。チンパンジーも「高い音と明るい色」、「低い音と暗い色」を結びつけることが知られていますので[86]、ヒトだけでなく進化的に保存された非言語的感覚なのかもしれません。

コロラド大学のウィリアム博士らが奇抜な研究を行なっています[87]。実際に温度は精神状態に影響を与えるのでしょうか――そんなアイデアを試す実験です。

博士らは、エレベータの中で「少しメモを取りたいので、このコーヒーを持ってい

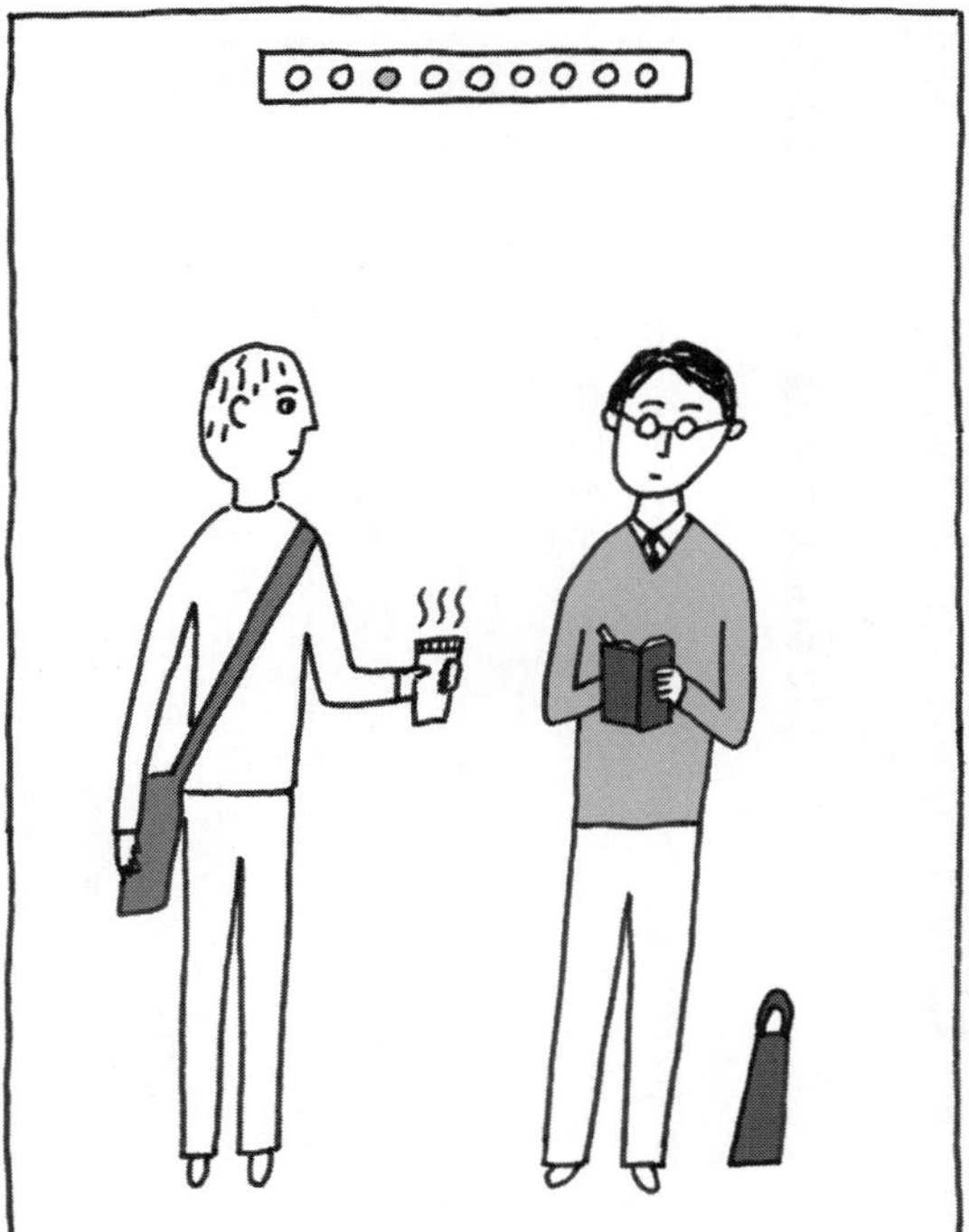

温かい人は、温かかった！

てもらえますか」と他人に頼む実験を行いました。このときホットコーヒーとアイスコーヒーのどちらかを用意して、相手の反応を比較します。

実験終了後に、コーヒーを持ってくれた人に、依頼者の人間性の印象を尋ねたのです。アイスコーヒーよりも、ホットコーヒーのほうが「穏和で親近感を覚える人柄だった」と高評価を与えられることがわかりました。

「なんと単純な！」とお思いになるかもしれません。しかし、晴れの日の初デートのほうが、雨の日よりも、相手へ好印象を持つことも、実験心理学的に示されていますから、人に対する印象は、思いのほか環境要因からシンプルな影響を受けるのでしょう。

さすがに天候は私たちには制御不能ですが、接客室で出すコーヒーの温度くらいならば、気をつけることもできますから、ちょっとした気遣いとして使える技です。

スポーツの成績は赤色で勝率が高まる⁉

温度だけでなく、色もまた、私たちの心に大きな影響を及ぼすことが知られています。最近わかってきたことを紹介しましょう。

ボクシングの試合では青コーナーよりも赤コーナーのほうが勝率は高いのをご存知でしょうか。理由は単純で、赤コーナーには、一般に青よりも強い選手、たとえばタイトル保持者や経験の長い者が立つからです。加えて、入場の順番で後から会場に入る赤コーナーの選手のほうが、入場時のファンの声援や会場の雰囲気が、そのまま試合開始へと引き継がれるため、さらに有利となります。

ところが、英ダーラム大学のヒル博士らが、オリンピック大会でのボクシングやレスリングなどの試合を徹底的に調べ上げたところ、やはり、赤サイドの方が青サイドよりも10〜20％ほど勝率が高いことを見いだしました。[88] オリンピックでは赤と青の選手はランダムに割り当てられますし、入場も同時です。にもかかわらず差があるのです。赤色のユニフォームやプロテクターを身に着けると、それだけで勝機が高まるということです。

同様な現象は、私たち日本人に馴染《なじ》み深い「柔道」にも見られます。白胴着と青胴着では勝率が異なり、青色を着た選手のほうが勝つ確率は高いのです。[89]

パソコンのモニター枠を赤色にすると仕事の能率が低下する

このように色が私たちの心の状態に及ぼす効果は計り知れません。となれば、気になるのが、勉強や仕事における色の効果でしょう。

スポーツの成績でなく、学力や知的作業に対しても色は影響を与えます。ロチェスター大学の心理学者エリオット博士らがさまざまな側面から検討をしています[90,91]。

たとえば、IQテスト。問題内容は同じで、問題冊子の表紙だけを白色、赤色、緑色など異なる色を用いたら、IQの成績はどう異なるでしょうか。また、アナグラム試験（文字を並び替えて意味のある単語を作るテスト）の問題用紙の右上端1～2cmのコーナー部分のマーカー色を、黒色、赤色、緑色と色を変えたら点数はどう影響を受けるでしょうか。

おそらく多くの方は、先ほどのボクシングの例から、赤色がもっとも高い点数を獲得すると想像することでしょう。しかし、実際に得られた結果は正反対で、赤色がもっとも点数が低かったのです。平均で約20％も点数が低下してしまうというから驚きます。ちなみに白色と緑色、黒色と緑色ではほとんど点差はありませんでした。

似たようなデータとしては、名古屋大学の八田《はった》武志《たけし》博士らが、パソコンのモニターの枠を赤色にすると仕事のパフォーマンスが低下することを報告しています。[92]

こうした赤色の効果をどう説明したらよいでしょうか。さまざまな可能性が考えられるでしょう。たとえば、カナダ・アルバータ大学のシンクレア博士らはこう説明します。[93]赤色や黄色などの長波長の光は「幸福感」と関連しています。幸福感は一種の充足感であり、充足感は学習欲を、ひいては認知機能を低下させます。たしかに、人は満足するとそれ以上を欲しなくなる傾向があります。

「勉強部屋に赤色系のカーテンは厳禁」の信憑性《しんぴょうせい》

これら諸説のなかでもっとも示唆《しさ》に富むのが、先にも登場したエリオット博士らが行ったもう一つの実験です。ＩＱテストにおいて「やさしい問題」と「むずかしい問題」を用意し、どちらかを選んでもらうというものです。すると、赤色のグループでは、やさしい問題を選ぶ率が高まりました。

どうやら赤色は志気を奪ってしまうようです。ヒル博士らは「赤色は相手を無意識のうちに威嚇《いかく》し、優位に立ちやすい状況を作るのではないか」と推測しています。この考えに基づけば、ボクシングの勝敗データにも納得ができます。なぜなら赤いプロテクターやグラブを身につけたとき、赤色がより目に入るのは、自分ではなく相手です。

つまり赤色は「パワーがみなぎるラッキー色」ではなく、相手を精神的にひるませて相対的に優位に立つ「セコい色」だったのです。

勉強部屋に赤色系のカーテンは厳禁であるとはしばしば聞く通説ですが、そんな経験則も無根拠な都市伝説ではなさそうです。

しかし、赤を一方的に「悪者」とする解釈に待ったをかけるデータも、最近になって報告されてきています。カナダのブリティッシュコロンビア大学のズー博士らの研究です[94]。

実験によれば、文章のミス探しや、説明書の重要事項を記憶するときには、むしろ赤色のほうが成績は向上するようです。

博士らによれば、赤色は心理的に回避的な傾向を生み、警戒心を高め、一方で、青色は積極的で好戦的な傾向を生み出すといいます。したがって、極度の集中力が要求されるケースでは赤色が、新しいデザインを考えたり、ブレインストーミングをしたりと、創造性が要求されるケースでは青色が成績がよいといいます。

たしかに赤色は、赤インクや赤信号など、警告のサインとして世界中で共通して使用されています。一方、青色は空や海の色でもあり、平和や透明性の象徴となっています。

⓯ 脳は妙に聞き分けがよい
音楽と空間能力の意外な関係

「RとL」、発音下手の理由

聴覚神経回路に関する古い文献を調べていたら、興味深い一節が目に飛び込んできました。[95]「多くの日本人がRとLの発音を区別できないのはよい例である」――この論説文は日本人に向けて書かれたものではありません。著者が日本人だというわけでもありません。つまり、日本人のRとLの発音下手は〝一般的なたとえ話〟として挙げられてしまうくらい世界的によく知られている事実なのです。

なぜ私たちはRとLの聞き分けができないのでしょうか。理由は単純で、日本語にRとLに相当する発音がないからです。つまり、日常生活においてRとLを区別する必要がないため、しだいに区別の能力が退化し、最終的には日本語の「ラ行」に同化されてしまうのです。生後10～12カ月で早くもRとLの識別力が低下していることがわかっています。[96]

このように外国語特有の音韻が母国語の音に飲み込まれてしまう現象を「認知マグネット効果」と呼びます。[97]脳活動の測定データでも、外国語よりも母国語の音韻に脳が強く反応することから、認知マグネット効果が確認されています。

たとえば韓国語を母国語とする人は「Z」の発音が苦手です。「座布団《ざぶとん》をどうぞ」と言おうとすると、「じゃぶとんをどうじょ」と「J」の発音になってしまいます。私たち日本人には、なんとなく舌足らずでかわいい感じがしますが、これと同じことが日本人のRとLで生じているわけです。

新生児は母国語と外国語を聞き分けている

ここで注目したいのは、人の成長の過程で、いつ認知マグネット効果が生じるかという疑問です。

こんな実験結果があります。[98] 生後6カ月の乳児に、母国語が流れるスピーカーと、外国語が流れるスピーカーを聞かせます。すると乳児は母国語のスピーカーに顔を向けます。つまり、わずか6カ月にして母国語と外国語を聞き分け、母国語に興味を示すようになっているわけです。

こうした識別は音声への反応だけに見られるわけではありません。たとえば私たちは音声がなくても、顔の表情や口元の動きだけで、母国語かどうかを判別できます。実験によれば、4カ月齢の乳児でも母国語を話す顔をより長く眺めるといいます。[99]

別の実験から、さらに驚くべきことがわかっています。生後2日〜5日という新生児の脳を調べたところ、すでに母国語と外国語を聞いたときで左脳の反応がちがうのです[100]。子宮の中は心音や血流音などの騒音が大きいため、外の音は胎児に聞こえていないという主張もありますが、生まれた翌日にはすでに母国語を聞き分けているという事実は、生まれる前にお母さんのお腹《なか》のなかでずっと母国語を聞いてきたと考えるのが自然でしょう。

ともあれ日本で生まれた子どもは成長とともに次第にRとLを区別できなくなり、やがて判別能力をほぼ失ってしまいます。裏を返せば、大人になってからでは英語の発音を完璧《かんぺき》に習得することはむずかしいということになります。

怖いくらい通じるカタカナ英語のすすめ

実際、9歳以降では、渡米して英語だけの生活を、たとえ30年続けても、日本語由来の訛《なま》りは抜けないとする言語学者もいます。いくら努力をかさねても、真のバイリンガルにはなれないわけです。ましてや私のように13歳になって中学校で英語を始めた人間には、正確な発音は絶望的。どうしてもカタカナ英語になってしまいます。

ただし、カタカナ発音がまったく通用しないかといえば案外そんなことはありません。割り振るカナを工夫すれば意外と通じます。立ち入った説明は本書の枠を超えてしまいますので、興味ある方は拙著『怖いくらい通じるカタカナ英語の法則』（講談社ブルーバックス）をご覧いただきたいのですが、たとえば、animal はアニマルではなく「エネモウ」、hospital はホスピタルではなく「ハスペロウ」と発音すればよく通じます。

気取って英語風に話す必要はありません。ちょっとアクセントをつけて、そのままカタカナを読みあげれば、楽に通じます。同様にして、Can I have …はケナヤブ、Do you mind if I…はジュマインデファイ、I want you to…はアイワニュル。

もちろん、これで完璧な英語だというわけではありません。しかし「より通じる」という意味では実用的であるとは言えます。こうしたカタカナ代替にはちょっとした法則があります。英語が苦手な私には、このコツがずいぶんと救いになっています。

音痴の人は空間処理能力が低い!?

私の趣味はクラシック音楽です。もっぱら鑑賞専門で、楽器を演奏したり歌ったりするのは、むしろ苦手です。いずれにしても、音楽、それも演奏や音感についての脳科学論文が発表されると、ついつい気になって読み入ってしまいます。

「音痴」に関する面白い論文を見つけました。ニュージーランド・オタゴ大学のビルキー博士らの報告です。[101]

人口の4％は音痴です。音痴はわりと普遍的に見られる「症状」だといってよいでしょう。[102]遺伝の影響が強く、[103]若い頃からすでにメロディーや音程の判断が苦手で、たいていその症状は一生続きます。[104]

音痴は感覚器の機能不全ではありません。耳は正常に機能していますし、脳を調べても大脳皮質の「聴覚野」にとりたてて異常は認められません。[105]つまり、音そのものは脳内で正常に処理されているわけです。

実際、音痴の人でも、会話で語尾の音程を微調節し、「もう終わりました（断定形）」と「もう終わりました？（疑問形）」の微妙な違いを言い分けることができます。[106]こうしたことから、おなじ発声であっても、歌と言語ではまったく異なる能力を活用していることがわかります。

では脳の何が違うのでしょうか。意外なことに、ビルキー博士らのデータによれば、音痴の人は空間処理能力が低いというのです。

これはメンタル回転という簡単な試験で確かめられます。立体図形を頭の中でグルグルと回転させる試験です。モニターに映し出された物体を立体的に回転させ、その図形が別のどの図形と一致するのかを言い当てるのです。すると、音痴の人の正答率は、通常の半分以下であることがわかります。

不思議です。音程感覚と空間把握能力に一体どんな関係があるというのでしょう。現時点では謎《なぞ》としか言いようがないのですが、ロンドン大学のバタワース博士らは「もともと音階は空間として表現されるもの」と指摘しています[107]。たしかに五線譜では上のほうに音符があるほど高音であることを意味していますし、鍵盤《けんばん》では右に行く

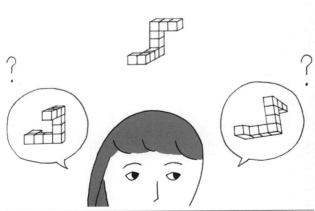

立体図形を頭の中でグルグル回転させると……

ほど高音です[108・109]。バタワース博士は「数学的知覚と音楽的知覚はともに演奏運動に関与する空間表象を共有している」と考察しています。もしかしたら、メロディーの音程構造は立体図形と同じ脳回路で処理されているのかもしれません。

では男女の差はどうでしょうか。慎重に行われた大規模調査によれば、一般に男性のほうが女性よりも空間把握に優れていることがわかっています。空間把握能力と音程感覚に関係があるということは、音痴は女性により多く見られるとでもいうのでしょうか。ビルキー博士らの論文でも、検査数は少ないので明確なことはいえませんが、音痴であると判定された人の半数以上は女性でした。

オーケストラ楽団員たちの空間能力

そこで気になるのは、「音楽の訓練を受ければ空間能力が高まるのか」という点です。あるいは逆に、「音痴は空間訓練で治るのか」という疑問が浮かびます。リバプール大学のスラミング博士らは「オーケストラ楽団員たちは空間能力が高い」ことを報告しています[110]。一般の人では、立体図形の回転角が大きくなるとイメージを思い浮かべるまでに時間を要しますが、楽団員は瞬時に立体イメージが湧《わ》くといいます。

音楽歴が長い人ほど成績がよいといいますから、もしかしたら空間能力や音程感覚は鍛えられるのかもしれないという期待さえ生まれます。もちろん、現時点では因果関係は不明です。音楽に長く触れてきたから空間能力が鍛えられて高まったのではなく、単にもともと空間能力や音程感覚に優れていたから、それだけ長くプロとして音楽家をやってこられたという可能性も否定できません。

⑯脳は妙に幸せになる

歳《とし》をとると、より幸せを感じるようになる！

幸福感は年齢とともにどう変化するか?

アメリカの調査結果ではありますが——と断わったうえで、ぜひ紹介したいデータがあります。ストーニーブルック大学のストーン博士らが発表した論文です[111]。アメリカ国民35万人にインタビューを行ない、彼らの幸福感が年齢とともにどう変化するかを評価しました。質問は家族構成や職業から人生観まで多岐にわたり、毎月2万人ずつ1年をかけて集計された大規模なデータです。

解析結果によれば、人生に幸せを感じる度合いはU字曲線を描くことがわかりました。つまり、20歳以前まで高かった幸福感は、20代で一気に落ちこみ、40代から50代前半頃までが最低迷期となります。そして、これを過ぎると回復を始め、調査された範囲では最高齢である85歳に向けて徐々に上昇します。人生のピークは老年期でした。

この傾向は、配偶者の存在や授かった子どもの数などの生活環境因子によってほぼ影響は受けないため、普遍的な経年変化であるといえます。働き盛りのビジネス人は、とかく時間に追われて心を失いがちです。しかし、しかるべき時期を耐え抜ければ、幸せなときが待っているということなのでしょう。

ちなみに、ストーン博士らは、負の感情についても解析しています。ストレスや不安や怒りの感情は、若い頃が一番強く、年齢とともに徐々に減っていきました。一方、悲しみは年齢にかかわらずほぼ一定でした。女性のほうが感情のゆらぎが大きい傾向があったものの、統計学的に男女差は無視できる程度でした。

こんなデータを眺めていると思い出すのが、「四十にして惑わず。五十にして天命を知る。六十にして耳順《したが》う」という『論語』の一節です。

人は年齢を重ねると心境が変化します。一般に、心は平穏になり、生活の知恵が身に付いてきます。重要な局面でも冷静な対応ができるようになり、生きることへの感謝の心が芽生えてきます。

ただし、気をつけなくてはいけないのは「老人性うつ」です。たしかに、全般的な傾向としては、年齢とともに心は平穏になるのですが、その一方で、意外と知られていない病気が、高齢者のうつ病です。うつ病は老人に多いのです。

うつ病患者の4割は60歳以上です。ただし、これは治療を受けた患者の数値で、実際には、日本国内で100万人の老人性うつが見逃されているという指摘もあります。

老人性うつが見逃されがちなのは、認知症と区別しづらいからです。記憶力や集中力の低下は、老人性うつに典型的な症状です。周囲に「ボケた」と思われている人も、実は、うつである可能性があります。うつ病は認知症の治療法では回復しませんから、注意が必要です。

歳《とし》をとれば、定年で環境が一気に変わったり、子供が自立したり、ときに配偶者に先立たれることもあるでしょう。自分の健康状態も気になります。気分が滅入《めい》って、うつ傾向が現れることもあるでしょう。しかし、こうした精神的変化や社会的変化ばかりがうつの原因とは限りません。

なぜなら、老人性うつは、若者のうつと比べ、薬で治る率が高いからです。薬で治るということは、心境の変化というよりも、むしろ、生物学的変化が引き金になっている可能性が高いといえます。神経伝達物質の減少という、自動的で器質的な経年変化です。

認知症とうつ病を見分けるヒントは、認知症は年単位でゆっくりと進行するのに対して、老人性うつは経過が早いことが挙げられます。数カ月でボケが進行したり、性格が変化したりしたら、まずは老人性うつを疑ってみるのもよいかもしれません。

年齢とともに変化するネガティブバイアス

脳の活動パターンは加齢とともにどう変化するのでしょうか。近年そんな研究が盛んに行われています。まずはコロラド大学のウッド博士らの研究から紹介しましょう。[112] 博士らは20歳前後の若者と55歳以上の年輩者に対して、さまざまな映像を見たときの反応を脳波計で測定しました。用いた映像は大きく三種類。「美味《おい》しそうなチョコレートアイス」「美しい夕日」などプラスの感情を引き起こす写真、「椅子《いす》」「フォーク」など中立的な写真、そして「路端《みちばた》で死んだネコ」「衝突事故にあった車」などマイナスの感情を引き起こす写真です。

いずれの写真も脳に何らかの反応を誘導するものの、若者はマイナスの写真に強く反応する傾向がありました。ウッド博士らはこれを「ネガティブバイアス」と呼び、嫌悪感《けんおかん》や動揺を反映すると考えました。一方、年輩者ではプラスにもマイナスにも同じ程度に反応し、ネガティブバイアスはありませんでした。不快な状況であっても動揺しなくなっているわけです。

コロラド大学のキスレー博士らはこの現象を、80年に及ぶ人生スパンにわたって詳細に調べ、たしかに年齢とともに徐々にネガティブバイアスが減っていくことを確認しています。[113] そして「年輩者のほうが感情的に健全だといえるだろう。伴侶《はんりょ》を失ったり、重病を患《わずら》ったりなど、つらい経験のある人ほど、ネガティブバイアスの傾向は弱かった」と述べています。

カリフォルニア大学のマザー博士らは「扁桃体《へんとうたい》」という脳部分に着目しています。[114] 扁桃体は感情を司《つかさど》る場所ですが、一般には恐怖や不安などのマイナス感情により関与すると考えられています。しかし、年輩者の扁桃体は、むしろプラスの写真を見たときに強く活動したというのです。つまり年輩者の場合、扁桃体は好ましい感情を生み出していることになります。

悪しき感情が減っていく

さらに興味深いデータが報告されています。[115] スタンフォード大学のサマネス＝ラーキン博士らの論文です。マネーゲームをしている時の脳の反応を調べたところ、「損をしそうだ」と予感させる状況では、若者のほうが脳が強く反応したというのです。とくに金額が多くなるほど反応が強かったのです。

逆に、儲《もう》かりそうなときの反応は、若者と年輩者で差がありませんでした。つまり、年輩者は損に対してあまり固執しないということになります。ただし、実際に損をしてしまったときの反応は、若者でも年輩者でもほとんど同じだったといいますから、損失そのものへの嫌悪感は歳を重ねても減ってはいません。ただ、損をそれほど回避しようとしなくなるわけです。

キスレー博士は「年齢とともに悪しき感情が減っていくという実験結果は、一見好ましいことに思われるが、リスク管理能力という意味では歓迎すべきだろうか」と釘《くぎ》を刺しています。[113] 高齢者が詐欺《さぎ》の被害にあいやすいことを考えれば、博士らの言うことにも一理あります。

とはいえ、脳は歳をとると「より幸せを感じる」という傾向は見逃せません。周囲になんと言われようとも、本人が幸せに感じているのであれば、何よりそれが一番ではないでしょうか。「人の老うるを怕《おそ》れず、只《ただ》心の老うるを怕れる」とは中国の諺《ことわざ》。健やかな老境に至りたいと、私は願っています。

⑰ 脳は妙に酒が好き

「嗜好癖《しこう》」は本人のあずかり知らぬところで形成されている

ウィスキーは二日酔いがひどい⁉

五月祭という東京大学の伝統ある学園祭で、かつて、薬学部3年生たちが「どんな種類の酒がより酔うか」という奇抜な研究発表をしたことがあります。小規模な実験ではありましたが、アルコールを飲むと嘔吐《おうと》する珍しい実験動物スンクスを用いるアイデアは画期的でした。

データはいまでもよく覚えています。同じアルコール摂取量ならば、焼酎《しょうちゅう》やウォッカよりも、ウィスキーのほうが悪酔いするというのが彼らの達した結論でした。学生たちは「含まれる糖分量が酔いの程度を決めるのではないか」と推測していました。

その後、世間には「ウィスキーやバーボンなどは無色の酒よりも二日酔いがひどい」という、都市伝説にも思える説が流布《るふ》していることを知りました。経験則でしょうか。

この説が最近になって、科学的な実験によって実証されてきています。[116] 実験を行ったのはブラウン大学のローズノウ博士らです。

21歳から33歳までの95名を集め、ウォッカあるいはバーボンを酩酊《めいてい》するまで飲んでもらうと、バーボンのほうが強い二日酔いを引き起こすことがわかったのです。バーボンにはアルコール発酵の過程で生じる副産物が、ウォッカの37倍も含まれます。ローズノウ博士らはこうした化合物が悪酔いの一因ではないかと考察しています。

アルコール摂取時の脳内メカニズム

あるとき、時間の使い方の上手な先輩に「どうしたらそんなに効率よく時間を捻出《ねんしゅつ》できるのですか」と聞いてみたことがあります。「簡単なことさ」との答え。「酒をやめればいいだけだ」と。

なるほどとは思いましたが、しかし、そうはいっても酒好きな私。酒にはどうにも

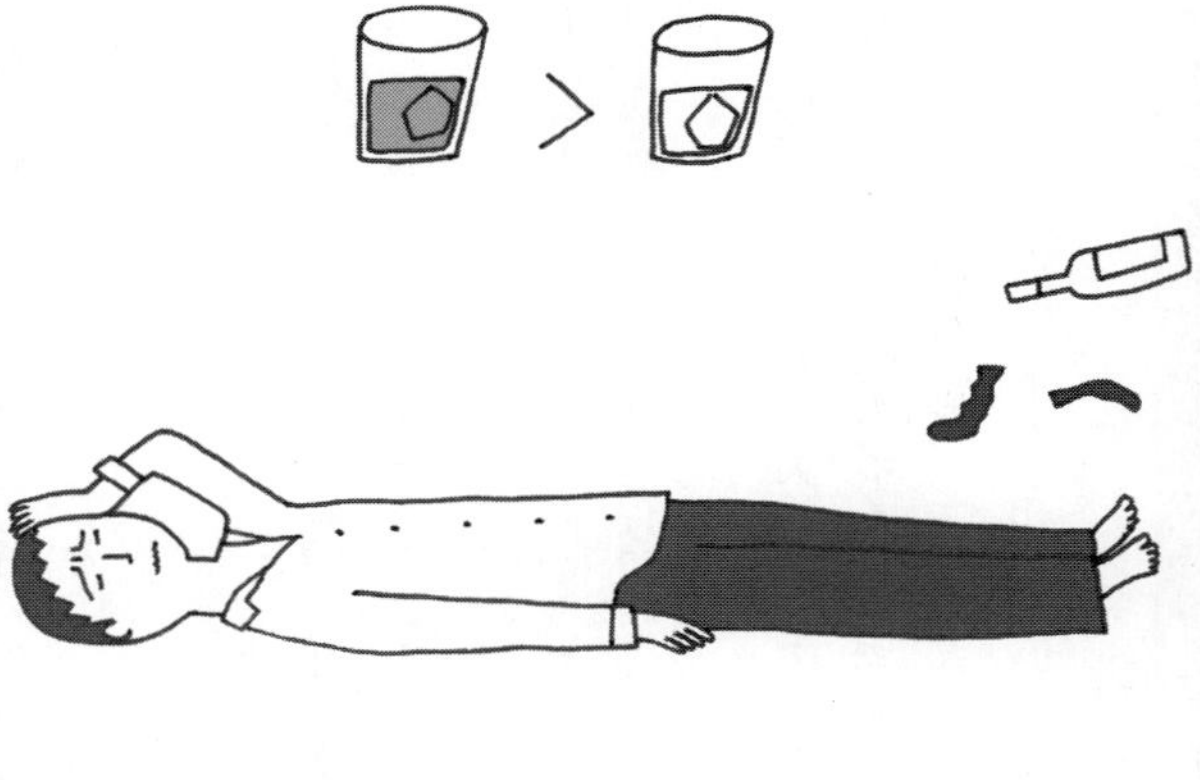

色つきのお酒にご用心

抗《あらが》えない魅力があります。必ずしも酒に強くはないのですが、ほぼ毎日、少量ずつ飲んでいます。ちびちび飲みながら科学論文を書くのが、自分にとって大切な夜の時間です。

アメリカのデータによれば、死亡率を高める日常生活の要因として、タバコ、肥満に続き、アルコールが第3位に入っています。[117] にもかかわらず、人は酒を好みます。酒は多幸感をもたらし、緊張感を解きほぐし、ストレスや不安を減らすことによって、いわゆる「脱抑制」をもたらします。

その脳内メカニズムはどうなっているのでしょうか。

アルコールを摂取したときの脳の反応をMRIで測定する実験が行われています。米国立衛生研究所のギルマン博士らの研究です。[118]

博士らは平均年齢26・5歳の男女12名について検査しました。実験ではアルコールを静脈内注射しています。飲むのではありません。これが実験のポイントです。通常ならば酒は飲んで楽しむものですが、この方法では嗜好《しこう》の個人差が大きすぎて実験には不向きです。アルコールという化学物質の脳に対する真の反応を知りたいのならば、注射のほうがよいのです。

さて、アルコールを注射したところ、目立った反応を見せる脳部位のひとつに「線条体」がありました。この辺りは快感を生み出す脳部位で、「報酬系」と呼ばれます。すなわちアルコールは「快楽」なのです。

一般的に、酒は「酔って感覚を麻痺《まひ》させる」ための嗜好品という印象があるでしょうから、「快楽」というイメージは湧きにくいかもしれません。また仮に「飲む」ことが快楽だったとしても、それは「うまい酒」を舌で味わうからであって、アルコールを注射されるとなれば、話は別だという気もします。

しかしアルコールという化学物質は、舌を介さずとも、脳の報酬系を活性化して、多幸感ひいては習慣性を引き起こします。この意味で「クーブ説」（「すべての乱用ドラッグは線条体を活性化する」という仮説[119]）は、アルコールにも当てはまります。

この実験で重要なことは、「酔っている」という自覚の強さは、血中アルコール濃度とは相関が見られなかったことです。同じく、アルコールによって惹起《じゃっき》される脳活動の強さも血中アルコール濃度と相関がありませんでした。

つまり、アルコールの摂取量や代謝速度は、自覚症状とは直接的にはあまり関係しないということになります。むしろ「酔っている」という感覚に相関するのは、線条体の活動強度そのものでした。

なぜ酒を飲んだとき「でっかくなった気分」になるのか？

さて、ギルマン博士らは、さらなる実験を展開しています。参加者に顔写真を見せたのです。通常、私たちは「恐怖におののく表情」を見ると不安に駆られます。不安感は伝染するのです。実際、「恐怖におびえる顔」を見たとき、「扁桃体」や「帯状皮質」などの不安情動に関係する脳部位が活性化することが知られています。

ところが、ギルマン博士らの実験によれば、アルコールを投与した人では「恐怖におびえる顔」の写真を見せても、脳に強い不安反応が生じませんでした。恐怖を恐怖として正しく認識できなくなっているのでしょう。酒を飲んだときの、あの「でっかくなった気分」や「大胆な高揚感」を味わったことのある人だったら、納得できるデータに違いありません。

ただし以上のデータはすべて、あくまでも「アルコール」の薬理効果を調べた実験です。実際には、私たちには「好みの酒」があります。たとえば、私だったらワインやビールが好きです。この意味では、ただ単に「血中のアルコール濃度が上昇すればよい」では片付けられない何かが酒にはあります。実験室レベルよりも、はるかに複雑な脳反応が生じているに違いありません。なにせ現代人たちは「酒に類似したノンアルコール飲料」までわざわざ作ってしまう奇妙な動物なのですから。

アル中の親からアル中の子が生まれる

ここで、酒の「好み」について、少々恐ろしい実験データを紹介しましょう。[120] ニューヨーク州立大学のヤンジェトブ博士らの研究です。私たちの好みがどのように形成されるのかに関して示唆《しさ》に富んだ提言をしています。

妊娠中に飲酒した場合、生まれた子どもは将来アルコール中毒になりやすいということを聞いたことがあるでしょうか。実際には、こうしたデータは検証がむずかしく、確定的な結論は得られていません。

これを動物実験で証明して見せたのが、ヤンジェトブ博士らによる研究です。博士らはネズミの妊娠後期にアルコールを10日間飲ませ、生まれてきた仔《こ》ネズミのアルコールに対する嗜好度を調べました。すると、通常のネズミに比べ、アルコールを飲んだ母から生まれたネズミは、より多くのアルコールを飲むようになっていました。

さらに検討したところ、アルコールへの嗜好度が上昇するのではなく、アルコールに対する嫌悪《けんお》が減じることで、アルコール摂飲量が増加することがわかりました。

アルコールには、人を魅了する側面と、忌避させる側面があります。アルコールの経験が浅いと忌避の側面が強く現れます。私自身も、若い頃には、いわゆるアルコール臭は、心地よくなかった記憶があります。当時、アルコール飲料とソフトドリンクは、臭《にお》いを嗅《か》げばすぐに区別がつきました。それが今ではアルコールの味や香りに嫌悪を感じません。まるで感覚がマヒしてしまったかのようです。

つまり元来、アルコールは不快なものであり、学習と経験を通じてこの不快感を克服し、嗜好癖を獲得してゆくのでしょう。こうした構図の中で、先の妊娠ネズミの実験は、胎生期にアルコールに曝《さら》されると、アルコールの臭いや味に対する初期本能的な防御が減じてしまうと主張しているわけです。

「ただなんとなく」……の裏側

この実験の意味していることは、アルコールという表面的な面白さを超えて、さらに奥深いものです。なぜなら私たちの「好み」のあり方の本質に迫っているからです。このデータは「嗜好癖は本人のあずかり知らぬところで形成されている」ことを意味しています。なにせ、生まれる前の母親の経験が、自分の好みを決定づけているのですから。

こうした自覚のない「好み」について、ヒトで試した実験データもあります。

たとえば、乳児のそばに白ウサギのぬいぐるみを置きます。脳にはバイオフィリア（生き物が好き）という性質があります。乳児は、教えられたわけでもないのに、ぬいぐるみに好奇心を示し、近寄っていきます。

そこで近寄った瞬間に背後でドラを大音量で鳴らします。乳児は大きな音が嫌いですから、驚いて泣き出します。これを何度か繰り返すと、やがて、白ウサギのぬいぐるみに近寄るのをやめてしまいます。「条件付け」と呼ばれる現象です。

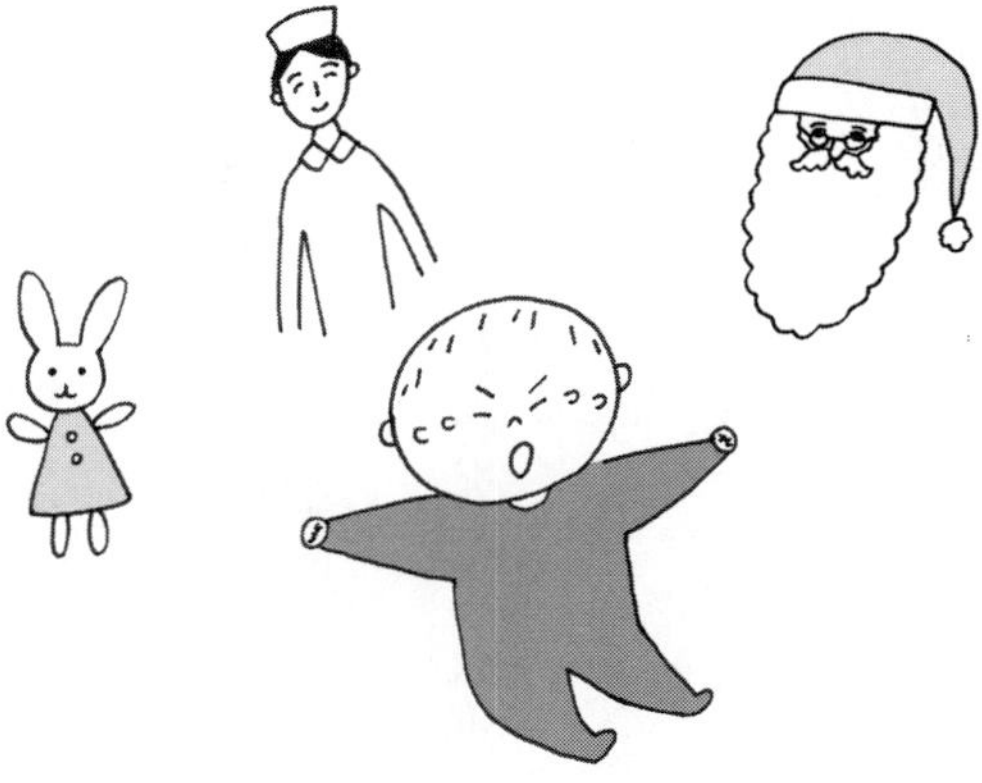

好悪の理由は意外なところに隠されていた！

この実験で興味深いのは「汎化《はんか》」が生じることです。たとえば、この乳児は、ウサギのぬいぐるみだけでなく、類似したものまで嫌いになってしまいます。実物の白ウサギや白いネズミはもちろん、白いもの全般が嫌いになってしまうのです。白衣の看護師、白髭《しろひげ》のサンタクロースなど、です。

この乳児は成長したあとも、この実験のせいで、白いものが嫌いのままかもしれません。しかし本人には好悪の理由はわかりません。なにせ物心がつく以前の経験ですから。ただ、なんとなく生理的に嫌いという状態に陥るのです。

汎化を通じて形づくられた私たちの嗜好は、意識上では無根拠なもの、あるいは誤解に基づいたものが少なくないと思います。いや、むしろ私は、無意識に形成された「わけがわからないけど」や「ただなんとなく」と感じる生理的な好悪傾向こそが、人格や性格の圧倒的な部分を占めているだろうと想像しています。

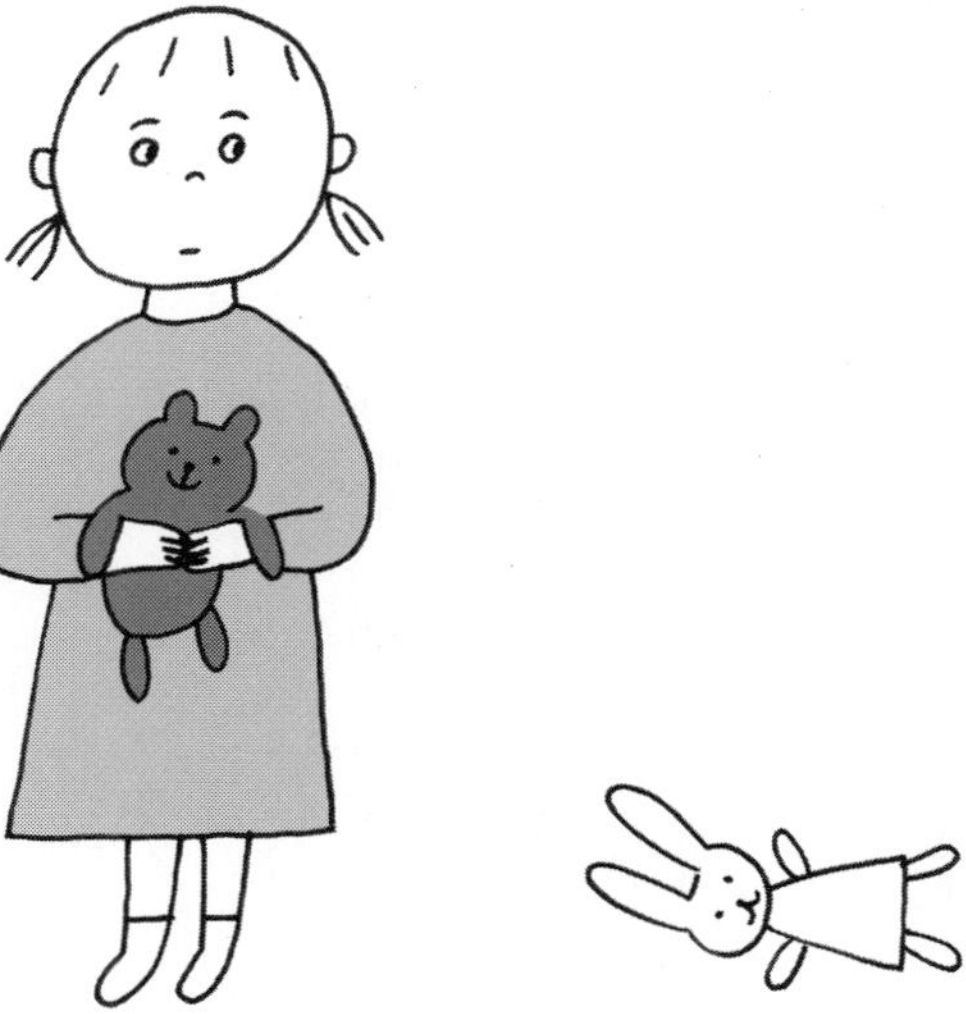

「ただなんとなく」好き／嫌い……が人格や性格に及ぼす影響とは？

⑱脳は妙に食にこだわる

脳によい食べ物は何か？

ビタミン剤を飲むと犯罪が減る⁉

ビタミン剤を飲むと犯罪が減る——こう聞いても、どこか胡散臭《うさん》く、にわかに信じがたいものです。ところが、これが科学的に立証されつつあります。この件についてはかつて『サイエンス』誌でも3ページに渡って詳しく特集されました。[121] この分野ではオックスフォード大学のゲシュ博士らが研究をリードしています。

栄養学の研究をしている専門の方には申し訳ないのですが、過去の栄養学の論文は、いわゆる基礎科学実験に比べて、サンプル数の不足や不適切な対照実験など、実験デザインの精度が低く、確定的な結論が得られないものが少なくありませんでした。多くの栄養物質の有効性が、その後、無効であることが判明したりすることも珍しくなく、こうした不適切な経緯の積み重ねの結果、現在では「栄養学」という学問自体が、学術的に不当な扱いを受ける傾向があります。

オハイオ州立大学のアーノルド博士らも「たとえ真っ当な研究者でも、栄養学を専門にしているというだけで、協会から〝有罪〟のレッテルを貼《は》られてしまう」と嘆いています。いわゆる「学問格差」です。

ゲシュ博士らは、こうした偏見と闘うために、丁寧で用意周到な実験デザインを用意しました。[122] 彼が目をつけたのは服役中の囚人です。イギリスのある刑務所に実験協力を依頼し、232名もの実験参加者を得ました。

専任の精神科医が、実験参加者を一人ひとり監査しながら、各人の番号に対応した錠剤を慎重に手渡していきます。この錠剤は栄養サプリメントです。参加者の半分にこのサプリメントを渡し、残りの半分には、外見はそっくりですが栄養素が含まれていない偽《にせ》の錠剤、いわゆるプラセボを渡します。

プラセボでも「飲んだ」と意識するだけで効いてしまうことがあります。だから、与えた栄養素に本当に効果があるかどうかは、「プラセボの効果と比べてどれほど強いか」を評価することで判断する必要があります。

ゲシュ博士らのさらに慎重なところは、錠剤を手渡す精神科医にさえ、どれが本物かプラセボかがわからないようにしていることです。勘のよい参加者ならば、精神科医のさりげない表情や仕草から、どれが本物か偽物かを察してしまうかもしれません。

そこで、実験とは独立した外部組織に薬の割り当て作業を委託し、それを実験関係者に明かさないようにしてもらったわけです。これは「二重盲検法」と呼ばれる実験プロセスで、信頼のあるデータが得られる実験デザインです。

さて、この丁寧な作業を2年間つづけます。この間、囚人の行動は、コンピュータ管理によって、各人ごとにモニターされています。この実験から、栄養サプリメントを飲むと、プラセボに比べて、暴力行動が約35％も減ることがわかりました。

ここで用いた栄養サプリメントには様々な成分が含まれています。では、サプリメント中のどんな栄養素が効くのでしょうか。現時点ではこれに答えることは困難です。ビタミンBやオメガ3不飽和脂肪酸などが注目されてはいるものの、現実には、栄養素の数だけ、それに対応する仮説が構築できるため、因果関係を特定することは不可能です。ちなみに、ゲシュ博士らは「薬のように特定の化合物成分ではなく、栄養素

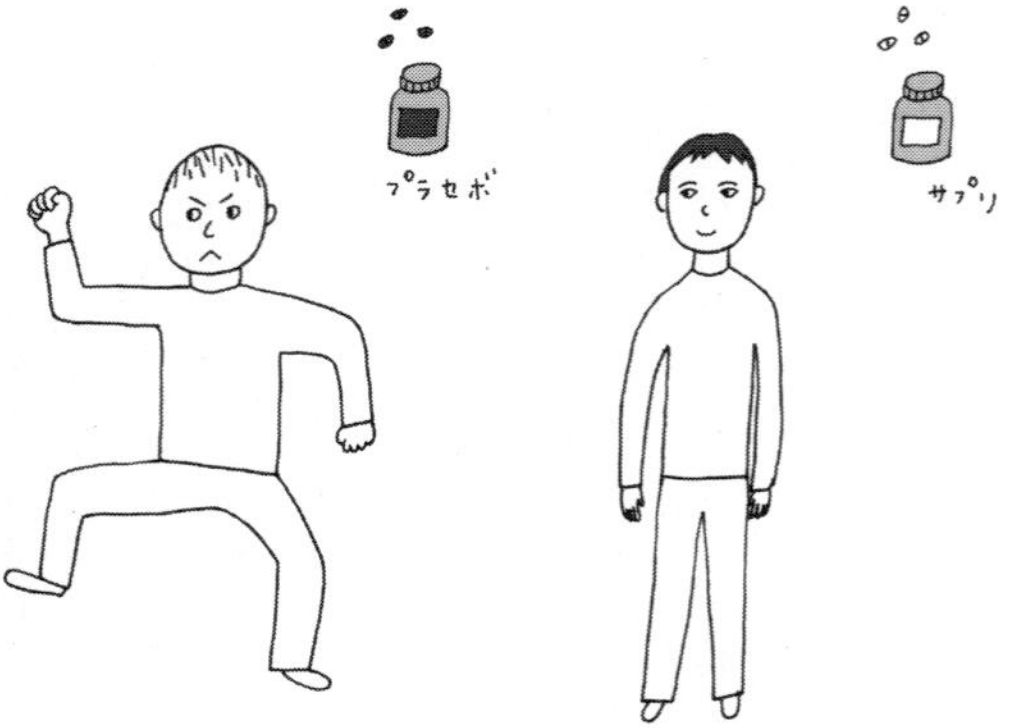

栄養サプリメントを飲めば大人しくなる!?

の全体バランスが（心のバランスにも）重要だろう」と論文に著しています。

さて、今回の実験は囚人が対象でした。次なる疑問は、一般人でも栄養サプリメントが有効かということでしょう。残念ながら、ここまで丁寧に調べられた研究がないため答えはわかりません。もし囚人以外にも栄養サプリメントの効果があるのなら、ドメスティック・バイオレンスや非行生徒などの暴力抑止剤として期待できそうです。

胃腸の具合が脳の状態とリンクしている⁉

「現代化学の父」と呼ばれノーベル賞を二度も受賞しているポーリング博士は、1960年代にすでに「分子矯正学」という言葉を使っています[123]。最適な分子環境を用いて精神治療を行うという考え方です。

この考え方は、現代人の感覚には、かなり馴染《なじ》みがよいと思います。たとえば「頭脳によい食物はありますか」という質問はしばしば受けますが、ポーリング博士風に言い換えれば「分子で脳を矯正できますか」ということになります。

じつは、私自身もこれには興味があるので、普段から関連した論文が出版されると読むようにしています。

現時点の印象を率直にいえば、「脳によい栄養素」はきっとあるのでしょうが、証明が困難で（仮に証拠があったとしても多くは動物実験レベルで）、断定するのはむずかしいと感じます。

だから「脳によい食べ物は」と人から聞かれたときは、不遜《ふそん》だとは思いつつも、「そんな魔法のような食べ物があれば、真っ先に私が食べていますよ。でも残念ながらこの私をご覧ください」と答えています。

そんな中、私が信頼できる情報と考えているのは、2008年に科学専門誌に発表された「ブレインフード（脳の食物）」と題された記事です。[124] カリフォルニア大学ロサンゼルス校のゴメス＝ピニルラ博士が著したもので、「栄養が脳機能に与える影響」に関する最新の知見をまとめた総説です。この総説からいくつか話題をピックアップして紹介しましょう。

まずは「食物」そのものではなく、その周辺の、しかし私がより重要だと考えている話題から取り上げます。

最初に、胃や腸などの消化器官が脳と密接に関係しているという点を述べておきたいのです。これは重要なポイントです。

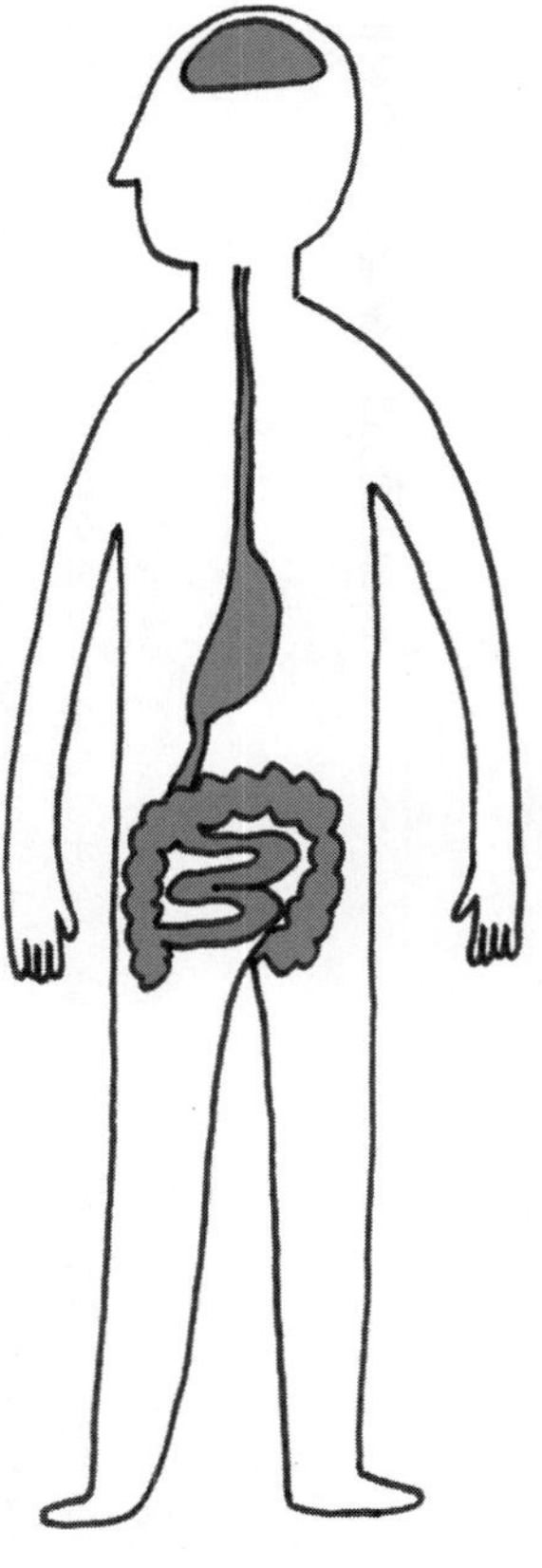

消化器官と脳の密接な関係とは

たとえば、消化器官の出すホルモンには血流に乗って脳に到達し、神経機能に影響を与えるものが少なくありません。食欲のコントロールはもちろん、覚醒《かくせい》状態や記憶力に至るまでが、胃腸の支配を受けています。

だから、食物の栄養成分をどうこう論じる前に、そもそも胃腸の具合が脳の状態とリンクしていることを理解しておく必要があるわけです。近年は「脳ブーム」の後遺症のせいか、脳の健康に注目が集まりがちですが、実際には、脳だけに気を遣うのは偏《かたよ》った態度です。内臓を含めた全身がバランスよく機能して、はじめて脳の健康を保つことができます。

健全な精神は健康な胃腸に宿る

これを端的に示す例として、うつ病の治療法に消化器官を標的にするものがあります。意外に思われるかもしれませんが、この治療法は、2005年にアメリカ食品医薬品局（FDA）が承認した、いわばお役所お墨付きの方法なのです。[125]

内臓を支配している神経線維を電気刺激するもので、通常、「迷走神経刺激法（VNS）」と呼ばれます。効果の現れる患者は15％程度と少な目ですが、VNSを1年ほど続けると、うつ病薬がより効くようになります。[126]

一部の報告によれば、ＶＮＳはうつ病だけでなく、記憶能力をアップしたり、てんかん症状を改善したりする効果もあるといいます。

じつは私の所属している研究室でもＶＮＳの実験を行っていました。たしかにＶＮＳで脳の活動が変化します。これは紛れもない事実ですが、ただ正直に告白すれば、いまだにＶＮＳがなぜ効くのかというメカニズムはよくわかっていません。少なくともＶＮＳを行うと、海馬ではＢＤＮＦやＦＧＦ、前頭葉ではノルアドレナリンなどの脳にとって重要な物質が増えることは確かなようです。

こうした一連のデータを見ると、消化器官の状態が心に影響を与えることは（詳細はともあれ現象としては）間違いないことがわかります。もちろん、この証拠だけをもって「うつ病は胃腸が原因だ」と言い切ってしまうのは間違いですが、「健全な精神は健康な胃腸に宿る」という側面があることは確かです。[127]

だからこそ普段の生活で、胃腸に気を配る習慣をつけておくことは、脳にとっても歓迎すべきことなのです。

脳のパフォーマンスを向上させる「ドコサヘキサエン酸（DHA）」

さて、ここから「口から入る栄養素の善し悪《あ》し」について説明してゆきましょう。ビタミン・ミネラル・脂質・糖質・たんぱく質など、ヒトは多くの栄養を必要とします。こうした多くの要素のなかで、脳のパフォーマンスを向上させる効果があると、ほぼ一貫して指摘されるのは「オメガ3不飽和脂肪酸」です。オメガ3不飽和脂肪酸の代表選手は「ドコサヘキサエン酸（DHA）」。魚油に多く含まれる脂肪酸です。

アメリカ国立衛生研究所のヒベルン博士は「うつ病の罹患《りかん》率と魚の摂取量は負に相関する」という論文を報告しています[128]。報告によれば、魚をあまり食べないドイツやカナダではうつ病の率が高いが、日本のように日常的に魚を食べる国のうつ病率はそれらの国の半分以下に留まるといいます。

DHAには、うつ病以外にも、記憶・認知能力の改善効果があるという報告も多く、古くから専門家の注目を集めています。私自身もかつてDHAの研究に携わりましたが、実験を通して個人的に受けた印象は、DHAは「記憶力を向上させる」というよりも、（何らかの理由によって衰えてしまった記憶力に対して）「改善効果をもつ」というものでした[129]。もちろん、これは動物実験のレベルでの話であって、どこまでヒトにあてはめることができるかは不明です。

脳によい・わるい、12の栄養素、最新リスト

以下に、カリフォルニア大学ロサンゼルス校のゴメス＝ピニルラ博士が作成した最新のリストを眺めてみましょう（このリストには「よい」ものだけなく、「わるい」もののも含まれていることに注意してください[124]）。ヒトでの実験のデータと、動物実験のデータを分けてリストしておきます。

1. オメガ3不飽和脂肪酸（DHAなど）

ヒ　ト：高齢者の認知機能低下の改善、ムード障害の治療

動物実験：脳損傷による認知機能低下の改善、アルツハイマー病モデル動物で認知力低下の改善

2. クルクミン（ウコンのスパイス成分）

動物実験：脳損傷による認知機能低下の改善、アルツハイマー病モデル動物で認

知機能低下の改善

3. フラボノイド（ココア、緑茶、銀杏《いちょう》の葉、柑橘《かんきつ》類、ワインに含まれる）

ヒ　ト：高齢者の認知機能の向上

動物実験：運動と組み合わせることで認知機能の増強

4. 飽和脂肪酸（バター、ラード、ヤシ油、綿実油、クリーム、チーズ、肉に多い）

ヒ　ト：高齢者の認知機能低下を促進

動物実験：脳損傷による認知障害を増悪、加齢による認知機能低下を促進

5. ビタミンB類（豆類、豚肉）

ヒ　ト：ビタミンB6やB12や葉酸の補充によって、広範な年齢の女性で記憶力が向上

動物実験：コリン欠乏による認知機能低下をビタミンB12が改善

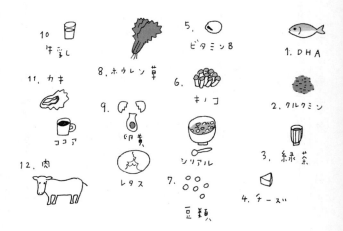

脳によい／わるい、１２の栄養素（食材）

6．ビタミンD（魚の肝、キノコ、牛乳、豆乳、シリアル食品）
ヒ　ト：高齢者の認知機能に重要

7．ビタミンE（アスパラガス、アボカド、豆類、オリーブ、ホウレンソウ）
ヒ　ト：加齢による認知力低下を遅延
動物実験：脳損傷による認知機能低下を改善

8．その他のビタミン
ヒ　ト：抗酸化作用のあるビタミンA、C、Eは高齢者の認知機能低下を遅延

9．コリン（卵黄、大豆、牛肉、鶏肉《とり》、レタス）
ヒ　ト：欠乏すると認知機能が低下
動物実験：痙攣《けいれん》発作による記憶力低下を抑制

10．カルシウム（牛乳）、亜鉛（カキ、豆類、穀物）、セレン（豆類、シリアル食品、肉、魚、タマゴ）

ヒ　ト：血清中のカルシウムが高いと加齢による認知機能低下が促進。亜鉛は加齢による認知力低下を遅延。長期にわたるセレン不足は認知機能低下に関与

11. 銅（カキ、牛・羊の肝臓、黒糖蜜《みつ》、ココア、黒こしょう）

ヒ　ト：アルツハイマー病の認知機能低下は血漿《けっしょう》中の銅濃度の低さと相関

12. 鉄（赤身肉、魚、家禽《かきん》、豆類）

ヒ　ト：若い女性において認知機能を改善

過去の代表的な研究をまとめるとこんな具合になります。実際には、表のリスト以外にも多くの栄養素について実験が行われていますし、またリスト内の物質についても、まったく反論がないかといえば、もちろんそんなことはありません。ですから、こうした実験データを日常生活で利用しようと思うときは、「保留付きで向き合う」くらいの姿勢が適当でしょう。

与えられた情報の何をどこまで信じるかは、結局は私たち一人ひとりの責任です。

「信じて30年間もサプリを飲み続けたのに、じつは逆効果だったじゃないか！」となったところで、人生はやり直しできませんし、誰も補償してくれません。私自身について いえば、こうした情報は、いわば「エンターテイメント」の一環として、科学を離れて個人的に楽しんでいます。

⑲脳は妙に議論好き

「気合い」や「根性」は古くさい大和魂？

問題解決には議論し合うほうがよい？

脳を研究していると、しばしば「科学的な発見とは何なのだろう」と考えさせられることがあります。緻密《ちみつ》な実験によって得たデータを公開しても、「そんなことは古くから言われていることだ」という冷ややかな反応をもらうことがあるのです。

たしかにそのとおりで、発見された「事実」自体に目新しさがないことは少なくありません。つまり、その限りにおいては人智《じんち》的な進歩はないといってよいでしょう。しかし私は、どんなことでも科学実験によって裏付けされることの意味は少なからずあると考えています。

コロラド大学のスミス博士らが報告した論文もまさにそうした研究です[130]。彼は「問題解決には議論し合うほうがよい」という、いわば当然の事実を、学術の作法に則《のっと》り証明してみせたのです。

実験では学生350人に対して問題を提示しています。当初の正解率は約50％でしたが、小グループ制でのディベート後には約70％に上昇しました。

誰かが答えを知っていれば、その正答が周囲に伝わりますから、この結果は当たり前にも感じられます。しかし、学生のディベートを丁寧に調査すると、答えを誰も知らない状況でさえ、正解率が上昇することがわかったのです。つまり正答は、単純に伝播《でんぱ》するだけでなくて、議論の中で新たに芽生えるわけです。

面白いことに、議論を通じて正解に辿《たど》り着いた場合は、問題に対する理解も深まって、応用力が身につくため、類似問題の正解率も上昇します。「話し合い」は、一方通行の授業とは異なり、より本質的な理解や解釈をもたらすのです。

効果的なリーダーシップとは

集団の効能という話題の流れで、『効果的なリーダーシップ』というなんとも魅力的なタイトルのついた論文を紹介しましょう。[131] ただしヒトではなく、動物のリーダーシップに関する研究です。

群れをなす動物たちは、集団の進むべきルートをどう見定めるのでしょう。ミツバチや魚や鳥の一部では、「正しい知識を持ったリーダー」が少数いることが知られており、こうした優等個体が集団を牽引《けんいん》するようです。[132] ただ不思議な点もあります。正しい知識はどのように群れ全体に伝わるのでしょうか。そもそもメンバーたちは「誰

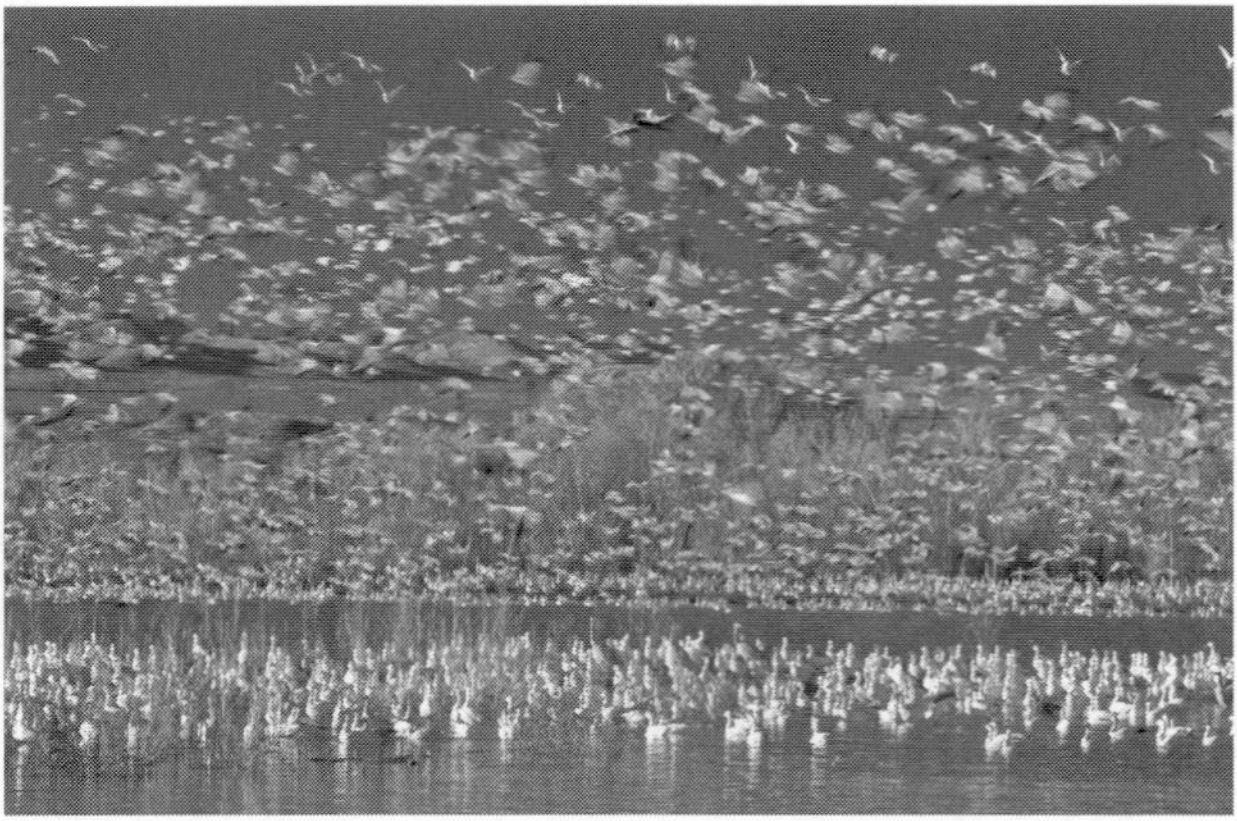

「正しい知識を持ったリーダー」がほかの鳥を率いる

が正しい知識を持つか」を、どうして識別できるのでしょうか。

現在では、高速なコンピュータに個々の動物の行動癖を組み込むことで、集団行動のパターンを再現することができます。

計算結果によれば、集団に占める「正しい知識を持った個体」の割合が増えるほど、群れは正しい進路を取ります。これは当然でしょう。しかし、意外なことに、知識個体率が同じ場合は（たとえば10％のメンバーが正解を知っているときには）、集団の規模が大きいほど群れは正解に至ります。こうしたところに動物が巨大な群れをなす理由があるのかもしれません。

さらに面白いことに、知識層のメンバーが正解にあまりに固執すると、集団は分裂崩壊してしまうことが示されました。リーダーは確固たる意図をあえて明示せずに、一見曖昧《あいまい》な行動をしたほうが、結果として、集団を正しい方向に導くことができるようです。

本番で実力を発揮するには？

かつて母校が全国高校サッカー選手権大会で決勝戦に進出したことがあります。2008年のことです。古くはサッカーの強豪校として知られた藤枝東高校ですが、決勝戦は久々ということもありまして、国立競技場まで出向いて応援しました。

結果は惨敗《ざんぱい》。正直に言いますと、母校の選手の動きが固く、試合中ずっと勝てそうな雰囲気すら感じられませんでした。

「緊張しすぎた」「気迫に押された」「声援が足りなかった」——こうした要因が戦局において不利に働くことは、スポーツ選手のみならず、入試や演奏会、プレゼンなどのコンペティションを経験した人ならばご存じでしょう。

学力テストや入学試験に挑むとき、緊張感を取り除く方法として、さまざまなアイデアが提案されています。深呼吸をするという比較的まっとうなものから、手のひらに「人」の字を書いて飲み込むという、文字通り人を喰ったおまじないのようなものまで幅広いようです。その多種多様さこそが、本番で実力を発揮できない人の多さと、問題の切実さを反映しているのでしょう。とりわけ一回の試験で人生が決まってしまうような強いプレッシャーのかかる状況では、普段どおりの実力を発揮することは誰でも困難なはずです。そんなときはどうしたらよいのでしょうか。

シカゴ大学のベイロック博士らはシンプルな実験を行って、見事にこの疑問に答えました。[133] 博士らが提案する対応策は「試験への不安を書き出す」ことです。

ベイロック博士らは、高等学校の生徒106名に対して、進学と落第がかかる期末

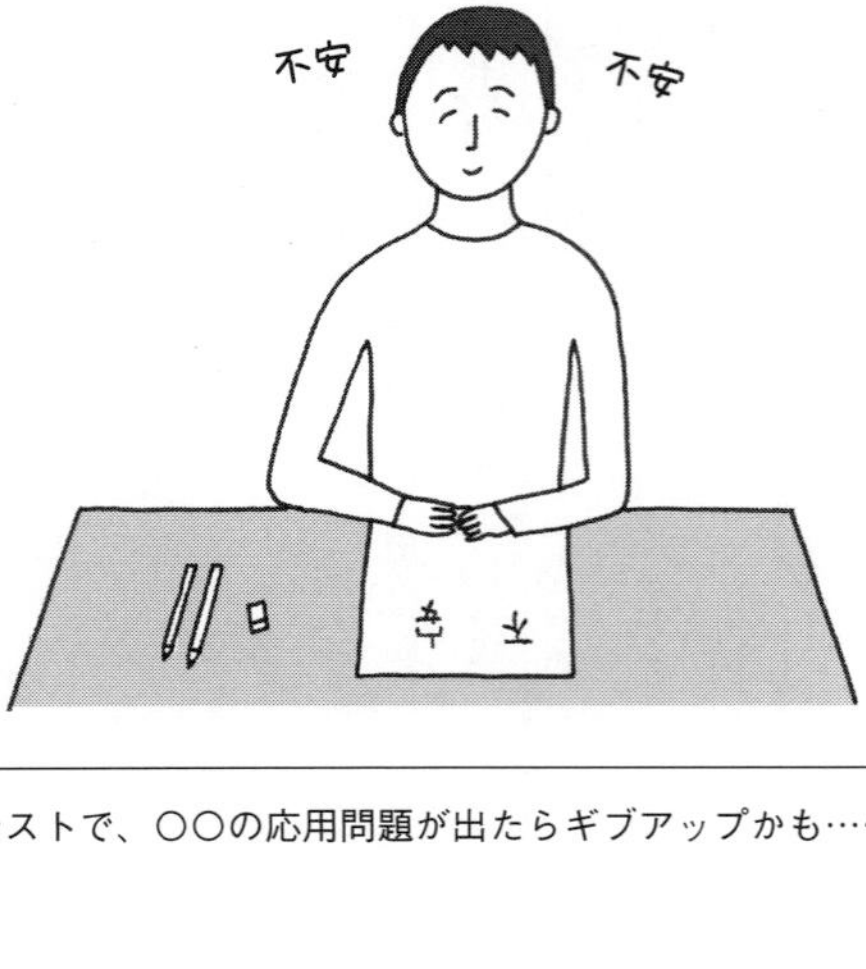

「物理のテストで、○○の応用問題が出たらギブアップかも……」

試験でこの事実を確認しました。テスト直前に10分の時間を与えて、次の試験科目のどの部分をどう不安に感じているかを具体的に書き出してもらうのです。すると緊張感がほぐれて、10%ほど点数が向上しました。試験に関係ないことを書くのでは効果がなかったことから、単に何かを書けばよいわけでなく、気持ちを素直に吐き出すことが重要であることがわかります。ちなみに、もともと堂々として緊張しないタイプの生徒では、書いても成績は変わらなかったとのこと。誰にでも効果があるわけではないようです。

脳科学にみる「気合い」「根性」の有用性

ところで、近年の合理化や効率化が冷徹なまでに押し進められた結果、「気合い」や「根性」といった精神論は古くさい大和魂として軽視されつつあります。逆に、費用対効果の高いスマートな勝利法こそが美しいスタイルとして賞賛されます。

そんな中、最先端の脳科学では、むしろ、精神論の重要性が再燃しています。中でもサブリミナル映像を使った実験が面白いので紹介しましょう。[134] ここでいうサブリミナル映像とは、動画の一コマに文字や写真を入れ込むという映像テクニックです。

やった実験はきわめて簡単。目の前のモニターに「握れ」と表示が出たら、手元のグリップを軽く握るという実験です。そして、時々、「握れ」の合図の前に、サブリミナル映像で「ガンバレ」「ナイス」などとポジティブな単語を一瞬だけ表示するのです。

あまりに一瞬ですので、どんな文字が出たのかはわかりません。ところが、握る力が二倍に上昇しました。励ましとは関係のない文字を表示しても効果はありませんでした。

つまり、応援は本当に効果があるというわけです。しかも、仮に励ましが意識に上らなくても、励まされれば確かにやる気が出るのです。

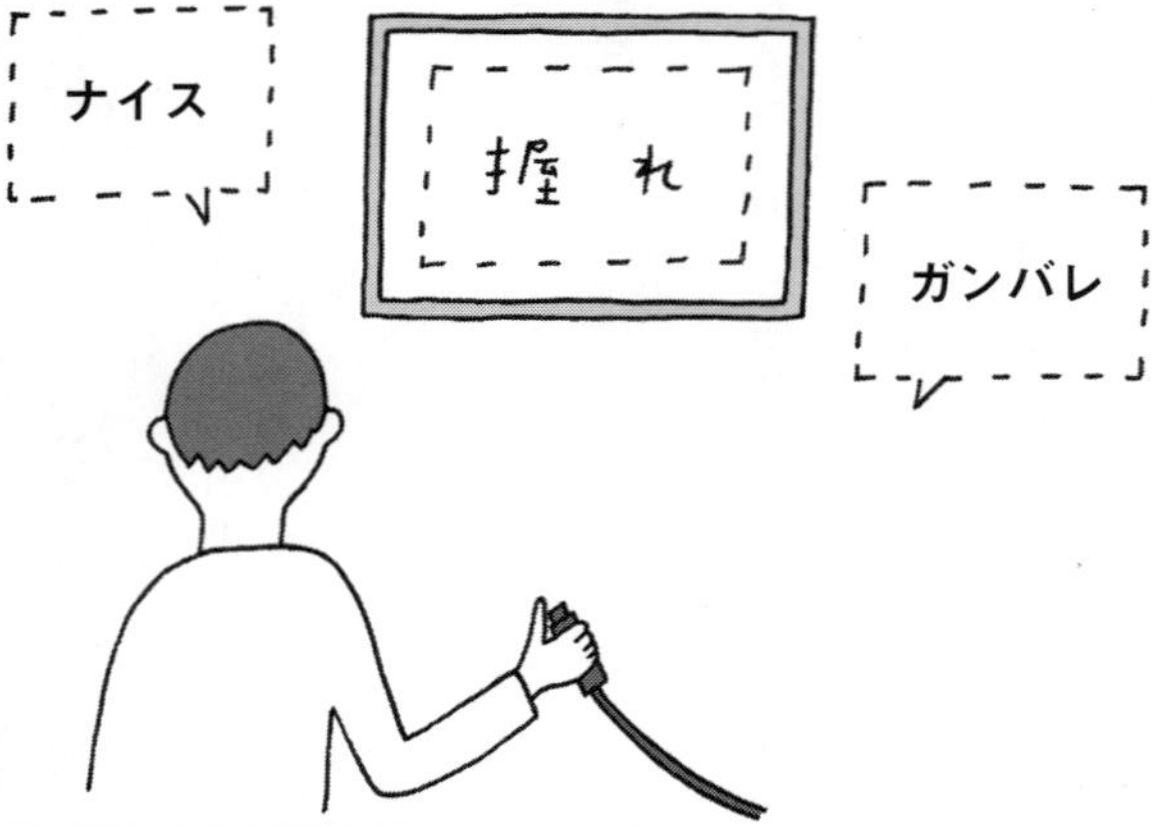

応援や励ましは、科学的に効く！

もちろん「やる気があれば何でもできる」と言ってしまってはあまりに楽天的すぎますが、ポジティブな心構えが重要であることは、古くから言われていることです。それが、科学的にも証明されつつあることは興味深いことです。

⑳脳は妙におしゃべり

「メタファー（喩え表現）」が会話の主導権を変える

ヒトはネアンデルタール人と交配してきた!?

これぞ究極の品種改変。そう思わせる発見がありました。ヒト自身の品種改変です。

ヒトは多くの生物を改変してきました。農作物などの食物ならば栄養や経済的な利点があるので理解できますが、犬や金魚は、いわば趣味の世界です。しかし、彼らの奇抜な姿を見れば、私たちの先祖がどれほど地道に交配を繰り返し、新種を創《つく》るのに熱心だったかが想像できます。もちろん種のためではなく、あくまでもヒトの娯楽のためにです。だから、ここでは、あえて品種改良と呼ばず、品種改変と表記するに留めます。

衝撃的なことは、ヒト自身もネアンデルタール人と交配してきたらしいのです。ネアンデルタール人は50万年前に人類と分岐した後、別の「種」として生き、３万年前に絶滅しました。

ところがネアンデルタール人の骨からゲノム解析を行った結果、彼らの絶滅の直前にヒトと交雑した形跡があることが判明しました。[135・136]私たち現生人類の遺伝子の１％以上がネアンデルタール人に由来しているのです。

ネアンデルタール人は知的生物ではあったにしても、私たちより図体《ずうたい》が大きく、筋骨隆々で、体毛も濃かったとされています。おそらくは言葉も持ちませんでした。ここは学者のあいだでも大きく意見のわかれるところですが、もしかしたらネアンデルタール人は私たちがふつうに想像するような「人類」というより、外見的にはむしろ巨大な野獣に近かったかもしれません。

そんな生物と交尾しようというのだから、なかなか勇気ある行為です。

ところが話はそれほど単純ではありません。ネアンデルタール人のミトコンドリアにはヒトとの交雑の証拠がないからです。[137] ミトコンドリアは母系遺伝します。つまり交雑は、ネアンデルタール人の「男」とヒトの「女」の間で生じた可能性があるのです。

どんな状況か想像してみてください。妊娠したヒトの女は混血雑種を生んだわけです。ここで重要なことは、ヒトの社会は、その混血雑種を忌《い》み嫌い排除することなく、むしろ保護育成したという点でしょう。そうでなければ、混血した証拠が現代人に残っているはずがありません。

まだ原始的な生活を営んでいた時代とはいえ、ヒトの社会性の高さに、ふと心温まる思いがします。

血統書付き現代人

ところで、今回のネアンデルタール人の交雑の発見から、もう少し奥深いことがわかってきました。混血が認められるのは、現代人でも白人や黄色人なのです。アフリカ系の黒人にはネアンデルタール人との混血は見られませんでした。

この事実から、次のことが想像できます。人類はもともとアフリカ大陸で誕生し、そして、そこで生活していました。その人類のなかからネアンデルタール人（あるいはその祖先）が誕生します。私たち現代人という「種」が誕生するより、ずっと昔の話です。

化石や遺跡の分析から、ネアンデルタール人はアフリカ大陸ではなく、ヨーロッパ大陸に住んでいたことがわかります。つまり、彼らは早々にアフリカ大陸を離れ、寒いヨーロッパ大陸にわたり、そこで生活を営んでいたのでしょう。3万年前までと言いますから、つい最近まで生息していた「人類」なのです。

さて次に、現代人についてです。私たちがいつごろ誕生したのかを厳密に定めるのは難しいところですが、ともかく現代人は大きく二つのタイプにわけられることが知られています。白人・黄色人系とアフリカ黒人系です。

つまり、こういうことです。数万年前、私たちの祖先の現代人の一部が、果敢にもアフリカ大陸を離れて、ヨーロッパ大陸に渡ったのです。そこには、すでにネアンデルタール人が住んでいました。新参者のヒトと古参者のネアンデルタール人とのあいだで、どのような交流があったのかは想像の域を出ませんが、いずれにしてもＤＮＡに残る痕跡《こんせき》から、交雑が生じたことは確かです。

新大陸へ移住した冒険家（あるいは、逃亡者、または追放された者？）が、その後、白人・黄色人種へと変化したというわけです。つまり、ヒトという「種」で考えた場

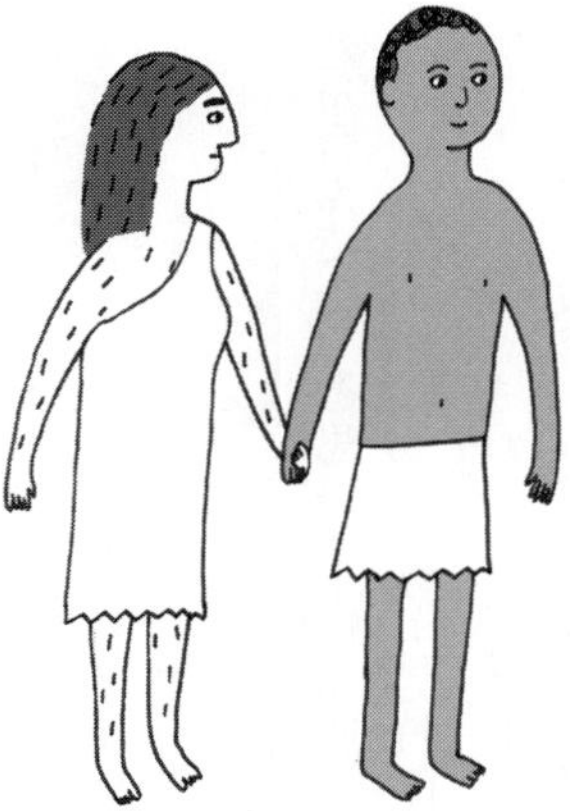

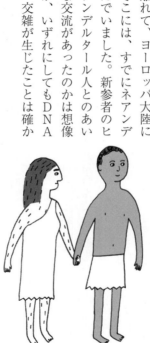

ヒトという「種」は、アフリカ黒人こそが純血の現代人

合、アフリカ黒人こそが純血、つまり血統書付き現代人ということになります。

ところで、人類のルーツを探る、このロマンある研究に携わっていたある研究者が「我々白人のほうが混血雑種だったと知ってショックでした」ともらしていました。私は、この発言がとても気になりました。もしかしたら、白人であることの優越感が、この発言の根底にあったのかもしれません。

人種差別はなぜ、なくならないのか

人種差別は心理学的にとてもむずかしい問題を含んでいると思います。

人種差別はずいぶんと以前から非難され続けていますから、もはや過去に封印された遺物だと考えている方もいるかもしれません。しかし残念ながら、今でも続いているというのが現状です。調査によれば、今でも、アメリカの黒人の67%が就職活動で差別や偏見を頻繁に感じたことがわかっています。日常的な買い物や外食などでさえ人種差別を経験したことのある黒人は50%に上るとのことです[138]。

人種差別がいかに根深い現象になり得るかを如実《にょじつ》に示す研究があります[139]。実験データによると、非黒人系の人は、黒人が不当に差別されていることを心理的に嫌っており、もし黒人差別のシーンに直面したらひどく動揺するだろうと、本人は考えているようです。しかし、実際に調べてみると、黒人が差別されたり不利益を被《こうむ》ったりする場面に遭遇しても、自己評価するほどには動揺しなかったということです。

つまり、頭で想像する理想的な自分と、現実の自分の行動には乖離《かいり》があるわけです。自分の正義感を過大評価していることに本人が気づいていないために、格差や人種差別はなかなか消えないのかもしれません。

「奇跡の遺伝子」が生み出したものとは

話題を人類にもどしましょう。神がヒトに与え給《たま》いし賜物とも言える「奇跡の遺伝子」があります。「ＦＯＸＰ２」という名の遺伝子です。

ヒトを他の動物たちと決定的に隔てているのは、高度な認知機能です。文章を作ったり、道具を使ったり、踊ったり、料理をしたり、芸術作品を生んだりと、ヒトの創意・創作の能力は卓越しています。

人類考古学的な調査によれば、20万年以前の遺跡には創造的行為を感じさせる痕跡はほとんどありませんが、ホモサピエンスが誕生して以降、後期旧石器時代に、創作力の爆発が起きていることがわかります[140]。

これに相当する時期、ヒトのＦＯＸＰ２遺伝子の二カ所に変異が起こっていると考えられます。ＦＯＸＰ２はヒトだけでなく、サルやマウスをはじめ、ほかの動物たちにもあります。しかし、ヒトのＦＯＸＰ２は、その二カ所で変異が生じているのです[141・142]。

わずか二カ所の変化ではありますが、この変異こそがヒトの能力に劇的な相転移を引き起こしたようです。この新しいＦＯＸＰ２を手に入れたことによって、ヒトは言葉を操ることができるようになったようなのです[143]。

そもそもＦＯＸＰ２の発見の経緯が言語の研究からです。言語障害のある家系で、原因となる遺伝子を探っていったところ、ＦＯＸＰ２の変異に行き着いたというわけです[144]。ですから、ＦＯＸＰ２が言語と深い関係があることは確かなことです。

この人類の至宝ともいうべきヒト型ＦＯＸＰ２遺伝子を、なんとマウスに組み込んでみるという、神をも恐れぬ大胆な実験が行われました。マックス・プランク研究所で行われた研究です[145]。

マウスは、言語を操るための舌や咽頭《いんとう》などの身体的特徴を備えていませんから、さすがに言葉を喋《しゃべ》ったりはしませんが、ヒト型ＦＯＸＰ２を埋めこまれたマウスは声質や探索意欲が変化していることがわかったのです。さらに、大脳皮質の一部で、神経線維が長くなり、シナプス（神経細胞間の結合部）伝達の可塑《かそ》性も増強されていました。

ヒューマナイズされたマウスの誕生[146]——この事実をどう捉《とら》えたらよいのか、私自身もいまだ答えを持ち合わせていません。

言語に秘められた二つの役割

さて、言語の役割は大きく二つあるといわれます。「通信手段」と「思考ツール」です。

通信手段について言えば、その役割は誰もが認めるところでしょう。ただし、音波を情報伝達のために用いるという使用法は、ヒトの言語に特有なものではなく、虫や鳥

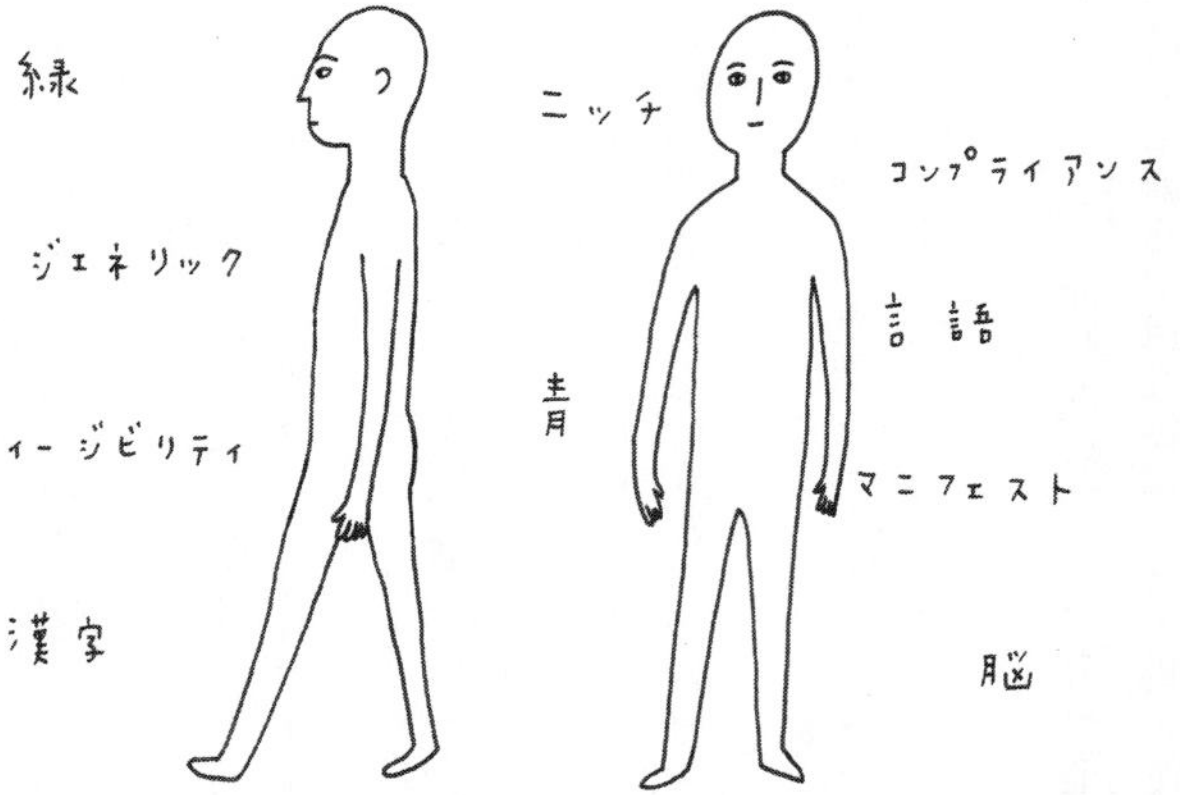

新しい語彙が増えることで、日本人も変わる？

たちの鳴き声も同じことです。

したがって、二つ目の役割である「思考ツール」として言語を活用することこそが、人間らしさを生み出していると言ってよいでしょう。

言語がいかに私たちの認知や内省を実現しているのか、逆に言えば、もし言語がなかったら、どこまでヒトの心は豊かでありうるのかという問題は、とても興味深いものがあります。

たとえば私たちは、青と緑の中間色を見たとき、言葉でどう表現しようかと苦心しますが、メキシコ北部のタラフマラ語では、これらの色に対応する単語があるため、表現に窮することはありません[147]。またロシア語圏の人々は「明るい青」と「暗い青」に相当する単語を別々に持っていますので、色彩の識別試験を行うと、両者を素早く区別できることがわかります[148]。

香港《ホンコン》大学の陸鏡光博士らは、「語彙《ごい》」が認知力に及ぼす影響を、脳画像で捉える研究を行いました[149]。実験の結果、やはり脳における分類や認識は、それに対応する単語の有無が決め手であることがわかりました。

ボストン大学のバレット博士らは、この考えをさらに推し進めて、「自分や他人の感情に気づくことができるのも、言語を持っているからではないか」と考察しています。[150]つまり、持っている語彙が、ヒトの知覚のみならず、意志や思考や行動にまで独特のパターンをもたらすというわけです。

コンプライアンス、フィージビリティ、ニッチ、コングロマリット、ジェネリック、フリーランス、イノベーション、マニフェスト——そんな新しい単語がつぎつぎと日本語に導入されていますが、そのたびに私たちの社会観や生活観そのものが変化してゆきます。

「目覚まし時計は拷問《ごうもん》だ」というレトリック

コミュニケーションの主導権は基本的に情報の受け手にあります。たとえば、セールスマンが商品を勧めるとき、買うか買わないかを決めるのは消費者です。恋人に想《おも》いを伝えるとき、プロポーズを受け入れるかどうかの決定権は告白された側にあります。教授が講義をするとき、授業に出るか出ないかの選択権は生徒にあります。こうした例を挙げるまでもなく、受け手が主導権を握ることは、対人関係における普遍的な原理です。

この原則を何とか崩せないでしょうか。ビジネスでもプライベートでも、送り手側による会話のコントロールが可能になれば、コミュニケーションの潜在性はさらに高まるでしょう。

これを実現する秘策の一つは「メタファー」の利用かもしれません――そんな研究発表が相次いでいます。

「文字通り」という言葉があります。英語では「literal」といいます。こうした単語がわざわざ存在するということは、逆に「文字通り」でない表現もあるということです。たとえば「人生は旅である」「目覚まし時計は拷問だ」などという喩え表現が、これに相当します。こうした隠喩《いんゆ》的な表現法はメタファーと呼ばれ、世界のあらゆる言語に存在するレトリックです。

会話におけるメタファーの効果を探る試みは歴史が古く、アリストテレスにまで遡《さかのぼ》るといいます。現代では、脳がどのようにしてメタファーを理解するかについて、科学のメスが入り始めています。

自閉症や統合失調症、あるいはアルツハイマー認知症の初期症状では、メタファーが理解できず、言葉を額面通りに解釈する傾向が強まるため、日常会話に支障が生じます。こうした背景から科学的究明が求められているのです。

メタファー（喩え表現）を利用する

独テュービンゲン大学のラップ博士らは、脳がメタファーを聞くときの活動を詳細に記録しています。[151]

ラップ博士らは、「愛の言葉はハープの音色だ」というメタファーや、「愛の言葉はすべてウソである」という文字通りの文章を、１００ペア以上用意し、これを15人の実験参加者に聞かせました。言語を理解するのは主に左脳です。実際、文字通りの文章を聞いたときには、左脳の言語野が活動しました。これは予想された実験データです。ところが、メタファーを聞いたときには、言語野に加えて、「下前頭回」（前頭葉の一部）など脳の広い範囲が活動しました。ラップ博士らは「メタファーを解釈することは、単語と文脈を統合し、裏の意味を推定するという脳高次機能が関わっている」と推測しています。

また、英ハンマースミス病院のボッティーニ博士らは、メタファーの理解には、さらに右脳も重要であろうというデータを発表しています。[152]

このデータを別の言い方をすれば、「メタファーを利用すれば受け手の脳を強く活性化できる」となります。表現技法のレパートリーを増やすことは、相手の心を揺るがすことにつながります。「受け手主導」という対人関係の大原則が逆転するかもしれないということに、私は強い魅力を感じます。

ジョークを楽しんでいるときの脳

ユーモアやジョークを楽しむ動物はヒトだけです。動物園でじっくりと観察しても、最もヒトに近い種とされるサルでさえ、こうした娯楽（あるいは「心の余裕」といってもよいでしょうか）を持っているようには見えません。

ユーモアは文化的産物です。かつて、イギリス人の選ぶ「世界でもっとも面白いジョーク」という趣旨のコンテストを見たことがあります。しかし、最優秀賞を受賞したそのジョークを読んでも、それほど面白いとは思えませんでした。イギリスのギャグ感覚と自分自身の感覚に乖離《かいり》を感じたのです。周囲の友人たちも同様な感想を持っていたのが印象的でした。ユーモアの理解は、その人の環境、知性、知識、性格、あるいは、そのときの気分によって影響を受けます。ですから、脳科学的にもアプローチがむずかしく、各研究者によって得られるデータにもバラツキが見られます。

そうした中で、比較的一貫した結論が得られている脳画像データとして、ジョークを楽しんでいるときの右脳の「前頭前野」の活動が挙げられます。[153] 実際に、ここに損傷を受けた患者は、ユーモアをうまく理解できなくなってしまうことが知られています。[154] また、ユーモアの理解には「扁桃体《へんとうたい》」や「中脳辺縁系」が関与しているというデータもあります。[155・156]

こうした一連の研究で、スタンフォード大学のライス博士らの研究が、とくに私の目を引きます。[157]

博士らは、ヒトの個性とユーモアの理解との関係性を調べています。ここでいう個性とは、外向性であるとか、神経質であるといった、一般的な気質を指しています。

平均年齢23歳の男女17人に対して実験を行いました。まずNEO－FFI試験（人格検査）で各人の性格を診断します。この試験は、60項目の質問に対する回答から、外向性タイプか神経質タイプかを分類するテストです。そして、実験参加者にジョークの漫画を見せてその面白さを10点満点で評価してもらいます。

まず重要な発見は、ユーモアへの理解度やジョークへの反応速度には、性格の影響はなかったという点です。つまり、外向的であろうと、神経質であろうと、少なくとも外見上は、ジョークを同じように理解し楽しんでいるわけです。

ところが面白いことに、脳の反応には差があったのです。

下に示した脳反応のデータでは、淡い灰色で示した脳領域は外向的なヒトがユーモアを感じているときにより強く反応する部位で、白で示した領域は神経質なヒトが反応を示す脳部位です。

同じジョークを楽しんでいるように見えたとしても、そのヒトの性格によって脳の反応が異なっています。ジョークへの脳の反応が、性格診断に使えそうなくらいです。

ここまで反応に差があると、表向きは皆同様にケラケラと笑っていたとしても、その内部の様子は各個人でずいぶん異なっているだろうと想像されます。

やはり、笑いとは深いものだと感慨深く

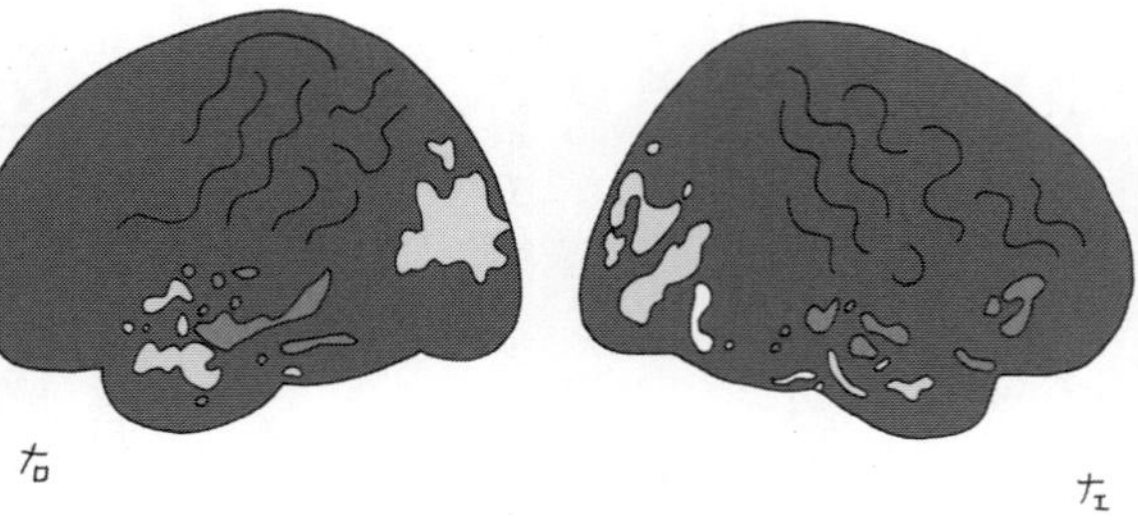

ユーモアに反応する脳　(PNAS, 102:16502-16506, 2005 より改変)

世界でもっとも面白いジョーク

1位

2人の男が狩りに出かけ、森の中を歩いていた。1人が突然倒れた。息が止まっているようで、目はうつろだった。残された男はあわてて電話を取り出し、救急サービスに電話をかけた。「仲間が死んじゃったよ！ どうしたらいい？」電話のオペレーターは言った。「落ち着いて。大丈夫です。まずは、本当に死亡していると確認できるようにしましょう(make sure he's dead)」沈黙があり、やがて銃声が響いた。電話に戻り、男は言った。「よし、やったぞ。で、次は何をしたらいい？」

2位

シャーロック・ホームズとワトソン医師がキャンプに出かけた。おいしい夕食とワイン1本を楽しみ、2人は眠りについた。数時間後、ホームズは目を覚まし、誠実な友をつついた。

「ワトソン君、星を見たまえ。そこから何が言えるだろうか」

ワトソンは答えた。「何百万もの星が見えるね」

ホームズは言った。「そこから何を引き出せるだろうか」

ワトソンはしばし考えて言った。「そうだな、占星学的には土星が獅子座に入っていることが認められる。時計学的には、現在時刻はおよそ3時15分くらいだと推察できる。気象学的には、明日はいい天気だろう。神学的には、神はただひたすら強く、われわれはこの世の中の小さく取るに足らない一部分に過ぎない。君はどう思う？　ホームズ」

ホームズは一瞬沈黙したあと言った。「ワトソン君、分かっていないね！ 何者かがわれわれのテントを盗んだのだ」

出典：http://www.laughlab.co.uk/

もなります。ジョークはその場の状況の微妙な均衡上に成立する高度な遊戯なだけに、他人にとっての「笑い」を、自分自身の「笑い」と比較するのはむずかしいのかもしれません。いや、異なっていると思ったほうが自然なのでしょう。

㉑脳は妙に**直感する**

脳はなぜか「数値」を直感するのが苦手

無意識の自分はなかなかできる奴《やつ》である

ボストン大学の渡邊武郎博士らによる研究から紹介しましょう。渡邊博士らは、判断学習のテストにおいて、無意識の自分はなかなかできる奴であることを証明してみせました[158]。

ここで使用されたテストは、モニターに映った模様がどちらの方向に移動しているかを判断するというシンプルなものです。ただし、モニターにはノイズがかぶっていて、移動の方向がはっきりと見えません。テストを行ってみると、正答率は当てずっぽうで答えたレベルでしかありません。つまり、まったく認知できていないのです。

さて、そこで今度は、テストは行わず、同じ動画を、ただ眺めてもらいます。やはり移動の方向は本人には判断できないのですが、今回はある仕掛けを施しておきます。特定の移動方向の映像が出たときにだけ、口にくわえたチューブから水が出て、水を飲めるようにしておくのです。

じつは、この映像を見ている人には、しばらく水と食事を絶ってもらっています。だから、水が出てくるのは喜ばしい状況です。

このように特定の方向の映像だけにご褒美《ほうび》をもらうという経験をしたあとで、再度、判断テストを行ってみます。すると驚くことに、先ほどは偶然のレベルでしか正解できなかった人が、今では、その特定の方向の映像についてのみ正答率が高くなるのです。認知力の向上です。もちろん、意識の上では移動方向を判断できていませんから、本人には「正解した！」という自覚はまったくありません。しかし、勘にしたがって行動すると、本人さえも驚くほど正解します。

すでにお気づきでしょう。この実験パラダイムは「パブロフの犬」で知られる条件付け課題にそっくりです。「パブロフの犬」とは、ベルを鳴らすとよだれが出るようにイヌを訓練する課題のことです。しかし、この実験パラダイムを、なんとヒトで、しかも、無意識の感覚だけで行ったというのが、この研究のポイントです。

ヒトは意識的に記憶するだけでなく、無意識にも学習し、成長します。ロンドン大学のペジグリオン博士ら[159]やＡＴＲ脳情報通信総合研究所の川人《かわと》光男博士ら[160]も、ヒトの無意識の学習を見事に証明しています。ただし、無意識の場合では、本人に成長したという実感がないため、なかなか気づきにくいのです。

私の印象では、意識的学習より、無意識の学習のほうが、ヒトの人格や成長に与える影響がはるかに大きいように感じています。芸術や料理のセンス、デザインや企画などの考案、こうした能力は、おそらく明示的な意識というより、無意識の学習の賜《たま》物《もの》でしょう。

「ひらめき」と「直感」の違いとは？

これまで私は機会あるごとに「ひらめき」と「直感」の違いについて強調してきています。本書ではこの話題をさらに深めて考えるために、簡単に説明します。

普段の生活の場では、この両者を同じようなニュアンスで使っているかもしれませんが、脳の研究の現場ではきちんと区別して取り扱います。

たしかに、直感もひらめきも、「ふと思いつく」という状況は似ています。しかし、思いついた後の様子がまるで違うのです。

「ひらめき」は思いついた後に、その答えの理由を言語化できます。「先ほどまでは気付かなかったが、今はこの答えの理由がよくわかる。なぜならば、かくかくしかじか……」

といった具合に、その理由が本人に明示的にわかります。これが「ひらめき」です。

一方、「直感」は、本人にも理由がわからない確信を指します。思い至ったままでは

1.　**ひらめきで解く問題**

□に入る数字はなにか？

1　2　4　□　16　32

2.　**直感で解く問題**

次の2つの図形に「ムパミ」か「リチシャ」のどちらかの名前を割り当てよ

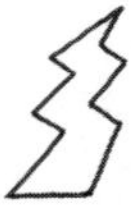

よいのですが、「ただなんとなく」としか言いようがない曖昧《あいまい》な感覚です。根拠は明確ではありませんが、その答えの正しさが漠然と確信できるのが直感です。そして重要なことは、直感は意外と正しいという点です。単なる「ヤマ勘」や「でたらめ」とは決定的に異なります。

私はよく、ひらめきを「知的な推論」、直感を「動物的な勘」と説明しています。つまり、ひらめきは陳述的、直感は非陳述的です。両者の違いについて具体的なイメージをつかんでもらうためには前ページの問題を解いてもらえば十分でしょう。ちなみに、直感力は年齢とともに強くなります。経験がものをいうからです。

論理的思考と推論的思考

「ひらめき」と「直感」に関する説明はこのくらいにして、ここでは、台湾大学の黄貞穎博士らが発表した論文について紹介します。[161]

まず、次のようなアンケートを採るケースを考えてみましょう。

「何でもよいから数字を一つだけ挙げてください」と訊《き》きます。すると、すぐに思いつきやすい数字があるようで、2や7、あるいは10と答える人が多いことがわかります。

また、色を一つ選んでもらうと、赤と青は1、2を争う人気があります。好きな西暦を挙げてもらうと、今年を挙げる人が全体の6・8％ほどいます。

ところが、二人でペアになって回答すると様子が変わります。「あなたの答えが相手の答えと同じだったら賞金が出ます」となると、回答の傾向が変わるのです。数字ならば「1」、色ならば「赤」と答える人が格段に増えます。西暦について言えば、今年の数字を答える人が61・1％にもなるといいますから、ほぼ9倍の変化です。

黄貞穎博士らは、自分で答えが導ける場合と、相手の出方を推測しながら判断しなければならない場合のそれぞれについて、関与する脳の活動を調べました。その結果、両者ではまったく脳の使い方が異なることを見いだしました。

内省的思考と推測的思考はともに、ビジネスの現場で必要とされる能力ですが、脳がこのような二重システムを用いている以上、私たちは、それぞれが別々の機能であることをしっかりと認識して、意識的に、その能力を洗練してゆく必要があるのかもしれません。

「直感がアテにならない」というレアケース

「直感」や「勘」などというと、なんだかオカルトチックで怪しい雰囲気を感じる人がいるようです。実際には先ほどから強調しているように、脳が実際に持つ能力です。

直感の特徴としては、

1. 判断が速い
2. ほぼ正しい
3. 経験によって鍛えられる

などが挙げられます。「線条体」や「小脳」などの脳部位が関与することが知られています。直感の話題はそれ自体、とても興味深いものですが、これはすでに『単純な脳、複雑な「私」』（講談社ブルーバックス）で書いていますので、今回はむしろ「直感がアテにならない」というレアなケースを、あえて考えてみます。

たとえば、次のページの三つの図形で、2本の棒が同じ長さの組み合わせはどれでしょうか。一方の棒が立っていると意外と判断がむずかしいものです。

この例は「目の錯覚（錯視）」としてよく知られたものです。錯視は、言ってみれば「直感」がうまく作用しない特殊な場合をあえて指摘する事例です。

逆に言えば、視覚については、たいていは直感どおりで正しいとも言えます。そういうケースは取り上げてもトピックとして面白みがないので、話題にすらならないということです。

話は脱線しますが、これはとても大切なことです。一般的に、平凡な情報は情報として機能しません。わざわざ話題にするということは、それだけ珍しいということ。つまり、情報として選ばれた時点ですでにバイアスがかかっているということです。世間のニュースやゴシップなどは顕著にその傾向が現れます。本来ならば、話題にすらならない平凡なことにこそ、真に大切な

2本の棒が同じ長さの組み合わせはどれか?

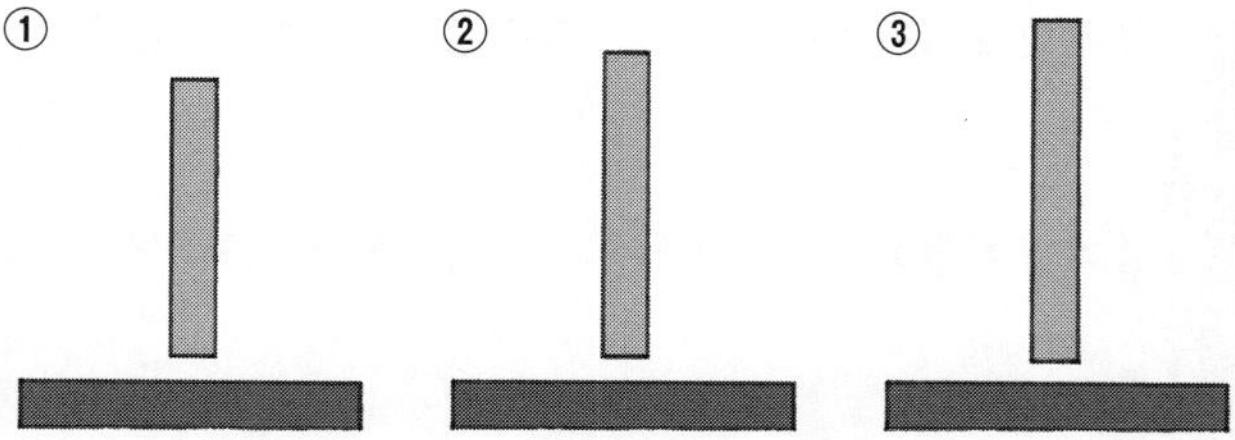

ことが潜んでいるかもしれません。（前ページの正解は、③）

ヒトの脳の弱味とは

さて、話を戻しましょう。今、直感が働かない珍しいケースを紹介しています。

直感の誤作動が思いのほか多く観察される場面は、目の錯覚以外に、数値の見積りがあります。

1から10までを足すと55です。では、1から10までを掛けたらいくつになるでしょうか。数字に慣れていない人は「数千ぐらいかな」と直感することが多いようです。計算してみるとわかりますが、実際には、360万を超えます。意外と大きな数字になるのです。

この程度でしたら単なる笑い話ですみますが、私

1+2+3+4+5+6+7+8+9+10=55

1×2×3×4×5×6×7×8×9×10=?

は薬学部で仕事をしている関係で、医療検査法の信頼性についてしばしば考えさせられます。

たとえば、1万人に1人の割合で感染する病気があったとしましょう。この病気は死に至る確率が高く、早期発見が必須《ひっす》です。そんな中、ある製薬会社が「信頼性99%」という高い検出力を誇る検査法を開発しました。もし、あなたがこの病気に感染していたら99%の検出力で陽性と出ます。つまり、見落とす確率はわずか1%です。また、本当は陰性なのにまちがって陽性と出るエラー率もわずか1%であるというすぐれた試験法です。

さて、あなたは早速この検査を行ってみました。すると、なんと「陽性」と出てしまった。

このケースでは、多くの人はひどく落胆するでしょう。「信頼性が99%ということは、自分が感染しているのはほぼ確実だ……」と。

しかし、その直感はまちがいです。

冷静になって考えてみましょう。ポイントは「この感染症にかかる確率が1万人に1人」ということです。この確率を考慮にいれないといけないのです。若干、大雑把な見積りになりますが、以下のように考えるとわかりやすいでしょう。

1万人に1人ということは、100万人いたら100人の感染者がいることになります。信頼性が99％ですから、この100人のうち99人は陽性と判定されます。

しかし、忘れてはならないことがあります。100万人のうち感染していない人は99万9900人いるということです。この非感染者の1％が「陽性」と誤って判定されてしまう。つまり、9999人は、本当は感染していないのに陽性となるのです。

もうおわかりでしょう。100万の人を、99％の信頼度で検査すると、99人＋9999人、つまりトータルで1万98人が陽性となります。しかし、1万98人のうち「本当に感染している患者」は99人しかいませんから、「陽性」と診断されても、実際に感染している確率は1％にも満たないのです。

陽性だからといって、落ち込むのは早いのです。むしろ「きっと大丈夫だろう」と楽観視するのが、数学的には正しいわけです。

このように、ヒトの脳はどうも「数値」を直感する力が弱い傾向があります。おそらく、長い脳の進化の歴史で、人類が数字を概念操作するようになったのは、ごく最近であることと関係があるように思います。

㉒脳は妙に不自由が心地よい

ヒトは自分のことを自分では決して知りえない

80％以上はおきまりの習慣に従っている

ヒトの行動はどこまで自由でしょうか。米ノースイースタン大学のバラバシ博士らの研究に衝撃を受けました。[162] バラバシ博士は複雑ネットワーク研究のパイオニアの一人で、日本でも『新ネットワーク思考』などの名著で有名ですが、近年は、ヒトの行動癖についても独創的な研究を行い、注目を集めています。

博士らが目をつけたのは携帯電話です。電話会社には使用者がいつどこに居たかというデータが詳細に保管されています。博士らは5万人の使用履歴を3カ月に渡って調べ上げ、各人の移動のエントロピーを算出しました。エントロピーとは無秩序さを表すパラメータです。

調査の結果、エントロピーはわずか0・8ビットであることがわかりました。つまり、居場所の不確実性は1・74（＝2の0・8乗）と、驚くほど少ないのです。大雑把にいえば、日頃の行動パターンを知っていれば「ある人が今どこにいるか」を平均2カ所以内に絞ることができるというわけです。

次に博士らは、ファノ不等性係数を計算しました。ファノ不等性係数とは、どこまで正確にヒトの移動パターンを言い当てることができるかという予測率のことです。

なんと、平均93％という数値がはじき出されました。どんなに不規則な生活パターンをしている人でさえ、80％を下回ることはありません。つまり、私たちの行動は、93％はおきまりの習慣に従っているというわけです。

私たちは意識上では極めて自由に行動しているつもりであっても、現実には、本人でさえ自覚できないような行動のクセがあって、知らず知らずに、活動パターンが常同化しています。

バラバシ博士らは「ヒトには変化や自発性への強い願望があるが、現実の生活は強い規則性に支配されている」と論文を結んでいます。

自由意志は脳から生まれない

では、自由な意志とはいったい何でしょうか。

意志は脳から生まれるのではありません。周囲の環境と身体の状況で決まります——これが私の見解です。そして、この考え方こそが本書の通奏低音となっています。

もう少し詳しく説明しましょう。

たとえば、指でモノを指して欲しいと依頼すると、右利《き》きの人ならば右指で指すでしょう。そもそも左右どちらの手を選択するかは自由ですから、言いようによっては「本人の意志」によって右手を選択したともいえます。

しかし、この選択は、本当に「意志」でしょうか。当人の習慣として右手を使うことが決まってしまっているわけですから、意志とは言い難いと思います。むしろ癖といったほうが的確です。

そこで、あえて「左右どちらかで指してください」と依頼してみます。すると右指の使用率は60％に下がります。この変化は「意志」でしょうか。

この変化も依頼されたことが理由であって、外部音声への単なる「反射」だと解釈できます。反射という強い言葉を私が使う理由は、右手使用率が低下したことは、本人が意図的に下げたからというより、問われたことへの自動的な反応だと解釈できるからです。「左右どちらかで」と言われたからこそ、誘導された行動変化にほかなりません。

注意していただきたいことは、ここでいう「反射」とは、必ずしも古典的な意味でいう「反射」ではないという点です。脊髄《せきずい》反射のような単調な反応ばかりではなく、その場面において惹起される限定的で自動的な応答全般という広い意味で「反射」という言葉を用いています。

だから経験によって反射の仕方が変化することは十分にありえます。いや、むしろ、変化の方向が周囲の者から見て好都合に思えるとき、人々はこれを歓迎し、「学習」や「成長」などと、便宜上呼んでいるのだと思います。この点については、あとで詳しく説明したいと思います。

先の実験で、いま注目しておきたい点は、本人はあくまでも「自分の意志で左を選んだ」と確信していることです。だから「自由な感覚」が当人に存在することは事実です。私が主張するようにこの変化が「反射」であって「意志」でないとしたら、その意志の「感覚」は、どこからやって来るのでしょうか。

アメリカ国立衛生研究所のパスカル＝レオン博士らは、この実験の最中に、右脳を頭《ず》蓋《がい》外部から磁気刺激してみました[163・164]。すると右を選ぶ率が、先の60％から20％にまで落ち、さらに左手を多く使うようになることがわかりました。面白いのは、当人は刺激されたことに気付かずに、あくまでも「自分の意志によって左手を選んだ」と頑《かたく》なに信じていることです。

この実験からわかるのは、自由意志とは本人の錯覚にすぎず、実際の行動の大部分は環境や刺激によって、あるいは普段の習慣によって、すでに決まっているということです。

ここまでを読んで、「まさか自由がないはずがない。でたらめなことを言わないでほしい」「自分の決定が単なる反射なんて信じられない」と憤慨や不快感を抱いた方もおられるかもしれません。

でも、申し上げたいのです。その感情すらも、そう思ってしまった以上、もはや一種の「反射」でしかない、と。なぜなら、他の感情をいだくという自由があったはずなのですから。私の意見に対して「やっぱり人には自由なんてないよね」と肯定的な感想を持つという選択肢があったにもかかわらず、そうは思えなかった——。やはり、これもその人の「思考癖」や「環境因子」が決めた、自動的な反射そのものです。

それなのに私たちは「自分で判断した」「自分で解釈した」と自信満々に勘違いしてしまいます。その勘違いこそが、ヒトの思考の落し穴です。

自分の力で決定したつもり

偏見や独断におぼれることなく、明快な理論や分析にもとづいて、公平で合理的な判断ができることは、規範的行動の理想像と考えられています。しかし、そもそもヒトにそんなことが可能でしょうか。

たとえば、ランチを注文するという単純な場面でさえ、何を根拠にメニューを選ぶでしょうか。自分の健康状態、必要な栄養分、昨日食べたメニューとの重複、レストランの質、季節の食材、価格と自己資金、シェフの腕や名声——。参照すべき基準には際限がありません。

そのどこまでを丁寧に吟味して決断したらよいでしょうか。

時間や体力には限界がありますから、意志決定において、すべての要因を万遍なく考慮することは不可能でしょう。ですから、合理的に決めているつもりでも、実際にはごく少数の情報に基いた反射的な判断だったり、あるいは「ただなんとなく」という

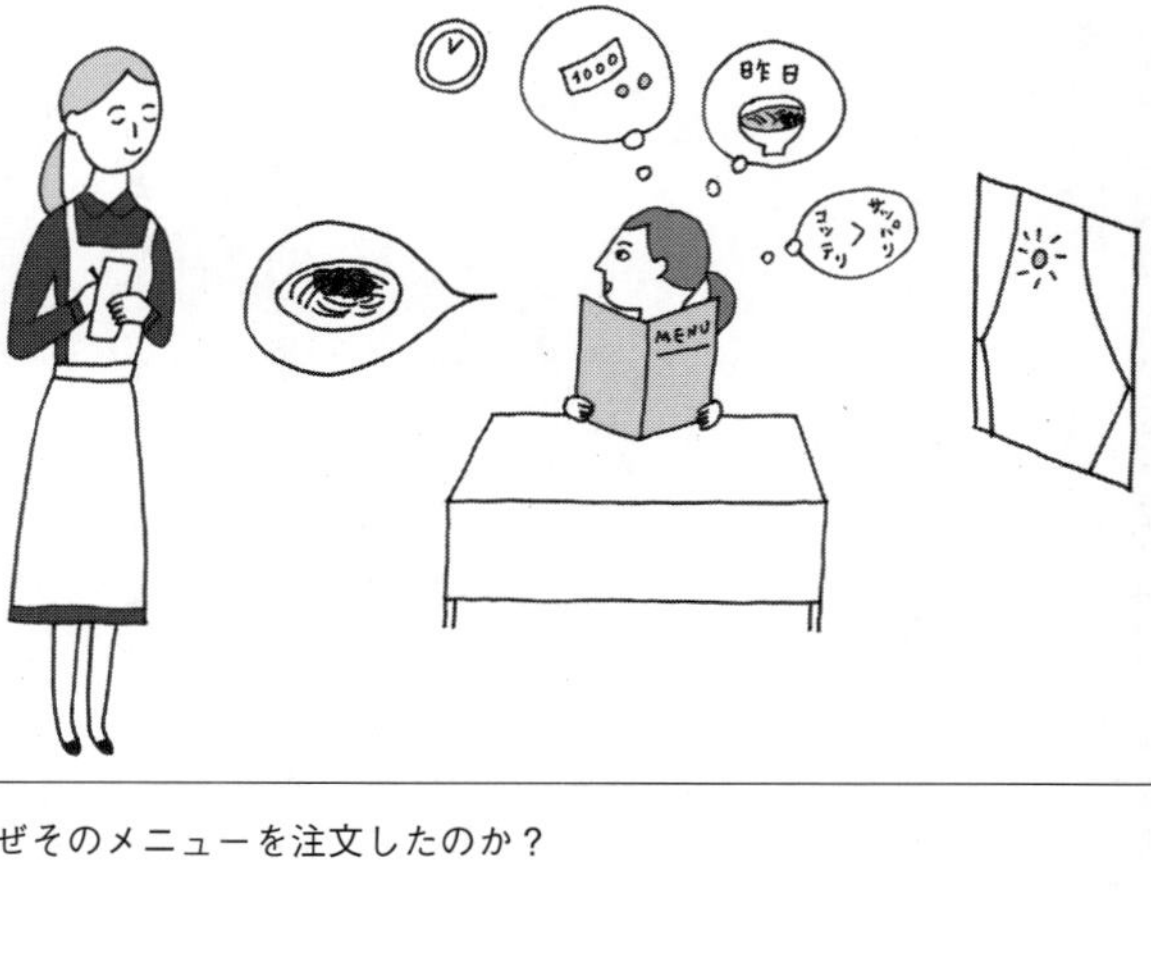

なぜそのメニューを注文したのか？

漠然とした感覚が先行していることも少なくないはずです。

おそらく各個人の脳に「思考癖」があり、その癖が、目の前の情報への反応や解釈に偏向をもたらしているのでしょう。極言すれば、私たちの反応は「すでに決まってしまっている」という言い方さえできるかもしれません。

実際、脳刺激によって左手を使うようになったという先の実験データも、「刺激に対して脳がどう反応するか（左手の使用が増えること）は、すでに決まってしまっている」と解釈することもできます。こう捉《とら》えると、やはり、意志とは「自分の力で決定したつもり」になっている幻想としかいいようがありません。

無意識の自分こそが真の姿である

もう少し日常的なケースを考えてみましょう。

「ねえ、どっちがいいと思う？」、洋服を両手に持ちながらそう尋ねる女性。カップルだったらブティックで、夫婦だったら外出前の自宅で——。どれほど多くの男性が、女性のこの質問に頭を悩ませていることでしょう。

友人から聞いたことがあります。この質問に対するベストな返答は、「本当はもう心の中では決まってるんでしょ？」と爽《さわ》やかな笑顔で切り返すことだと。
さすがにうまいことを言うものだと感心しましたが、近年、これを裏付ける科学データが実際に得られつつあるから面白いものです。私がもっとも驚いたデータは、イタリアのパドヴァ大学のガルディ博士らによる実験です[165]。

ガルディ博士らは、本人が「まだ決めていない」と信じていても、その人の自動メンタル連合を測定すれば、すでにどちらに決めているかが当てられるといいます。自動メンタル連合とは、物や言葉に対する反射のことです。

実験では、イタリアの小都市ヴィチェンツァで、アメリカ軍基地を拡張する政策に関する意見を、住民129人に聞いています。この政策に関しては、当時メディアでも賛否両論入り乱れていました。

実験とはこんな具合です。目の前のモニターにさまざまな映像や単語が現れます。そこで、映されたものが、「良いもの」だったら左のボタンを、「悪いもの」だったら右のボタンを押してもらうのです。できるだけ素早く正確にボタンを押すのがポイントです。

モニターには、是か非かがハッキリと分かれる単語（幸運、幸福、苦痛、危険など）に交じって、アメリカ軍基地に関係した写真が提示されます。そこで、ボタンを押すまでの反応時間と判断ミスの頻度を測定します。

実際に試験に参加していただくと実感できるのですが、左右のボタンの選択は意識的にコントロールすることはできません。反射的です。ですから、その人の好悪《こうお》傾向が否応《いやおう》なしに顕在化します。これが自動メンタル連合です。その人にとってアメリカ軍基地が是か非かのどちらに無意識的に結合しているかを、うかがい知ることができるわけです。

そんな実験を行なって、思考の連合癖を調べておけば、当人が「まだ賛否を決めかねている」と感じていても、最終的にどちらの支持に回るかを、事前に高確率で予測できることがわかりました。基地の写真を見たときに、どう反射するかを知ればよいのです。

重要なことは、決断をする本人より先に、試験を行った研究者に、将来の回答がわかるという点です。つまり、本人は無自覚だけれども、無意識の世界ではすでに賛否を決定していると言えます。

もうひとつ重要なことは、自動メンタル連合によって現れる傾向は、本人の意識にあがる信念とはほぼ無関係だったという点。つまり、基地拡張に意識の上では好意的であっても、潜在的には快く思っていないということもあるわけです。この場合には、

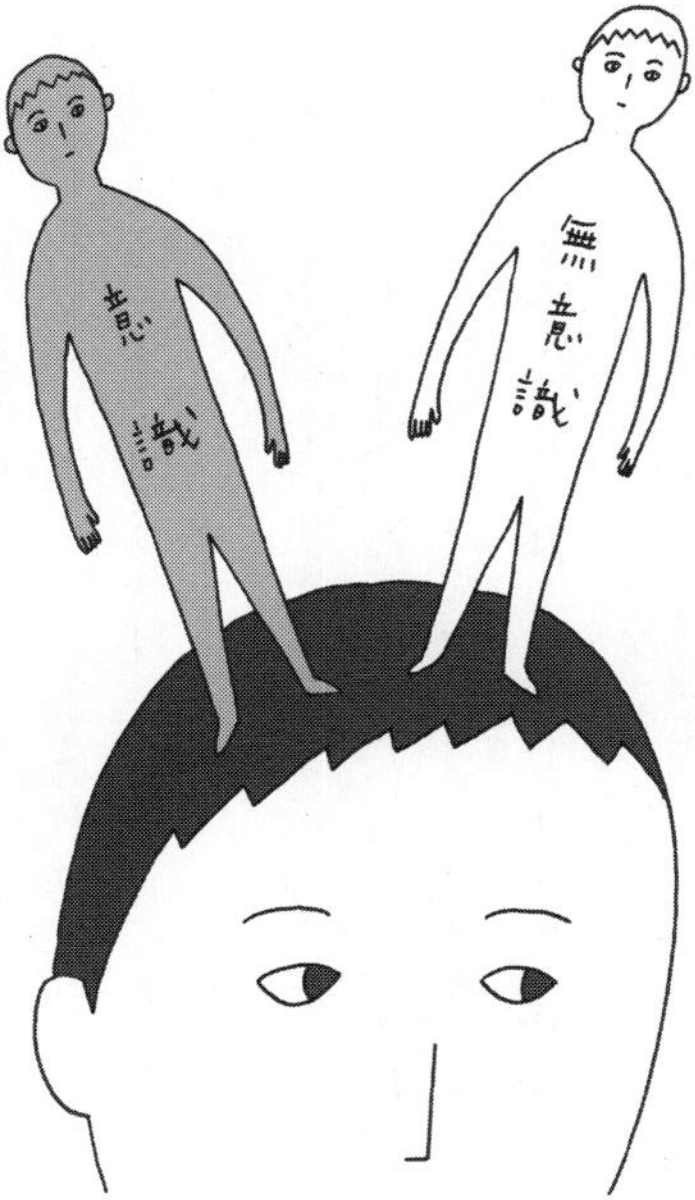

どちらがほんとうの自分か？

無意識の姿勢が最終判断に反映されやすいことがわかりました。

意識と無意識はしばしば乖離《かいり》しています。そんなときは、無意識の自分こそが真の姿であるというわけです。

さらに面白いことに、決断後に「どうしてアメリカ軍基地拡大に賛成したのですか」と訊《き》くと、「現在のイタリアやアメリカの政況や外交を考えると……」などと、自信満々に理由を創作するのです。後付けの屁理屈《へりくつ》にすぎないのですが、本人はそれが本当の理由だと確信しています。

本当は潜在意識のなかですでに決まっているのです。ニュースに接したときにどう感情反応するかは、当人の知識や過去の経験によってすでに決まっているのに、理由を問われたとき、誰一人として「ただの反射です」と答える人はいません。人は自分の行動の意味を、本人のあずかり知らないところで偽造する癖があるのです。

“脳の正しい反射”をもたらすものとは

「ヒトは自分自身に無自覚であるという事実に無自覚である」とは、ヴァージニア大学のウィルソン博士の言葉です[166]。私たちは自分の心がどう作動しているかを直接的に知ることはできません。ヒトは自分自身に対して他人なのです。

　こうした研究成果が明らかになればなるほど、意識上の自分をあまり過信せずに、謙虚にならねばと襟を正す思いがします。

　と同時に、自分が今真剣に悩んでいることも、「どうせ無意識の自分では考えが決まっているんでしょ」と考えれば気が楽になります。そう、そもそも私たちには、立派な自由など備わってはいません。脳という自動判定装置に任せておけばよいのですから気楽なものです。

　もちろん、自動判定装置が正しい反射をしてくれるか否かは、本人が過去にどれほどよい経験をしてきているかに依存しています。

　だから私は、「よく生きる」ことは「よい経験をする」ことだと考えています。すると「よい癖」ができます。

「頭がよい」という表現には多義性がありますから、その定義を一概に論じるのはむずかしいのですが、私は、頭のよさを「反射が的確であること」と解釈しています。その場その場に応じて適切な行動ができることです。苦境に立たされても、適切な決断で、上手に切り抜けることができる。コミュニケーションの場では、瞬時の判断で、適切な発言や気遣いができる。そんな人に頭のよさを感じます。

このような適切な行動は、その場の環境と、過去の経験とが融合されて形成される「反射」です。

だからこそ、人の成長は「反射力を鍛える」という一点に集約されるのです。そして、反射を的確なものにするためには、よい経験をすることしかありません。「よい経験とは何か」については、もちろん、その人が何を目指しているかによって異なります。

たとえば、骨董品《こっとうひん》の鑑定士は、実物を見ただけで、本物か偽物《にせもの》か、また本物だったらどれほど芸術的価値があるかを、瞬時に見分けることができます。ほとんど反射です。真贋《しんがん》を見極める力は、経験がものを言います。どれほどたくさんの品を見たことがあるのか、どれほどすばらしい逸品に出会ってきたか——。素晴らしい経験はかけがえのない財産となり、適切な反射力として実を結びます。センスや直感などもすべて経験の賜物《たまもの》です。

逆に、悪い反射癖が身に付いてしまうと、なかなか戻すことがむずかしいものです。自己流でスポーツや楽器を始め、妙な癖がつくと、その後に正しい訓練を受けても、修正しづらいことと同じです。実際、脳の作動原理としては、身体運動と直感はともに「手続き記憶」という同じプロセスです。

そんな背景から私は、よく生きるためには、「よい経験が一番だ」と考えているのです。この問題をより理解いただくために、次に、意志や自由についてより深く考えてゆきましょう。

そもそも脳にとって自由とは何か

「意志」はどこから生まれるのでしょうか——再びこの問題にもどります。そもそも脳にとって「自由」とは何でしょう。

そんな哲学的な問いに真正面から迫る実験として、独マックス・プランク研究所のヘインズ博士らの研究を紹介します。[167]

実験は以下の手順で行います。

まず両手にレバーを握ってもらいます。上部にはボタンが付いています。目の前にはテレビモニターがあって、アルファベットが無秩序に「k、t、d、q、v……」と0・5秒ずつのペースで流れています。この文字の移り変わりを眺めながら、好きなときに両手のボタンのどちらかを押してもらいます。

押したくなったらボタンを押す——ただそれだけの実験です。そして、「押したい」

という意志が生まれたときに表示されていたアルファベットを覚えておいてもらいます。つまり、「qという文字が出ているときに、右ボタンを押したくなった」といった具合に。

この作業をしている脳をモニターしてみます。「ボタンを押したくなる心」が、いつ、どこで生まれるのか、つまり「自由意志」のルーツを探ろうというわけです。

当然、「押したい感情」が湧《わ》き上がってきて、その思いに従って「押す」という行為が生じるわけですが、そもそもその感情自体は、どのようにして芽生えるのでしょうか。

結果は衝撃的でした。本人が「押したくなる」前に、すでに脳は活動をはじめていることがわかったのです。意識に「押そう」という意図が生じる前に、無意識の脳はすでに「意図」の原型を生み出しているのです。

もちろん、「こうした脳の事前活動は意志と相関するが、原因であるという保証はない」という反論はできます。しかし、私たちの心や行動は脳の活動である以上、意志もまた脳の活動の結果にほかなりません。この視点をさらに推し進めれば次のようになります。

脳がある活動をしたということは、そのある活動を生み出す元となる活動も脳のどこかにあるはずです。どんな活動にも原因、つまり上流の活動があるはずです。無からは何も生まれません。「押そう」という意志が生まれたということは、その源流である「押そうという意志」を準備する事前活動が、それに先だって脳のどこかに現れるのは当然のことなのです。

ちなみに、心と体、あるいは心と脳は別物であるという二元論の立場を取れば、こんな実験データなどものともせず、自由意志の存在は安泰です。[168] しかし脳研究者として、やはり私は（真実はともかくとして）一元論を貫きたいという願望があります。ですので、あくまで最終的には脳が意志を生むという立場で、これ以降も話を続けます。

意識に現れる「自由な心」はよくできた幻覚

脳の事前活動について、次の疑問が生じます。どのくらい前から脳は準備を始めるのかという問いです。驚くなかれ、ヘインズ博士らのデータによれば、平均7秒も前から活動が開始するというのです。早い場合は10秒前に準備の活動が見られます。

つまり、脳を観察している研究者は、「あなたは10秒後に右のボタンを押したくなるだろう」と、当の本人よりも先に意志の発生を予告できるわけです。

このとき真っ先に準備を始めるのは「補足運動野」と呼ばれる脳部位、つまり、運動をプログラムする場所です。ここでは「ボタンを押す」という手や腕の筋肉の動きが準備されます。要するに、「ボタンを押す」ための準備を、まず脳が始め、その後しばらくして「押したい」という感情が〝後付け〟で生まれるわけです。押したくなったときには、もう脳の中で「押す準備」が整っています。

となれば、私たちの「自由意志」とはいったい何でしょう。意識に現れる「自由な心」はよくできた幻覚にすぎない――これはほぼ間違いないでしょう。「意志」は、

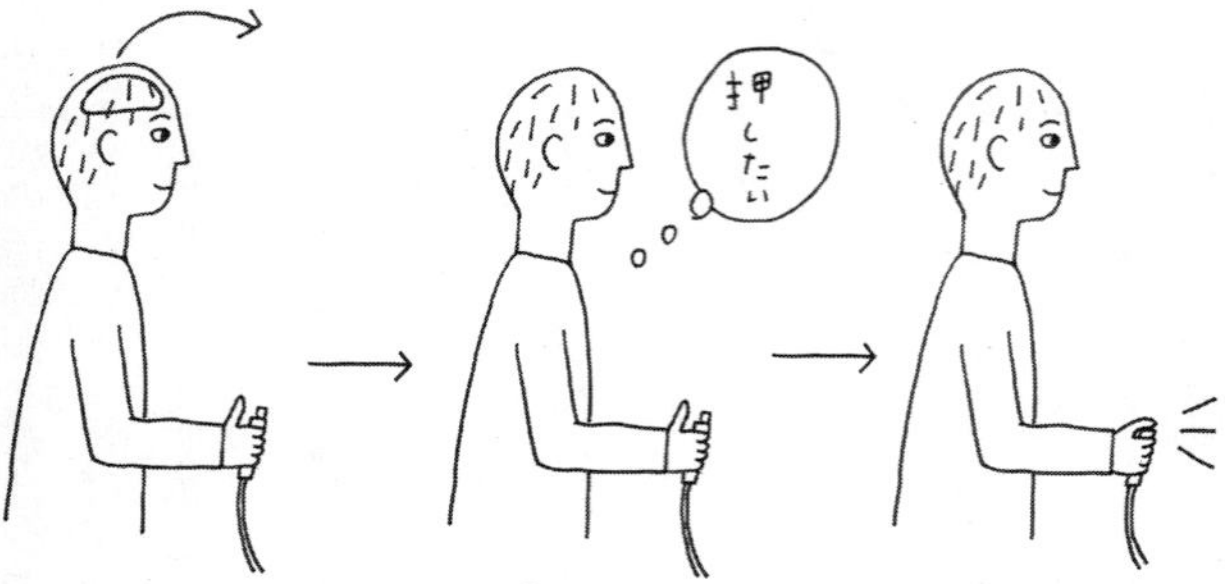

意志の発生は予告できる

あくまで脳の活動の結果であって、原因ではないのです。

ちなみに補足運動野が障害された患者を見ていると、自らすすんで手足を動かしたり、言葉をしゃべったりしないか、あるいは逆に、本人の意図とは関係のない動きが増えてしまうことがわかります。[169] こうしたことからも補足運動野は意図の源泉であることが理解できます。[170]

最近では、もっと凝った研究が進んでいて、「自由意志はない」と知ることで、ヒトの反応がどう変化するかまで調べられています。たとえば、フランシス・クリックの著書『ＤＮＡに魂はあるか――驚異の仮説』の中の有名な一節、自由意志を否定する部分を読ませると、運動準備活動が弱まることがわかりました。[171]

モニター上で計算問題を解いてもらうテストから、さらに面白い側面が見えてきます。[172] ミネソタ大学のヴォース博士らが行った実験です。この実験では、ときおり答えがモニターに一瞬見えてしまうというプログラムを仕込んでおきます。すると自由意志があると信じているうちでは、答えが見えてしまっても見なかったことにして解答する傾向があったのに対し、「心に自由意志はない」という決定論の考え方を教えてからは、見えた答えをカンニングして答える傾向が強まりました。

ヴォース博士はこの結果を「自由意志を否定されると、思い通りに行動することへの究極の弁明が立つのではないか」と解釈しています。より素直になるということです。

このあたりは、もしかしたら、「すべては神の思《おぼ》し召し」で運命が決まっていることを前提に行動するキリスト教などの一神教的な世界観とも少なからぬ関係があるでしょう。

どの脳部位が何を担当しているかを示す脳地図

では一体、真に自由な「心」はどこにあるのでしょうか。これを問うことは重要です。なぜなら、現在の社会、とりわけ現在の法律のシステムは、ヒトに自由な心があることを前提として作られているわけですから[173]。

「自由」の在処《ありか》を、脳を直接電気刺激して調べた実験があります。感覚や意志に関係した脳部位を特定するためには、もちろん、麻酔がかかった状態ではなく、本人の意識がはっきりした覚醒《かくせい》状態で行う必要があります。どんな実験をするか想像できるでしょうか。

頭表に鎮痛剤を塗布して、メスで頭皮を切開します。めくった頭皮をクリップで留

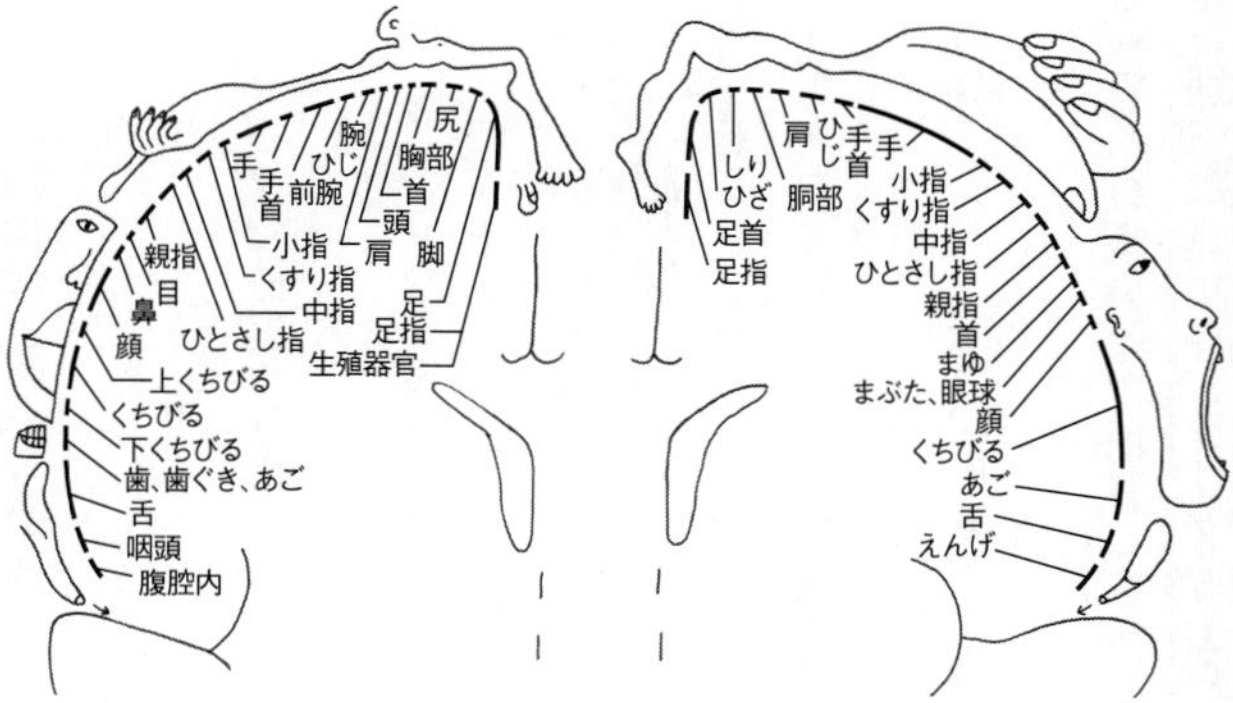

脳のどの部位が、身体の何を担当しているか――脳地図

めます。そして、頭蓋骨に10cmほどの穴を開けて、むき出しになった脳表に電極を刺すのです。脳自体は痛みを感じませんから、頭皮に麻酔がかかっていれば、ほぼ無痛で実験ができます。

脳を刺激すると、さまざまな感覚や筋肉の動きが生じます。それを本人に実況中継してもらうというわけです。

すると、脳が場所に応じて異なる役割を持っていることが見えてきます。ある場所を刺激すると耳に何かが触れた感じがしたり、また別の場所を刺激すると視野に光が見えたり、昔の記憶が蘇《よみがえ》ったりします。こんな実験を繰り返すと、どの脳部位がなにを担当しているかという「脳地図」が描けます。

フランス国立科学研究センターのシリグ博士らは、そんな一連の実験から、「ヒトに自由な意志があるか否か」という哲学的な問題に迫っています[169]。

「自己認識された自分」と「他者から見た自分」

自由意志に関する一般的な議論は、拙著『単純な脳、複雑な「私」』にすでに書きましたので、ここでは別の視点から、シリグ博士らの新発見について考えてみましょう。

シリグ博士らの発表を要約するとこういうことです。

頭頂葉のある場所を刺激したところ、手や腕や唇など、身体の特定のパーツを動かしたくなりました。動かしたいという「意志」が電気刺激で生まれるわけです。ただし実際には動かしていないことに注意してください。欲求のみが生まれるのです。つまり、頭頂葉は「意志の宿る脳回路」です。

シリグ博士らは、別の脳部位も刺激しています。「前頭葉」にある「前運動野」という部位です。ここを刺激すると、刺激場所に応じた身体のパーツが実際に動きます。ここは身体運動の実行系だと言ってよいでしょう。ところが、実際に動いているにもかかわらず、本人には「動いた」という自覚がありません。自分の行動を事実として自覚できないのです。

ここで、先の「意志」を生む頭頂葉に戻りましょう。頭頂葉をさらに強く刺激してみましょう。すると、信じられないことが起こりました。実際には動いていないのにもかかわらず、あたかも体が「動いた」ように感じるのです。動いていないことを本人に伝えても、その事実を信じようとしません。そのくらい活き活きとした「動き」を感じるのです。

この事実は、「動きたいと感じる」ことと「実際に動く」ことが別な現象であることのみならず、「動いたと感じる」ことと「実際に動いた」ことさえ、脳にとっては別であるということを指摘しています。

動いたつもりになっている脳と、動いていないことに気付かない脳――この論文を読んで、「自己認識された自分」と「他者から見た自分」との乖離について、ふと思いを馳《は》せました。

仕事をしたつもりになっている自分、でもやれていない自分。自分は空気が読めると思っている自分、でも読めていない自分――。自己評価についての勘違いはきっと誰にでもあるはずです（第2章を参照）。どうやら、ヒトという生き物は自分のことを自分では決して知りえない作りになっているようです。

これは詠嘆すべきことではありません。事実としてそうなっているのだから、無駄にもがかずに、素直に受け入れるべきなのです。そのためにも私は先ほどから、よい経験を積んで、よい「反射」をすることに専念する生き方を提案しているのです。これこそが脳を最大限に活用するための一番の近道なのだと確信します。そして、よい経験をしたら、あとは脳の自動的な反射に任せておくだけ――。これほど前向きで、健全な生き方がほかにあるでしょうか。

㉓脳は妙に**眠たがる**

「睡眠の成績」も肝心!

睡眠時間が短いことは自慢にならない

ヒトは生涯の30％ほどを寝て過ごします。一見無駄とさえ思えるほどの膨大な時間を、睡眠に費やしていることになります。睡眠という不思議な脳現象に、私たち脳科学者たちが魅せられるのも、なんとなく想像していただけると思います。

睡眠時間は人によって随分と異なります。毎日5時間以内という短眠タイプの人もいれば、9時間以上の長眠タイプもいます。

働き癖のある日本人にとって、「長眠タイプです」と告白するには勇気がいります。上司が睡眠時間を削って仕事をしているのに、部下が毎日10時間寝ているようでは、体裁が悪いものです。そんな社会的視線を気にするのでしょう、働き盛りの年代は睡眠時間を短めに申告する傾向があります。

私は、睡眠に対するこうしたイメージは好ましくないと考えています。睡眠時間が短いことはなんの自慢にもならないし、ましてや免罪符にもなりません。

理由は二つあります。

一つは、睡眠は必須《ひっす》な生物学的プロセスであるということ。睡眠（あるいはそれに類似した沈静状態）が実質上すべての動物に認められるという事実がそれを物語っています。実際、睡眠を完全に剥奪《はくだつ》すれば必ず死に至りますし、わずかな睡眠不足でも学習・認知機能が低下します。睡眠は単なる休憩ではありません。仕事に匹敵、いえ、それ以上に大切な行為だと思います。短眠を強調することは、栄養失調や拒食症であることを自慢することに似て、まったく健全ではありません。

もう一つの理由は、短眠タイプと長眠タイプには遺伝的決定の要素が少なくない点です。実際、短眠タイプの家系がいくつも知られており、人口の５％ほどを短眠型が占めると見積もられています（ただし生活習慣や社会規範などの影響もあり正確な数

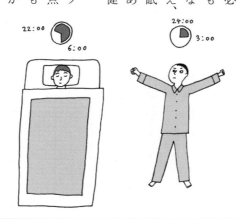

「短眠タイプ」と「長眠タイプ」

値はわかりません）。となれば、「長眠タイプでなく、短眠タイプである」ことを自慢することは、「女性でなく男性である」「黒人でなく白人である」「血液型がＢ型でなくＡ型である」ことを自慢することと似て、非常にむずかしい問題が浮上してきます。

短眠タイプの遺伝子

短眠タイプの遺伝子はいくつか発見されています。たとえばカリフォルニア大学の傅博士らの研究が有名です。[174] 彼らの発見した遺伝子はＤＥＣ２です。「デックツー」と読みます。

傅博士らは、短眠家系で原因遺伝子を追跡し、ＤＥＣ２を割り出しました。ＤＥＣ２はアミノ酸が４８２個連なったタンパク質ですが、短眠タイプの家族では、このうちのわずか一つ、３８５番目のアミノ酸が通常タイプのものと異なっていたのです。

傅博士らは、この短眠型の変異ＤＥＣ２遺伝子を、ネズミに組み込んでみました。すると、ネズミの一日の活動時間が２・５時間も延びることがわかりました。同じような現象は、なんと、ハエに組み込んだときにも観察されました。どうやら変異ＤＥＣ２の効果は、動物種を超えて普遍的なようです。

傅博士らの発見で注意しておかなくてはならない点は、DEC2がすべての短眠タイプで共通して見られる遺伝子ではないということです。傅博士らの発見した遺伝変異は60家系中1家系の頻度でしか見られません。短眠に関連する遺伝子が他にも多く存在することはほぼ間違いないでしょう。

怠惰思考のすすめ

つづいて睡眠の効果について見てゆきましょう。まずは発想力の話題から。アイデアがひらめいたり、創意工夫に満ちた着想を得るためには「王道」があると言われています。グレアム・ウォーラスによれば、それは四つのステップからなります[175]。つまり、

Ⅰ. 課題に直面する
Ⅱ. 課題を放置することを決断する
Ⅲ. 休止期間を置く
Ⅳ. 解決策をふと思いつく

です。

とくにステップⅢが重要です。これは「怠惰思考」と呼ばれる行為です。当面の問題を放置することは勇気のいる行為ですが、創造のためには相応の熟成期間が必須なのです。

裏を返せば、アイデアを要する仕事をこなすためには、十分な余裕を持って手をつける必要があるともいえます。たとえば書類。「〆切が先だから」と封も開けずに放置するのではなく、とりあえず一度目を通してから放置するほうが、思いつくチャンスが高いと信じて、私は実行しています。

しかし、なぜ、熟成期間が必要なのでしょうか。カリフォルニア大学のメドニク博士らの研究が示唆《しさ》に富んでいます。[176] メドニク博士らはRATテストを77人に対して行

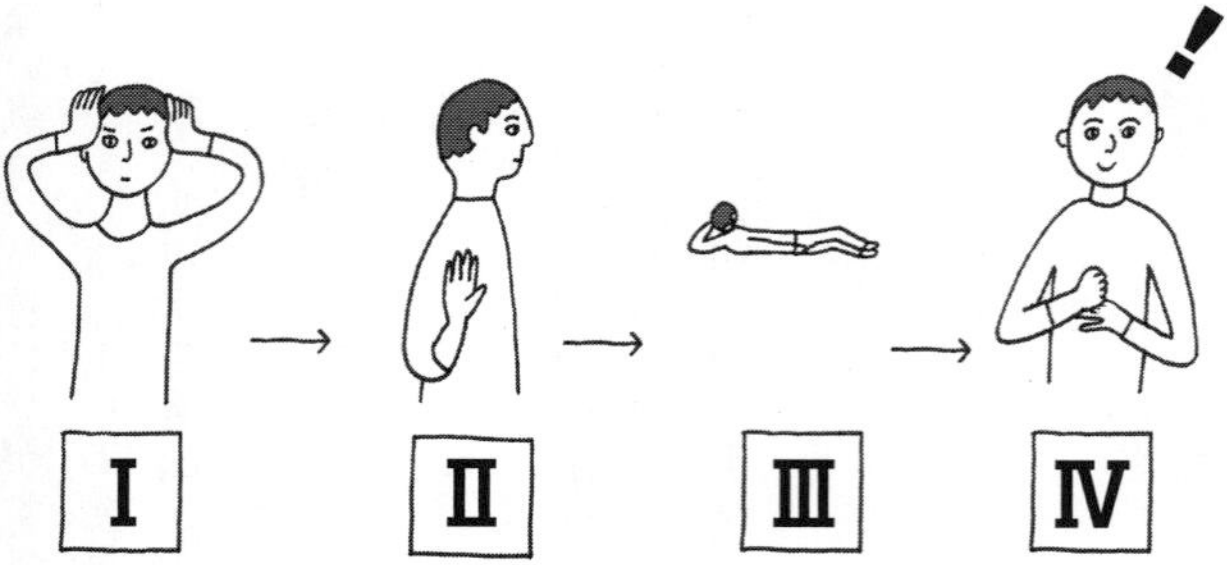

創造のための「王道」四つのステップ

っています。RATテストとは、与えられた三つの単語に共通する言葉を探すという試験です。たとえば、「白黒・中国・笹《ささ》」だったら、「パンダ」などが正解となります。解答のために長い時間を与えたのですが、ずっと起きていた人よりも、睡眠をとった人のほうが成績はよいことがわかりました。

面白いのは、長く眠ればよいというわけではなく、「REM睡眠」と呼ばれる浅い眠りが多い人ほど成績が高かったのです。睡眠が生命にとって大切な生理現象であることはすでに述べてきた通りですが、だからといって、寝さえすればそれでよいのではありません。睡眠の質（クオリティ）が問われるというわけです。

就寝前は記憶のゴールデンアワー

つづいて、睡眠と記憶の関係について、最近の知見を紹介しましょう。

眠っているあいだは、身体こそ休息していますが、脳活動を記録してみると、ニューロンはほぼフルに稼働《かどう》していることがわかります。つまり、脳は私たちが眠っているあいだも休んでいるわけではないのです。

睡眠中に脳が何をしているのかについては、いまだ疑問な点も多く、決定的な答えは得られていません。しかし、睡眠の役割の少なくとも一つは「記憶の整序と固定化」にあると言ってよいでしょう。

実際、記憶が睡眠によって強固になることを示す実験データは数多くあります。「レミニセンス現象」と呼ばれているものです。シカゴ大学のブラウン博士らによる研究も、そうした睡眠の効果を裏付けています。[177]

ブラウン博士らは大学生２０７名を募って、テレビゲームの成績を測定しました。バーチャル空間を探索し、敵をできるだけ多く倒すというアクションゲームです。敵は自分の命を狙《ねら》ってきますので、それをかわして攻撃しなくてはなりません。左手のキーボードで方向カーソルを押して移動し、右手のマウスで狙いを定めて発射します。そんなゲームを朝9時に60分間練習してもらいます。

12時間後、つまり夜9時に再度ゲームをやってもらいます。すると平均スコアはほぼ50％に低下していることがわかります。訓練後にブランクをおけば成績が低下するのは、日常的に経験していることです。

ところが、その後、約7時間の睡眠を取ってもらい、翌朝9時に再びテストすると、前日の訓練直後のレベルにまで、ほぼ成績が戻っていることがわかります。これが睡眠によるレミニセンス効果です。寝ることによって成績が向上するのです。

さらに面白い事実があります。ゲームの訓練を朝9時ではなく、夜9時に60分間やってもらいます。その後7時間の睡眠を取ってもらって、翌朝9時に再試験をするのです。

すると、同じ12時間のブランクがあるにもかかわらず、成績が低下するどころか、なんと約20％ほど上昇することがわかります。これもレミニセンス現象です。しかも、こうして睡眠によって増強された能力は、さらに12時間後、つまり翌日の夜9時に再テストしても、増強は保持されたままでした。

確定的な結論を導くのは性急かもしれませんが、この実験結果はたいへん示唆に富んでいます。なぜなら、このデータは、

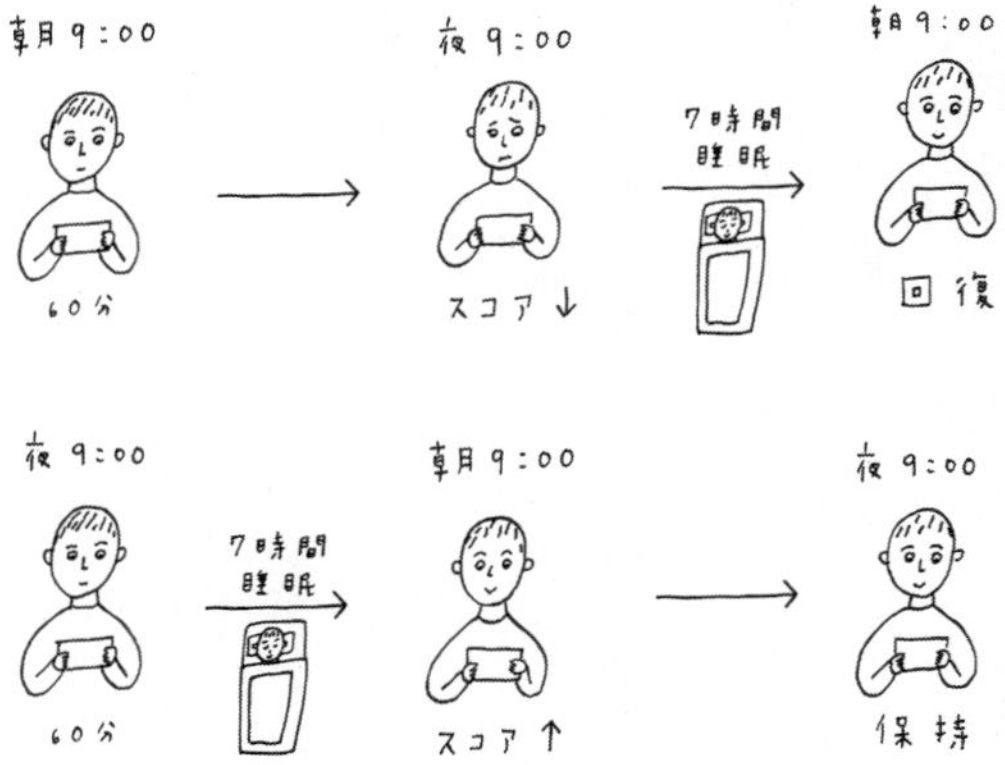

睡眠によってパワーアップした能力

「睡眠の効果を最大限に利用するためには、起床後の朝ではなく、睡眠直前の夜に学習したほうがよい」と解釈できるからです。

実際は、私は就寝前の1~2時間は仕事に充《あ》てるよう普段から気をつけています。一種のおまじないのようなものかもしれませんが、「就寝前は記憶のゴールデンアワー」であることを信じて、以前から実践しています。

「地道な努力型」か「要領よく一夜漬け型」か？

学習のスタイルには、大きく二つあると言われています。「毎日コツコツ勉強するタイプ」と「高い集中力で一気に勝負するタイプ」です。つまり「地道な努力型」か「要領よく一夜漬け型」という分類です。

専門的には、それぞれ「分散学習」「集中学習」といいます。分散学習はdistributed learningを略して「DL」、集中学習はmassed learningで「ML」と呼びます。

勉強へのスタンスにおいて、DLとMLのどちらがベターでしょうか。一般的には「ウサギとカメ」のイソップ寓話《ぐうわ》をあげるまでもなく、DLタイプがベターだということになるでしょう。

まさにそれを裏付ける実験が、ニューヨーク大学のダヴァチ博士らによって行われました。[178]

ダヴァチ博士らは、22歳ほどの男女16名を募り、単語ペア記憶テストを行いました。

魚　―　針
星　―　時計
紙　―　ガム

こうした単語ペアを、全部で150個覚えてもらうという試験です。覚え方のコツは「具体的にイメージする」ことです。

さて、実験では150個の単語ペアを、異なる学習スケジュールで暗記してもらいました。二つのスケジュールが用意され、それぞれの方法で計150個を覚えます。

二つのスケジュールとは、学習を二日に分けて二回行う「DL（分散学習）」タイプと、一日にまとめて行う「ML（集中学習）」です。

さて、成績はというと、意外なことに、学習直後ではDL、MLともに、60点ほどの点数をたたき出し、両者に差がありませんでした。

重要なのは、翌日の再テストの結果です。MLでは約20点と成績が前日の三分の一にまで減少しているのに対し、DLでは約30点と半減するに留まりました。

つまり、MLとDLは瞬間到達点という点ではあまり差がないのですが、MLでは忘れる速度がDLよりも速いのです。結局、学習は、一気に詰め込むよりも、適度な間隔を保ちつつコツコツと行うほうが、記憶保持という観点からよいといえます。

ここで注意したいのは、DLでもMLでも学習直後の成績には差がなかったという点です。コツコツ勉強タイプも一夜漬けタイプも、もしかしたら定期テストの点数の

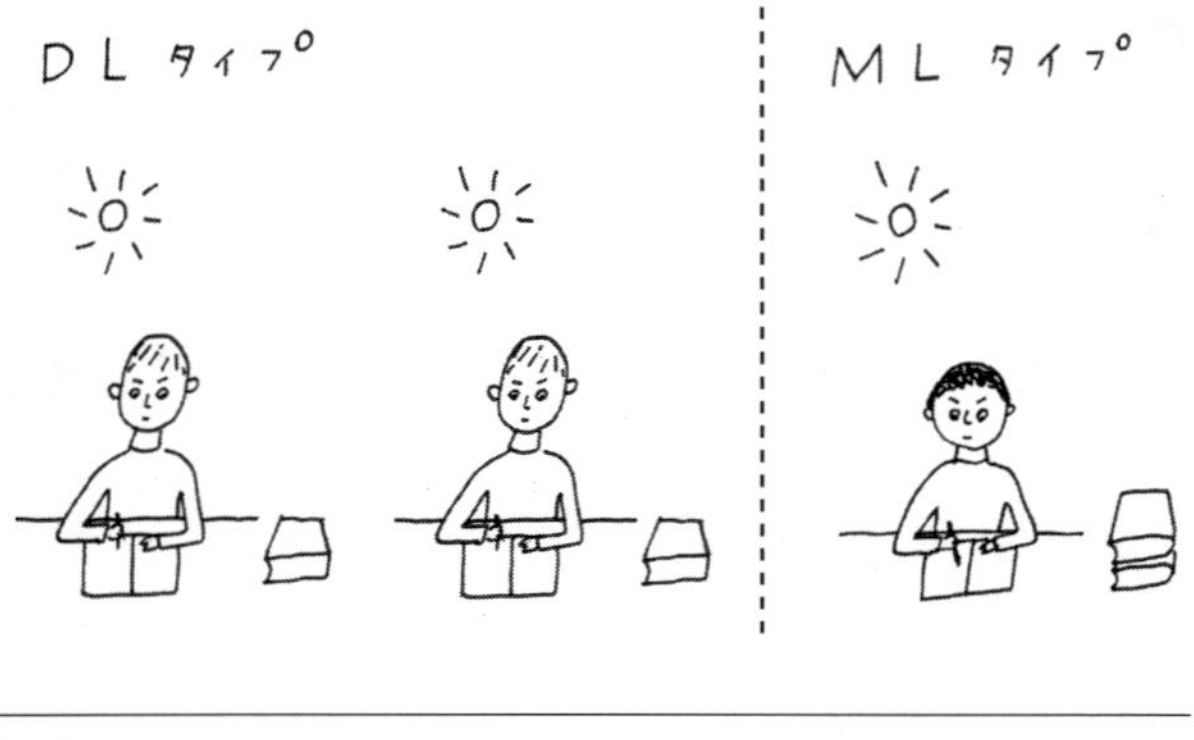

学習を二日に分けて２回行う「DL（分散学習）」と一日に２回行う「ML（集中学習）」

上では大差ないように見えるかもしれません。しかし、長期的な視点に立てば、脳回路へより強く痕跡《こんせき》を残すのはコツコツ勉強タイプです。トータルとして同じ時間だけ勉強するのならば、努力を複数日に分散させたほうが、精神的にも体力的にも、そしてまた、実力的にも有利なわけです。もちろん、これは学習の途中で睡眠が入るからでしょう。

なお、追記しておくと、ダヴァチ博士らによれば「丸暗記タイプの記憶よりも、ものごとの関連性を覚える連合記憶のほうが、DLはより効果を発揮する」とのことです。

睡眠中は記憶の整理と定着が交互に行われている

続いての話題は、睡眠の質についてです。すでに述べましたように、寝ている間には、浅い眠りと深い眠りが繰り返されます。

大雑把にいえば、浅い眠りの時には「海馬」がシータ波という脳波を出し、情報の脳内再生を行っています。逆に、深い眠りの時には大脳皮質がデルタ波を出し、記憶として保存する作業を行っています。

つまり寝ている間には、記憶の「整理」と「定着」が交互に行われているというわけです。

ということは、深い眠りのときに効果的なデルタ波を出すことができれば、記憶の定着が促進されて、物覚えがよくなるだろうと期待できます。驚くべきことに、それを試して、しかも、見事に成功してしまった実験があります。独リューベック大学のボルン博士らによる一連の研究です。

まずは2006年の研究から紹介しましょう。[179] ここでは13人の実験参加者を集って試験を行っています。先ほどと同じ「単語ペア記憶テスト」です。「自転車―クジラ」「トカゲ―紅茶」などのように、意味として関連のない単語ペアを就寝前に46組覚えてもらいます。もちろん、すべて暗記するのはむずかしいのですが、正答率が60%、つまり、30組覚えられれば合格として、回答までに睡眠をとってもよいことにしました。

実験参加者のほとんどは医学生だったようで、さすがは名門大学だけあって平均37個の単語を覚えることができたといいます。

さて、翌朝7時に起床して再試験を行うとどうなるでしょうか。思い出すことのできる単語ペアは二つ増えて平均39個になっていました。これまでに何度も登場したレミニセンス現象です。驚くに値しません。

しかし、ここでボルン博士らが行った実験が興味深いのです。デルタ波がより強く出るような処置を脳に施したのです。

彼の使った方法は経頭蓋電気刺激と呼ばれ、頭皮に着けた電極から脳を刺激する手法です。デルタ波を出している睡眠中の人に、デルタ波のリズムで電気刺激を与えると、より強くデルタ波を刻むようになります。

面白いことに、深い眠りのときに電気刺激を受けた実験参加者では、思い出すことのできる単語ペアが四つも増えて、平均41個に達しました。

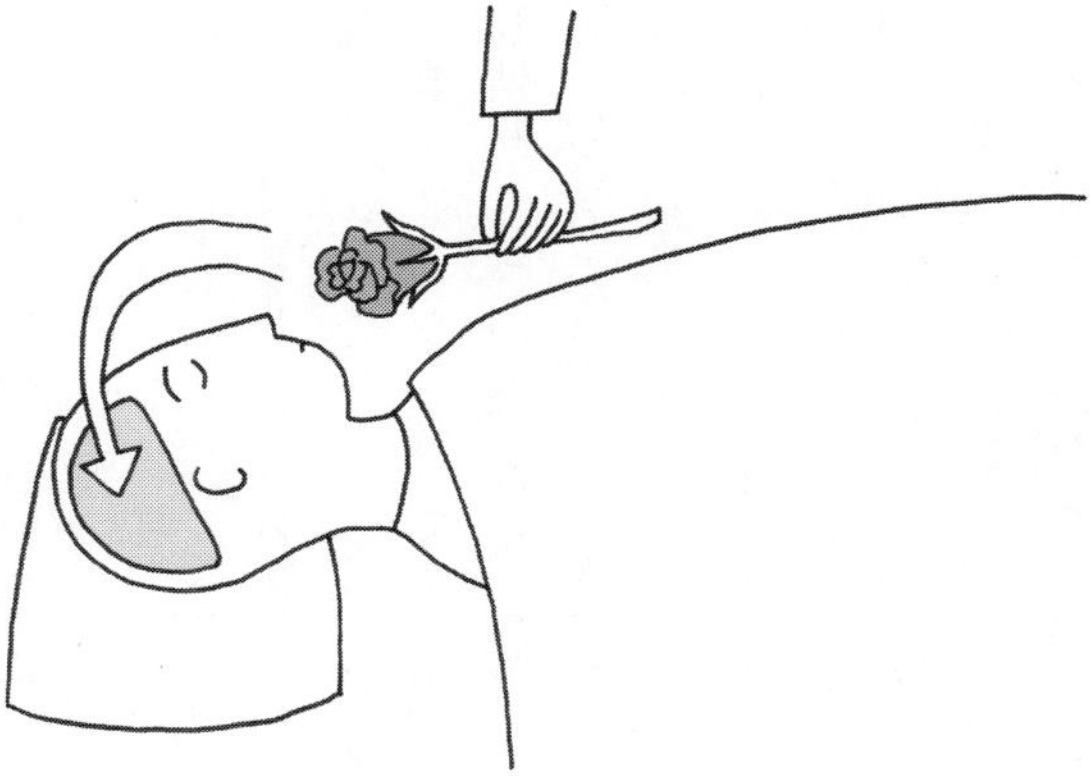

バラの香りで記憶力アップ！

バラの香りで記憶力がアップ⁉

なかなか夢の膨らむ実験結果です。ただし、この実験には大規模な刺激装置が必要で、自宅で試すにはとても現実的とは言えません。もう少し手軽な方法はないでしょうか。そんな要求に応《こた》えたのも、またボルン博士らです。[180]

博士らは電気刺激の代わりに「匂《にお》い」を使いました。バラの香りです。第12章で説明したように、嗅覚《きゅうかく》は、視覚や味覚などの感覚情報とは違って、直接、大脳皮質に届き、海馬を活性化することができます。しかも、匂いならば寝ている人を起こしてしまうこともありません。なるほど、言われてみれば納得のアイデアです。

神経衰弱によく似たゲームで、カードペアの位置を覚えるテストなのですが、このときバラの香りを嗅《か》ぎながら暗記をしてもらいました。その後、デルタ波が出ている深い睡眠中に、バラの香りを嗅がせると、翌朝のテストの点数が、嗅がなかったときの平均86点から、平均97点に跳ね上がることがわかりました。睡眠中の匂い刺激が、記憶を強化したのです。

睡眠にはさまざまな意味があると考えられていますが、記憶という限られた側面か

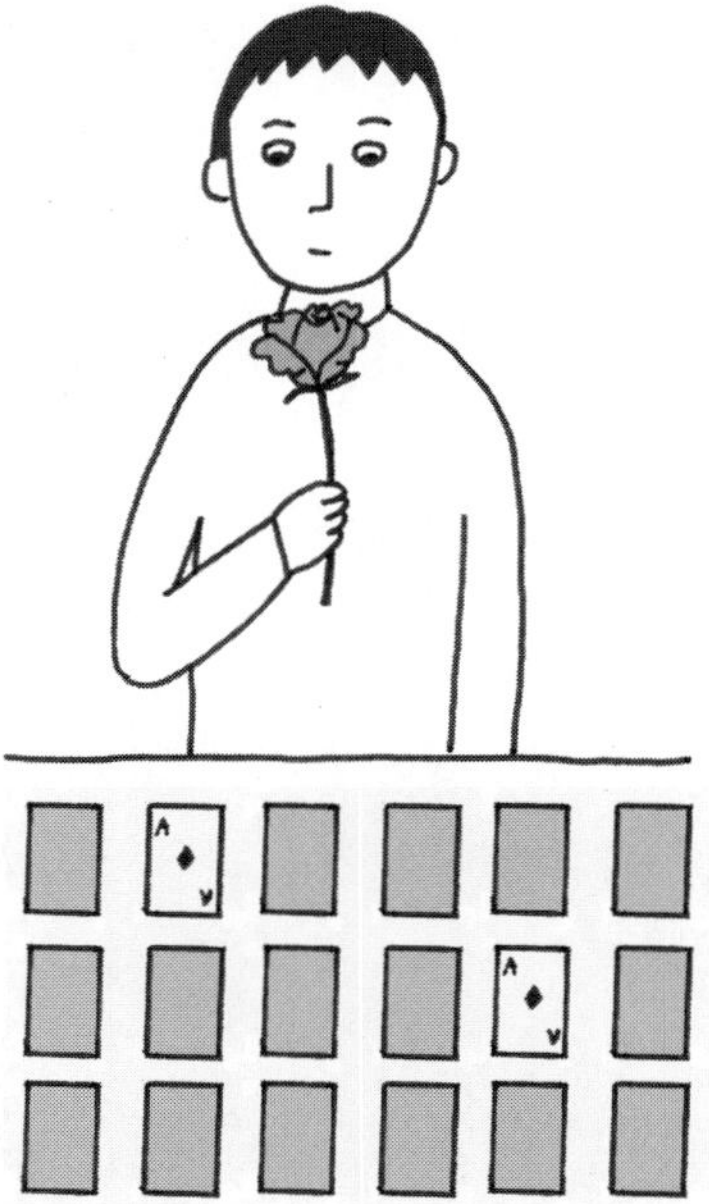

暗記したことは、睡眠中の匂い刺激で強化される！

ら眺めるのならば、「効果的な睡眠とは何か」が、このように明らかになってきています。

睡眠の成績――仕事をしている昼間だけでなく、睡眠中も勝負時です。これまでは、時間やその快適さばかりが追求されてきた睡眠ですが、そんな考え方を見直す節目に、いま私たちはいるのかもしれません。

㉔脳は妙にオカルトする

幽体離脱と「俯瞰力」の摩訶不思議な関係

生命倫理を揺るがす人造生物の誕生

生命倫理を揺るがす衝撃的な実験がついに行われました。いや、行われてしまった、と言うべきでしょうか。人造生物が誕生したのです。米クレイグ・ヴェンター研究所のヴェンター博士らの研究です。[181]

造られたのはマイコプラズマという細菌。マイコプラズマは肺炎の病原菌としてご存じの方も多いと思いますが、生命科学界では、ゲノムの全DNA配列が解読された世界初の生命体の一つとして有名です。解読に成功したのが、ほかならぬヴェンター博士らの研究グループでした。[182]

次に彼らが着手した実験が、解読したDNA配列を手本にし、試験管の中で全ゲノムを化学合成することです。高度な科学技術を駆使し、この試みは見事に成功しました。

そして、この人工DNAを、別種の細菌のDNAと入れ替えたところ、その細菌がマイコプラズマに変身したのです。この人造生物は、正常な新陳代謝を行い、分裂増殖もする「完全なる生命体」でした。

生物には親もあれば、子もあるのが普通です。しかし、この細菌の親は「誰」なのでしょう。ヴェンター博士が親でしょうか。

それだけではありません。ヴェンター博士らは遺伝子のミスコピーまでを意図的に導入して、変異マイコプラズマを創《つく》り出しました。これは遺伝疾患、つまり「病気」のマイコプラズマと呼んでよいでしょうか、それとも異形の新生物種でしょうか。既成の生命観が崩壊し、クラクラと目眩《めまい》がしてきます。神をも恐れぬ試み。科学者の飽くなき好奇心はどこまで突き進むのでしょうか。

「神」の脳回路を刺激したら何が起こるか？

いま「神」という言葉が出てきました。神の存在やその姿に関する議論は古くからあります。

ギリシャ神やキリスト像のように人間や動物の姿に描かれる神（または神の子）もあれば、ユダヤ教やイスラム教のように偶像崇拝を禁じる宗教も少なくありません。

若手の理系研究者の中には神の存在を信じない人が多いと聞きます。かく云《い》う私も、今のところ、とりたてて強い宗教観を持っているわけではありません（かといって神を厳として否定する勇気もありませんが）。

しかし、人ある所にほぼ宗教が存在するという人類の歴史を考えれば、ヒトが「神聖なるもの」に対する親和性を本能的に持っていること、言い換えれば、神を感じる脳回路を生まれながらに携えていることは容易に想像できます。

では、その「神」の脳回路を刺激したら何が起こるのでしょうか？

そんな研究が、ここ20年ほど実際に行われています。[183] 倫理的な批判も多いのですが、もちろん大まじめな実験です。なかでも有名なものは、カナダのローレンシャン大学のパージンガー博士らによる一連の研究でしょう。

彼らの手法は単純明快です。こめかみよりも少し後部、脳で言えば側頭葉に相当する部分を磁気刺激すると、存在しないはずのモノをありありと感じるというのです。

パージンガー博士らは９００人以上もの「側頭葉」を刺激してきていますが、40％ほどの人が何らかの知覚経験をしたといいます。[184・185] 何を感じるかは人によって異なります。通常はキリストだったり、マリアだったり、ムハンマドだったりしますが、場合によっては祖父の亡霊が見えたりもします。ＵＦＯを信じている無神論者の特殊なケースでは、エイリアンに誘拐《ゆうかい》されたような奇妙な錯覚体験をしたそうです。

奇《く》しくも、英語でこめかみは temple、つまり「聖域たる殿堂」という意味です。

偶然とはいえ、なかなか面白い名前です。

それにしても、なぜ私たちは神を感じる脳回路をわざわざ備えているのでしょうか。生存に有利な点でもあったのでしょうか。オックスフォードのハリーズ司教は、この疑問に答えて、「人類を創られたのは神だから、神を信じる心を脳に組み込んだのは当然のことだ」と述べています。

神が心を作ったのか、心が神を作ったのか――。科学の限界を超えた問いです。

神を科学で解剖することは冒瀆《ぼうとく》か？

ところで、脳に磁気刺激を受けなくても、神の存在を感じる人々が昔から知られています。たとえば、てんかん患者です。

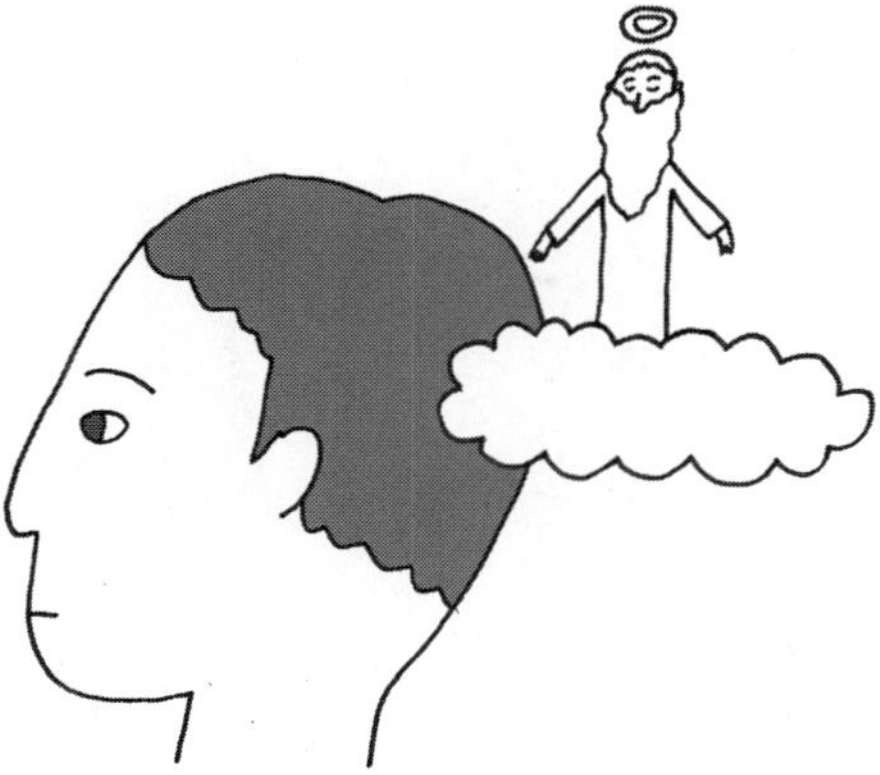

存在しないはずのモノをありありと感じる理由

熊本大学の緒方明博士らの研究によれば、てんかん患者のうち1・3％が発作中に神秘的な体験をするといいます。[186] そうした患者は、いずれも側頭葉を原因とした発作を生じるという点も、パージンガー博士らの脳刺激実験との共通性を感じさせます。

てんかん患者の宗教的体験は世界各国で確認されていますが、緒方博士らは、とくに宗教観が強いとは言えない日本の患者でも、宗教体験が得られる点を強調しています。つまり、教育や環境などによって宗教体験を習得するのでなく、生まれながらにして宗教回路が脳に備わっている可能性が高いわけです。

側頭葉てんかんの発作をご覧になった方はご存じだと思いますが、発作症状は見た目にインパクトが大きいものです。初めて見る人は誰でも驚くことでしょう。現代ではてんかん発作がニューロンの過剰活動が原因であることは知られていますが、医科学が未発達であった古代の人々にはどう映ったでしょうか。神か悪霊にでも魂が奪われたように映ったとしても不思議ではありません。しかも、発作から覚めたら「神が見えた」「お告げが聞こえた」などと言い始めるのです。ごく原始的な宗教では、てんかん患者が教祖となったケースも少なからずあったことでしょう。

科学と宗教の関係は面白いものです。神を科学で解剖することは冒瀆でしょうか。科学のメスで「神」の脳回路が解剖されると、人の心から神聖なる領域が消えてしまうでしょうか。
私はむしろ、人間という存在が、もっと愛《いと》おしく感じられるのではないかと考えています。信心深い人ほど健康で長生きをするという疫学的《えきがく》データもありますし、[187] 宗教心を高めるような指導をすると、不正行為が減って、他人に対して優しくなるという実験データもあります。[188]
だから、神の脳研究は、決して神への冒瀆などではなく、私たちの健康生活に直結するのだと信じたいです。実際のところ、欧米的な科学のルーツは、そもそも宗教です。ユダヤ教やキリスト教の「神が創り給《たま》いしこの世界」がいかに巧妙にできているかを知りたいという願望を原動力として、科学が進歩してきたのですから。
その一方で「宗教心が強い人は自己中心的だ」と主張する研究もあります。[189] これがキリスト教国家であるアメリカのエプライ博士らによって発せられた論文であるのも面白いところです。エプライ博士らによると、なにしろ、「神の思《おぼ》し召し」というのは、神の意図などではなく、実は（本人は無自覚ですが）「本人の個人的な願望」が反映されているというのです。神の命令だと公称して、自分の意見を通すわけです。虎《とら》の威を借る狐《きつね》——。そう言われてみれば、確かにそんなものかもしれません。

催眠術にかかりやすい人、まったくかからない人

ディープな話題になってきましたので、宗教から話題をそらして、すこしオカルト的な話をしましょう。

薄暗い照明。目の前には心地よく揺れる振り子。どこからともなく声が聞こえる。「さあ、あなたは猫になる。そして、ご主人様にエサをねだる」

テレビなどで見かける催眠術のシーンです。ショーであったり、ある種のエンターテイメントとして紹介されることが多いせいか、催眠術には〝トンデモ科学〟の印象が伴います。

もちろん、催眠は魔術でもなければ手品でもありません。実際に生じる脳の現象です。おそらく人類有史前より、世界中のあらゆる民族で普遍的に知られてきた、あるいは積極的に活用されてきた現象でしょう。

とはいえ、誰もが催眠にかかるわけではありません。スタンフォード大学のシュピーゲル博士によれば、催眠術にかかりやすい人は全体の10％強です。全くかからない人も20％います。残りの70％は催眠術師の腕次第のようです。かかりやすさには年齢

差もあります。12歳以下であれば、なんと80％以上の子供たちが催眠にかかるといいます。子供たちは前頭葉の働きが不十分なため、感受性が高いと考えられています。[190]

簡単なテストを紹介しましょう。次の文字が何色で書かれているかを言ってみてください。「黒、灰、白」。いかがでしょうか。これは「灰、白、黒」と答えるのが正解なのですが、漢字に意識がとられて、混乱しないでしょうか。「スツループ効果」と呼ばれるもので、字を読むよりも、色を言い当てるほうが困難なのが一般的です。

面白いことに、催眠状態ではスツループ効果が消えるのです。[191]これを発見したのはコーネル大学のラズ博士らです。この時、前頭葉の「帯状回」という脳部位の活動も

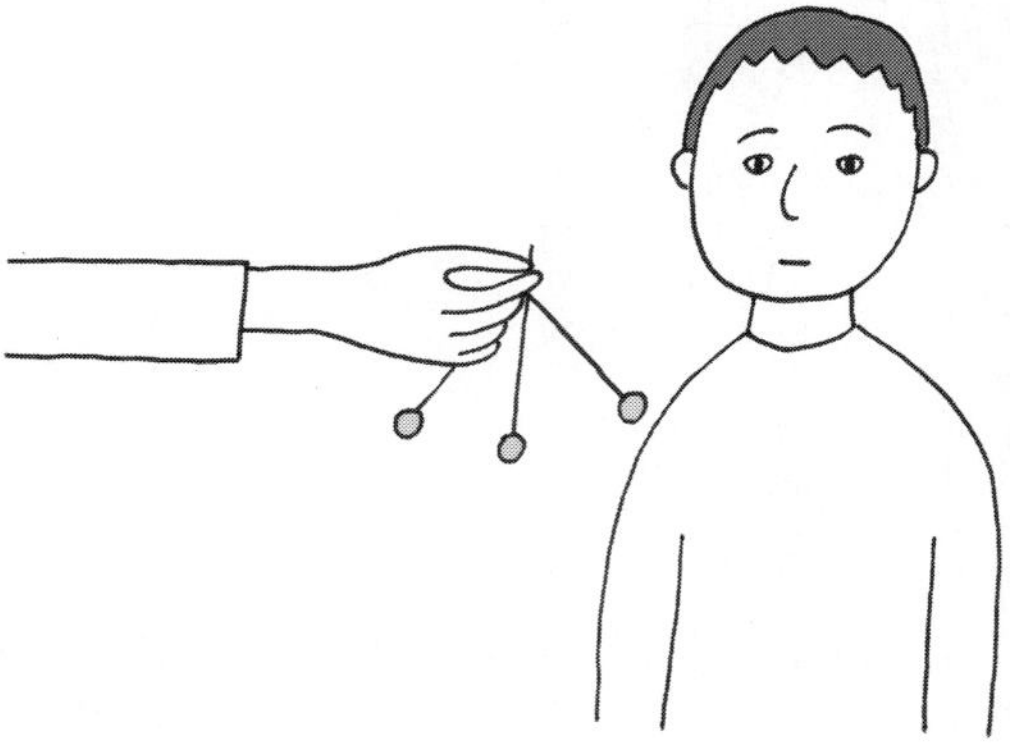

催眠術にかかりやすい人は10%、まったくかからない人は20%、残りの70%は催眠術師の腕次第

抑えられていることがわかりました。帯状回は「矛盾」を発見する部位として知られています。文字と色の矛盾に注意を取られなくなっているのでしょう。つまり、催眠とは注意力が低下して「状況の不一致や不自然さに気づけなくなっている状態」とも解釈できます。だから自分が催眠術に掛けられているという奇妙な現状にも気づかないのでしょう。

催眠は、いわば人工認知症

そんな催眠の研究ですが、意外にも臨床現場から期待が集まっています。催眠の特徴に「健忘」があります。これがポイントです。

催眠にかかった人は想起力が低下しています。しかし、まったく思い出せないわけではありません。たとえば、催眠中に見た映画について、内容は思い出せないことはあっても、映画を見た状況については思い出せるといいます。

なんとも不思議な精神状態ですが、神経生物学者のデュダイ博士らは「この解離的な健忘症は、老人に見られる認知症と似ている」と指摘しています。つまり、催眠は、いわば人工的な認知症なのです。

いうまでもなく認知症研究の問題点の一つは、研究に要する長大な時間にあります。ヒトは何十年もかけて認知症になります。実験者は長い年月を待つ覚悟が必要です。ところが催眠術では、瞬時に疑似的な認知症に陥ります。

デュダイ博士らは催眠後健忘を利用して、その脳状態をつぶさに検査した結果を報告しています。[192]

催眠研究が、日常に役立つ形で応用されはじめていることは喜ばしいことです。とはいえ、催眠研究者は口を揃《そろ》えていいます。「いまだに世間では催眠への誤解と偏見が根強い。これが催眠科学の発達を妨げている」と。

英語で「催眠をかける」ことを「mesmerize」と言います。催眠術を始めたドイツの医師メスメルの名前に由来した動詞です。メスメルは晩年、信用をなくし失脚しました。二〇〇年以上も昔から、催眠をめぐる状況は変わっていないようです。

「自分」という存在とは？

つづいて、脳にとって「自己」とは何かを考えさせられる実験を紹介しましょう。

家族旅行、高校の卒業式、結婚式パーティー――アルバムを開くと、さまざまな思い出が蘇《よみがえ》ってきます。

実物の顔ではなく、写真という紙切れに写った〝平面〟の顔を見ただけで誰かを判定できる能力は、当たり前のようでいてなかなか不思議な脳機能です。1歳半で鏡に映った自分の姿を認識できますから、人を区別する能力は成長段階のかなり早い時期に発達するわけです[193]。

ところが、カリフォルニア大学のアディン博士らが行った実験によれば、TMSという装置を使って右側の「頭頂葉」の下部を麻痺《まひ》させると、写真に写った顔が自分なのか他人なのかを区別できなくなってしまうのです[194]。頭頂葉は時空認識に大切な脳部位とされています。この実験から、「自分」という存在は、脳内で創作されていることがわかります。

幽体離脱の脳回路とは？

自己と他者の関係性については古くから頻繁に議論されてきました。近年では神経生理学者が、最先端の技術を駆使しながら、この哲学的難題に挑んでいます。ジュネーブ大学病院のブランケ博士らの興味深い発見を二つ紹介しましょう。

第22章で紹介したシリグ博士の実験のように、ブランケ博士らもまた、意識がある状態のまま頭《ず》蓋骨《がいこつ》をはがし、むき出しになった脳に電極を挿入して刺激するという高度な実験を行っています。

まずは2006年の論文から。[195] この論文でブランケ博士らは、左側の側頭―頭頂接合部を刺激しています。刺激されると実験参加者は、部屋に誰かがいる気配を感じます。すぐ背後にその存在を感じるようです。誰もが経験したことがあるでしょう。暗闇《くらやみ》で感じるあのゾワゾワする恐怖感に似た不快な感覚だといいます。

ブランケ博士らは、この現象をさらに詳しく調べ、その「誰か」とは刺激された当人に他ならないことを確認しています。心

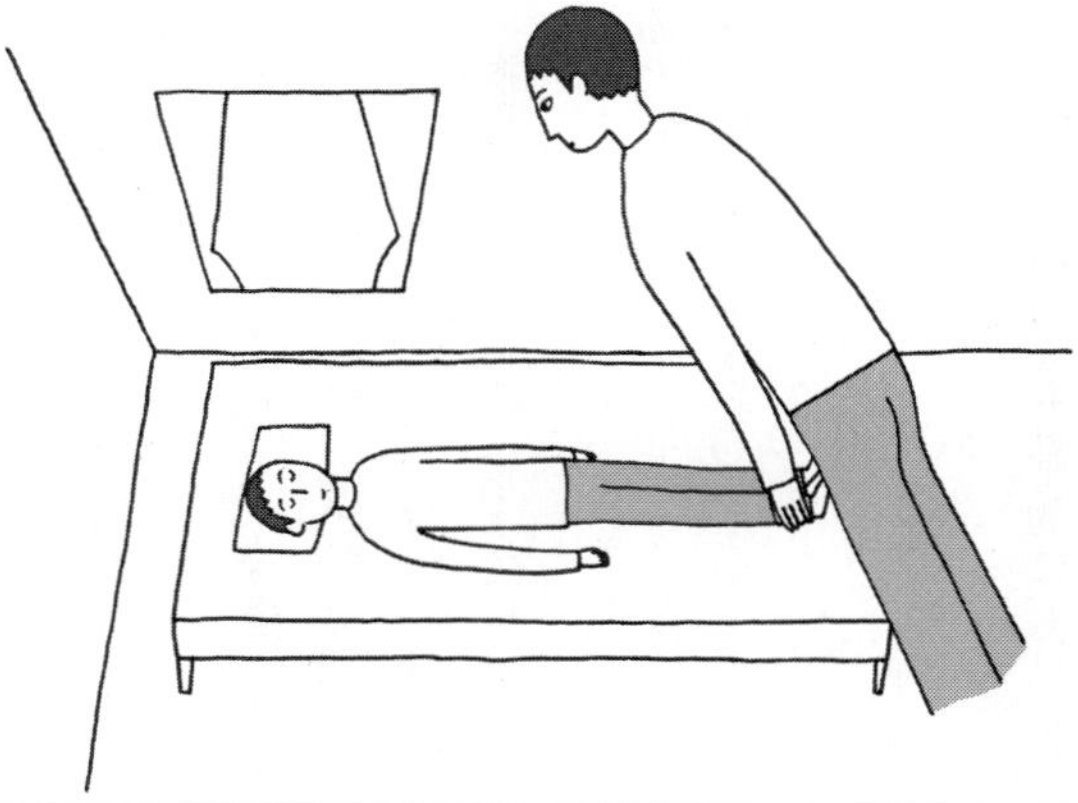

幽体離脱は俯瞰力に通じる!?

はそのままに、体の位置が背後にテレポートしているのです。ただし、本人はこの事実に気付いていません。そのため「他人」の気配がするのです。しかも、この「他人」は自分を脅《おびや》かす感じがするといいますから、統合失調症の強迫観念にも似ているところが興味深い点です。

ブランケ博士らは、この発見から遡《さかのぼ》ること4年前に、さらに驚くべき事実を報告しています。[196]右側の頭頂葉の「角回」と呼ばれる部位を刺激すると、実験参加者の意識は2メートルほど舞い上がり、天井付近から「ベッドに寝ている自分」が部分的に見えるというのです。心と体が分離して、他人の視点から自分を観察している。これは、いわば幽体離脱です。

幽体離脱は健康な人でも30％ほどが経験するといいます。ただし一生に一、二回程度しか生じないのが普通で、科学の対象になりづらかったのです。だからでしょうか、世間ではオカルト的な迷信性を帯びるようです。

この点において、ブランケ博士らの刺激実験では再現性よく幽体離脱が生じるわけですから科学的な意義は大きいといえます。

驚かれるかもしれませんが、じつは、幽体離脱に似た現象は日常的にも見られます。たとえば、有能なサッカー選手には、プレイ中に上空からフィールドが見え、有効なパスのコースが読めるという人がいます。こうした俯瞰力は、ブランケ博士らが実験的に導きだした幽体離脱現象とよく似ています。

さらに言えば、客観的に自己評価し、自分の振る舞いを省みる「反省」も、他者の視点で自分を眺めることが必要です。自己を離れて眺める能力があるからこそ、私たちは社会的に成長できるわけです。

幽体離脱の脳回路は俯瞰《ふかん》力のために備わっているのかもしれません。主観と客観――その妙なるバランスに乗って立ち、自分を一歩外から眺めながら「自分とは何か」を考えるとき、頭頂葉はとりわけ味わい深い脳部位です。

㉕ 脳は妙に瞑想《めいそう》する

「夢が叶った」のはどうしてか？

瞑想《めいそう》と脳の親密な関係

世界のほんの一地域の習慣にすぎなかったヨーガが、世界的に流行するようになって、いまや常識的な存在となりました。ヨーガ関連のグッズや書籍、さらには家庭用テレビゲームまでもが続々と発売されています。

トレーニングの日課にヨーガを取り入れているプロのスポーツ選手も少なくありません。ヨーガの世界的な人気は、裏を返せば、長い伝統を誇るヨーガ独特の瞑想や呼吸法が、それだけ実質的に効果が高いということなのでしょう。

このあおりを受けて、近年、瞑想と脳の関係を科学的に追究しようという機運が高まっています。その口火を切ったのは、２００４年にアメリカのマサチューセッツ州で行われた『精神を探究する』と題された学際会議です。ダライ・ラマをはじめとした仏教僧と一流の脳研究者が集い、神経科学の視点から瞑想を理解しようという大規模なプロジェクトが開始されました。

瞑想の達人である仏教の修行僧と私たち一般人では、どう脳の働き方が違うのでしょうか。まず、ウィスコンシン大学のデヴィドソン博士らが、チベット仏教の修行僧

8人の脳波を記録しました[197]。

瞑想を始めるとすぐに、はっきりとした変化が脳波に現れました。ガンマ波と呼ばれる脳波が記録されたのです。修行期間の長い高僧ほど強いガンマ波が生じます。

一方、素人《しろうと》は瞑想してもガンマ波を出すことはできません。この事実は、修行を積めば自分の意志で脳波を操作できるようになることを意味しています。これは脳の新しい活用、つまり「可《か》塑《そ》性」という観点から、脳科学的にも興味深いものです。

ガンマ波は注意力や集中力に関係します。ということは、ガンマ波を自在に操ることのできる瞑想の達人は、注意力が高いのでしょうか。デヴィドソン博士らはさらに研究を進めます。「集中力」を生み出すとさ

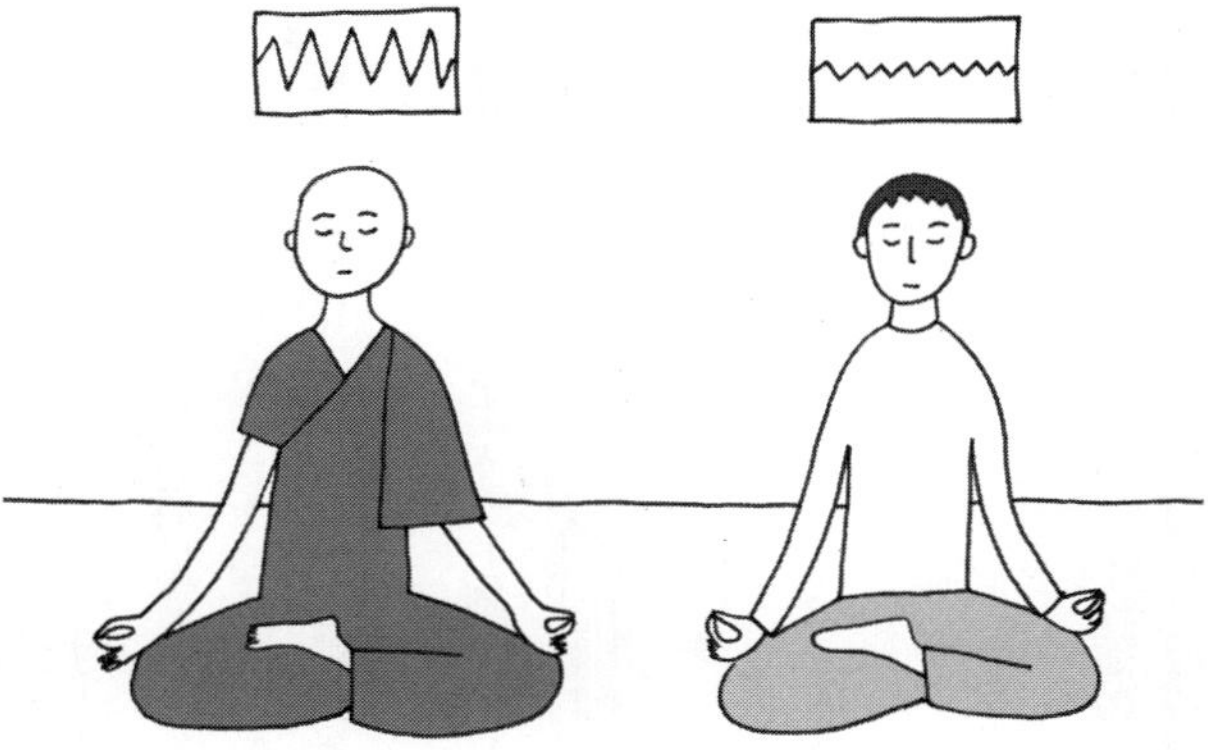

修行期間の長い高僧は脳波をコントロールできる

れる脳領域の活動をＭＲＩで測定したのです。[198]

意外な結果が得られました。たしかに素人よりも修行僧のほうが、集中力に必要な脳部位が、瞑想によって強く活性化しました。しかし、それは修行時間がまだ総計２万時間ほどの若造の場合であって、４万４０００時間を超えるようなベテラン僧では、逆に、凡人並にしか活性化しなかったのです。にもかかわらずガンマ波を強く生み出すことができるのです。

つまり、若造は集中して瞑想するのですが、高僧は「集中しよう」と強く念じることなく、スムーズに瞑想状態に入ることができるというわけです。力まずに自分をコントロールする。邪念なく自然体――これが達人の瞑想なのでしょう。

集中することはよいことか？

ちなみに私は、集中力とは、本来、動物にとって不自然なものだと考えています。集中するということは、周囲に乱されることなく、一点に意識を集めることを意味しています。野生の動物を想像してみてください。たとえば、シマウマが地面の草を食べることに集中することは、よいことでしょうか。

そんなことをしたら、肉食獣の格好の餌食《えじき》でしょう。野生の動物たちは、一点集中を避け、むしろ、意識を周囲に分散させながら外敵に注意する「分散力」を必要とします。だから、集中しないようにする〝非集中力〟を発達させてきたわけですし、その能力に長《た》けた動物たちが生き残ってきているわけです。

しかし、その末裔《まつえい》であるヒトの世界では、とくに現代の社会では、勉強でも仕事でも、とかく「集中力」が礼賛されます。なんとも不思議な傾向だと感じていたところに、先のデヴィドソン博士らの研究が発表されました。真のベテランは、集中などという奇妙な過程を経ずに、目的を達するという発見は面白いと思いました。

「20分の瞑想を5日間」でどう変化するか

僧侶《そうりょ》でなく、素人を使った実験でも、修行の効果が探究されています。たとえば、瞑想のトレーニングによって脳がどう変化するかを調べた実験があります。20歳から64歳までのボランティア41人に、ヴィパッサナー瞑想（仏教の代表的な瞑想のひとつ）の訓練を受けてもらいました。その後テレビ画面に高速表示される文字列を読み解くという試験をします。

集中力だけでなく、動体視力も要する高度な試験ですが、修行によって正答率は上昇しました。脳を調べると、メモリーソースを効率よく使って課題に向かうことができるようになっていることがわかりました。脳の使い方そのものが変わったのです。

ちなみに、この訓練は毎日10時間以上のヴィパッサナー修行を3カ月連続で行うというハードなものです。聞いただけでも志気が萎《な》えそうになりますが、より最近の研究では、20分の瞑想を5日間繰り返しただけでも、すでに脳活動に変化が認められるというデータが得られつつあります。

これならば現実レベルとして期待がもてます[199・200]。

体の動きと「未来イメージ」との妙な関係

瞑想の話題ついでに、想像力についてもお話ししましょう。最近、意外な発見がありました。

夢、願い、期待――ヒトは未来に思いを馳《は》せます。将来を思い描く能力は、希望に胸を膨らませてワクワクとするためだけでなく、来たるべき場面を想定して用意周到に計画したり、長いスパンで人生を設計したりするために大切な能力です。

「子どもには過去も未来もない、だから現在を楽しむ」と言ったのはフランスの著述家ラ・ブリュイエールです。彼はこう続けます。「それは大人にはむずかしいことだ」

私たちは大人になる過程で、知らず知らずのうちに未来に向けて準備する心を獲得してゆきます。適切な予測能力は行動や決断を素早くするのに欠かせないものです。

未来を想像するという能力について、ワシントン大学のシュピュナー博士らが重要な発見をしました。[201] シュピュナー博士らは、21人の実験参加者に未来と過去を思い描いてもらい、脳の活動を記録しました。

たとえば「次の誕生日にはどんな企画をするか」や「前回の誕生日には何をしたか」などです。すると、未来を想像する時にだけ活発に活動する脳部位がいくつか見つかりました。特に顕著だった部位が「前運動野」、つまり身体の運動をプログラムする大脳皮質でした。体の動きが未来イメージと関係があるとは、意外な発見です。

しかし、改めて考えてみれば、机のペンに手を伸ばす時も、「このように手や腕の関節を駆動させれば取れるはずだ」と、距離や位置関係を（無意識に）予測しながら動かしています。つまり、手足の動きをプログラムすることは、行動の結果を予想することに基づいています。身体運動用に設計された神経回路を、日常的な未来計画にも使い回すとは、なかなか気の利《き》いた進化上の発明です。

「観念運動」という現象があります。何かを強く思い浮かべると、自然と体が動くという現象です。テレビでボクシングの試合に熱中していたら思わず拳《こぶし》が動いてしまったり、車の助手席に座っていたら思わず足がブレーキを踏む動作をしてしまったりするように、念じただけの行為が実際の体の動きと直接に連動することは、私たちも経験するところです。

スポーツ選手のイメージトレーニングは、そうした効果を狙《ねら》った訓練ですし、より大雑把に言えば、「夢が叶《かな》った」というのも、自分の将来像を具体的に描くことによって、身体や脳が自然に目標に向かって準備した結果だと解釈することもできます。

「老《ふ》ける」とは夢を持てなくなること?

想像力のメカニズムに関して面白い事実は、記憶を司《つかさど》る脳部位「海馬」が関係していることです。ハーバード大学のアディス博士らは、未来を〝活《い》き活《い》き〟と想像する時に右脳半球の海馬が活動することを報告しています。[202] また、ロンドン大学のマグワイア博士らは、海馬に障害がある患者は未来を鮮明に思い描くことができないことを報告しています。[203]

海馬が関与するとなると、やはり気になるのが老化です。認知症でとりわけ障害を受けているのが海馬です。海馬が衰えると、鮮やかに未来像を描くことができません。ひょっとしたら、脳が「老ける」とは夢を持てなくなることと似ているのかもしれません。たしかに夢に目を輝かせている人はいつまでも若々しいものです。夢を持つことの大切さ――最新の脳研究成果を眺めてみると、そんなことが改めて新鮮に感じられます。

㉖脳は妙に使い回す

やり始めるとやる気が出る

「身体《からだ》が痛むとき」と「心が痛むとき」

第11章では、「苦味」の顔の表情が社会的モラルを侵される嫌悪感《けんおかん》の表情と似ているという実験データを紹介しました。そして、苦味を感じるための味覚の脳回路が、進化の過程で転用され、現在では苦味だけでなく、日常的な嫌悪全般に対しても用いられたのだろうと考察を進めました。これを裏付ける現象として、「苦い思い出」という隠喩《いんゆ》表現が、多くの言語に共通して見られることを指摘しました。

似たような現象は、味覚に限らず、さまざまな身体感覚において見られます。たとえば、痛覚ならば、「心が痛い」「胸が痛む」などという表現がそれです。物理的な刺激があるわけでもないのに、「痛み」という比喩を使います。心が痛むのは人類共通の症状のようで、この隠喩は、多くの言語にまたがって存在します。

心痛に関しては、米カリフォルニア大学のアイゼンバーガー博士らの研究が有名です。[204] 博士らは独特のアイデアに溢《あふ》れた実験を行いました。ボールトスのテレビゲームを用いたのです。

三人でバレーボールの練習をする風景を想像してもらえばよいでしょう。このゲームでは、テレビ画面を通じて他のプレーヤーとボールトスを行います。相手の二人は実際にはヒトではなくコンピュータですが、このことはプレーヤー本人には知らされていません。

ゲームに参加した実験協力者は、はじめは皆でボールを回しながら楽しんでいますが、あるとき、相手の二人にボールを回してもらえなくなります。自分以外の二人だけが目の前で遊んでいる。そう、除《の》け者にされたのです。グループからの孤立、社会からの孤立。心の痛む瞬間です。

この時、脳はどう反応するでしょうか。13人の実験参加者の脳の活動を検査したところ、仲間はずれにされたとき、大脳皮質の一部である「前帯状皮質」が活動することがわかりました。検査の後、本人に「どれほど疎外感《そがいかん》を覚えたか」を訊《たず》ねたところ、前帯状皮質の活動が強かった人ほど、強い孤立を感じていました。

前帯状皮質は身体の「痛み」の嫌悪感に関係する脳部位です。これが発見のポイントです。つまり、手足などの身体が痛むときに活動する脳部位が、心が痛むときにも活動したというわけです。

ヒトは社会的動物です。社会から孤立してしまっては、生きていくのがむずかしいでしょう。ですから、自分が除け者にされているかどうかを、敏感にモニターする必要があります。そのための社会監視システムとして、痛みの神経回路を使い回すとは、見事な発明であったと言ってよいでしょう。なにしろ動物の痛覚系は鋭敏です。検出感度の高い痛覚系を活用すれば、感度よく社会反応を感知できるに違いありません。

ヒトの思考はどこから派生しているか

最近、さらに示唆《しさ》に富んだ実験データが報告されました。パリ第11大学のノプス博士らの論文です。[205] ノプス博士らは、足し算と引き算などの算術もまた、身体感覚に関係していることを発見しました。

なんと、眼球を左右に動かす運動が、計算のもとになっているというのです。ノプス博士らは、眼球を右に動かすときと、左に動かすときの「頭頂葉」の活動を記録し、この画像を、コンピュータを用いて左右どちらに動いたときの画像かを自動判断させるプログラムを作成しました。

これと同じ判定プログラムを用いて、今度は、足し算と引き算をしているときの頭頂葉の活動を判断させると、高い確率でどちらの計算を行っているかを判定できることがわかりました。

ノプス博士らは「計算を行うとき、私たちは左右の伸びる数直線をイメージし、足し算の場合には、線上を右にシフトする仮想的な視点移動を行っているのではないか」と推測しています。

たしかに、子どものころは数直線をつかって加減算を習いました。眼球が動いていたはずです。ところが、そのうちに眼球を実際に動かさなくても、動かしたかのように想像するだけで、暗算ができるようになります。大人になった今、まさか眼球を動かしているという実感はないのですが、しかし、脳をのぞくと、いまだに眼球の動きが算術の基盤になっていることがわかるのです。

こうした一連の発見を推し進めると、

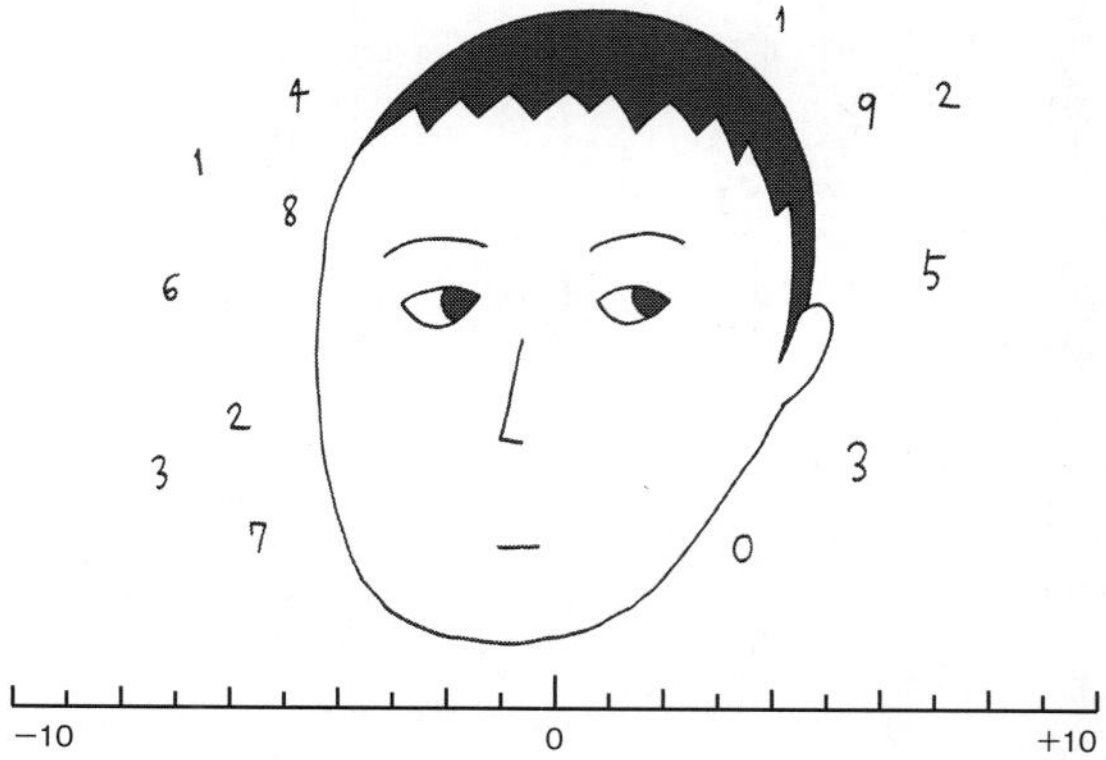

眼球（による）暗算

「一見抽象的にも思えるヒトの高度な思考は、身体の運動から派生している」という仮説が生まれます。

進化を遡れば、もともと原始的な動物は、物質環境のなかで身体運動を行っていました。身体移動は、「動く生物」たる動物を、植物と隔てる大きな特徴です。

動物は、この運動を統制するための装置として、筋肉と神経系を発明しました。高速の電気信号を用いて、すばやく運動を行おうというわけです。この神経系を、さらに効率的に発達させた集積回路が、いわゆる「脳」です。

「心」は脳回路における身体性の省略

つまり、脳にとって「身体」は、大切な乗り物。すべての拠《よ》り所となる機能ベースです。情報を発生させ、そして、情報を集約させるための基盤となります。

ところが、脳がさらに進化したとき、身体を省略するというアクロバットをやってのけるようになります。つまりこういうことです。

脳の構造を眺めると、階層的になっていることがわかります。この中で「脳幹」や「小脳」、それに「基底核」といった部分は進化的に古く、いずれも身体と深い関係を

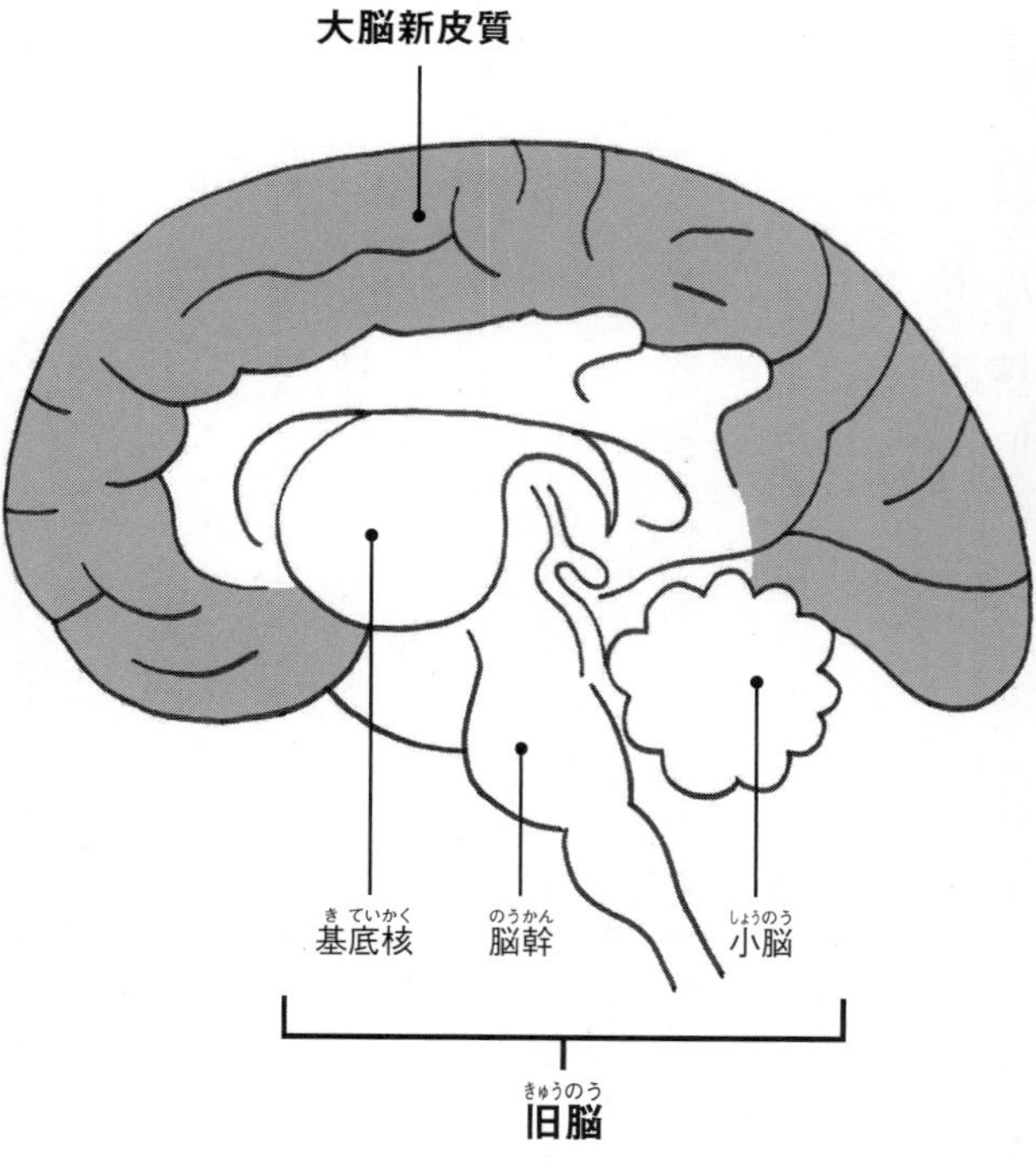

脳の構造は、階層的になっている

もっている脳部位です。こうした旧脳のうえに「大脳新皮質」が存在します。大脳新皮質と身体との接点は、旧脳に比べてはるかに少ないといえます。

大脳新皮質は、しばしば「旧脳の上位にある高等組織」といわれますが、私はむしろ下部組織だと解釈しています。少なくとも進化の初期過程ではそうだったはずです。

進化的に後から生まれた大脳新皮質は、すでに効率よく働いていた旧脳を、さらに円滑に動かすための「予備回路」あるいは「促進器」として追加した新参者だったことでしょう。エンジンのターボみたいなものでしょうか。平凡に生きるだけならば、必ずしも必要のない補足品です。

進化の初期の段階では、それでよかったのです。ところが進化とともに脳が大きくなっていきました。とくにヒトでは大脳新皮質の拡大が顕著です。すると何が起こるでしょうか。そうです。多数決の原理が働きます。力学的な上下関係が逆転するのです。

脳内の圧倒的多数を大脳新皮質のニューロンが占めるようになると、旧脳よりも大脳新皮質の機能が優位になります。

ヒトの脳では、この臨界値を超え、大脳新皮質による下克上《げこくじょう》が起こっていると私は考えています。大脳新皮質は、旧脳とは異なり、身体性が希薄です。解剖学的にみても、身体と直接的な連結をほとんどもっていません。

ですから、大脳新皮質が主導権を持つヒトの脳には、身体を省略したがる癖が生じます。その結果生まれたものが、計算力、同情心やモラルなどの機能ではないでしょうか。こうした高度な能力は、もともとは身体性から発生したものですが、しかし、物理的実体としての身体から解放されることによって獲得された能力です。「身体運動や身体感覚が内面化されることによって、高度な機能が生まれた」というこの仮説を下の図にまとめてみましょう。

脳は、身体と情報のループを形成しています。身体から感覚を仕入れて、身体へ運動として返す。身体の運動は、ふたたび、

脳は身体を省略したがる

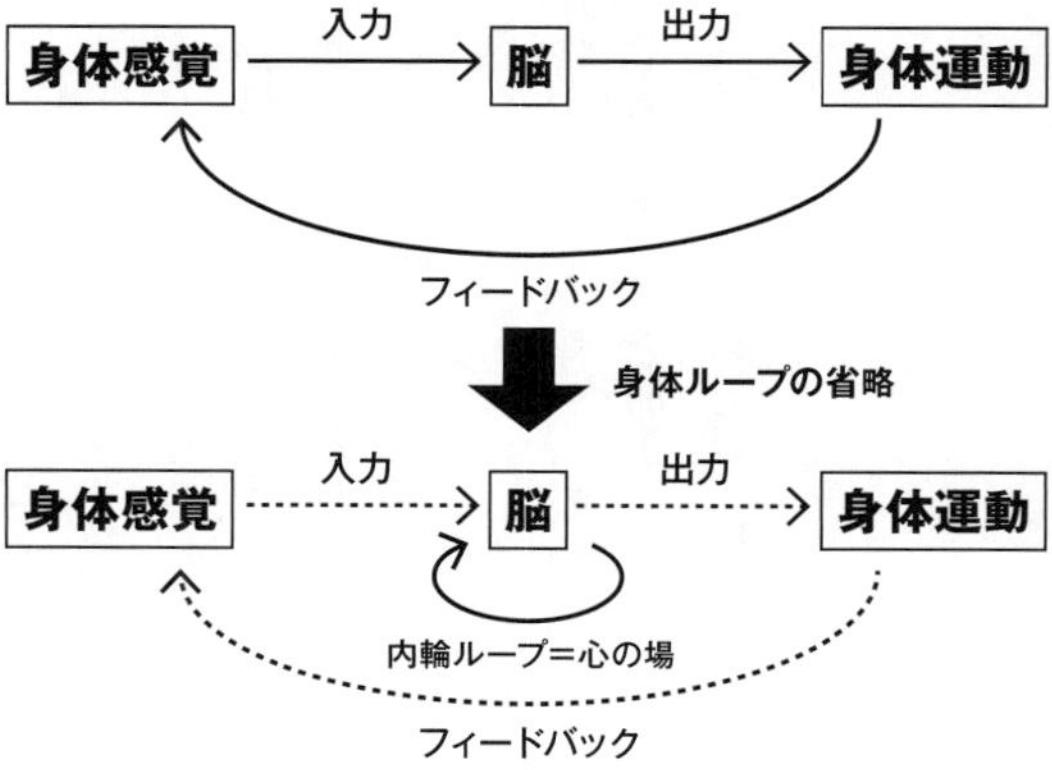

身体感覚として脳に返ってきます。

たとえば、花のよい香りが漂ってくる場合、蝶々《ちょうちょう》ならば、嗅覚器《きゅうかくき》から匂《にお》いを感知して、脳に届けます。これが身体感覚からの入力です。脳はこれを「食物の場所だ」と読み解き、花ある方向に飛ぶように身体を仕向けます。これが身体運動への出力です。そして、正しく花の方向に飛ぶことができれば、匂いはより強くなります。この濃度勾配《こうばい》の情報を仕入れることで、いま自分が正しい方向に飛んでいることがわかります。この情報もまた身体感覚への入力です。つまり、身体と脳の間で、情報の流れがループになっているわけです。

ところが、ヒトのように大きな脳では、脳の自律性が高く、身体を省略して内輪ループを形成することができます。横着して脳内だけで情報ループを済ませるのです。この演算こそが、いわゆる「考える」という行為。つまり、ヒトの心は、脳回路を身体性から解放して得られた産物です。

すでにあるシステムをリサイクルする脳

実際、脳を調べると、行動と心理作用に一見関係のない脳回路が共用されているという例にしばしば出くわします。苦味と嫌悪、痛覚と心痛、眼球運動と暗算などの関係性はよい例です。こうした事実は異なる脳機能が系統発生的な根源を共有していることを示唆しています。

おそらく生物は、進化の初期の過程で、痛みや眼球運動などのごく原始的な生理感覚や身体運動の回路を作り出していて、これが極めて効果的で汎用《はんよう》性の高いシステムであったために、後に、身体性を排除し、ほかの目的に転用したのでしょう。

ヒトにみられる高度な能力のための脳回路を、まったくの無から作り上げるには相当な時間と労力を要するにちがいありません。ならば、すでにあるシステムをリサイクルするほうが開発コストは少なくてすみます。痛覚回路を「社会的痛み」の感受に転用するとは、なんとも巧妙な応用を開発したものだと感心したくなりますが、生物学的にはこのほうが理に適《かな》っていたのでしょう。

このように、本来は別の目的で機能していたツールを他の目的に転用することを「コオプト（co-opt）」と呼びます。一見すると高次で複雑に見える脳機能は、意外と単純な神経システムがコオプトされたものと考えてよいでしょう。[206]

脳は何のために存在するのか？

ここで改めて、「脳」が何のために存在するのかを考えてみましょう。

現在では「脳」は高度な情報処理を実行する特殊な組織として機能しています。だから、「脳は何のためにある？」と訊《き》くと、たいていの人は「精神を司《つかさど》るため」とか「意識や心を産み出すため」と答えます。しかし、こうした機能は脳の本質ではありません。

ごく初期の生物を見たほうが、脳の本来の役割がわかるというものです。こうした生物では、脳は、外界の情報を処理して、適切な運動を起こす「入出力変換装置」です。餌《えさ》ならば近寄る、敵や毒ならば避けるといった、単純ですが生命にとって大切な反射行動を生み出す装置です。

つまり当時の脳は、とことん身体感覚（入力）と身体運動（出力）の処理に特化した組織だったはずです。

こうした経緯を、発展的に再考すれば、すべての高次脳機能が身体制御という原始機能がコオプトされたものであったとしても、もはや不思議ではないでしょう。足し算や引き算が目の動きに関連していたとしても驚くべきことではないですし、それどころか、ヒトの心理作用の多くは身体性を下地としていると考えてよいと思います。たとえば、幼少時代を思い返してみてください。幼児は数をかぞえるとき、指を一本一本折りたたみながら「1、2、3、……」と数えます。歳《とし》を経ると、指を使わなくても数字をカウントすることができます。これは「指」という身体ツールが内面化されたからにほかなりません。つまり、「数」という抽象概念も、起源を辿《たど》れば、身体に行き着きます。

身体性にまつわるこうしたアイデアは、メルロ＝ポンティをはじめとした哲学者たちによって古くから議論されていますので、脳科学者が別ルートで科学的な知見から同じ結論に至ったとしても、突飛なことではないでしょう。

この考えにもとづいて、私たちの日常を見つめ直すと、身体や行動に起因する抽象ラベリングの誤解が多く存在していることに気づきます。

たとえば、

街で魅力的な人とすれ違うと思わず目が行ってしまう

あの人は時間にルーズだから、今回もまた遅刻してきた

彼は忙しいから、時間がないにちがいない

などの表現がそれです。誰もが使う表現だとは思いますが、いずれも奇妙な点があることに気づくでしょうか。

そもそも「魅力的な人」とはどんな人でしょうか。改めて考えてみてください。魅力的だから視線が行ってしまうのでしょうか。もちろん、ちがいます。本当は身体が先です。思わず視線が行ってしまうような人を私たちは「魅力的」と言語表現しているのです。

同様に「時間にルーズだから遅刻する」のでなく、よく遅刻する人を私たちは「時間にルーズだ」とラベルしています。遅刻という身体行動の頻度を表現しているにすぎません。「忙しい」というラベルも、時間が取れない人、あるいは、時間内に仕事を終わらせることができない人を、そう呼んでいるわけです。

いずれの場合も、身体運動や行動癖が言語によってラベル化されたものです。

ラベル付けは便利です。それだけでもう「わかった気」になります。すると、ラベルがひとり歩きを始めます。そして「魅力的な人につい目が行く」などという珍妙な表現を、そうと気づかずに平然としてしまうのです。しかし、それは逆因果の錯誤であって、実質上はなんの実効性もありません。

ラベルは行動や性格の理由ではありません。つねに結果です。その核心を追求すれば、脳内表現の多くは、身体や行動が（外的・内的にも）「言語化」されたものであることがわかります。

脳に言語が生まれたのは、いつ？

言語がヒトの思考に重要な役割を持っていることは私も認めるところです。

しかし、言語と脳はそれほど長い付き合いではありません。脳（の原型）が完成したのは、化石の調査結果から、5億年ほど昔だと推測されています。一方、言語が生まれた時期については諸説ありますが、とりあえず、およそ10万年前であったとしましょう。両者の期間を比較すれば、言語がどれほど新しい機能かが理解いただけるで

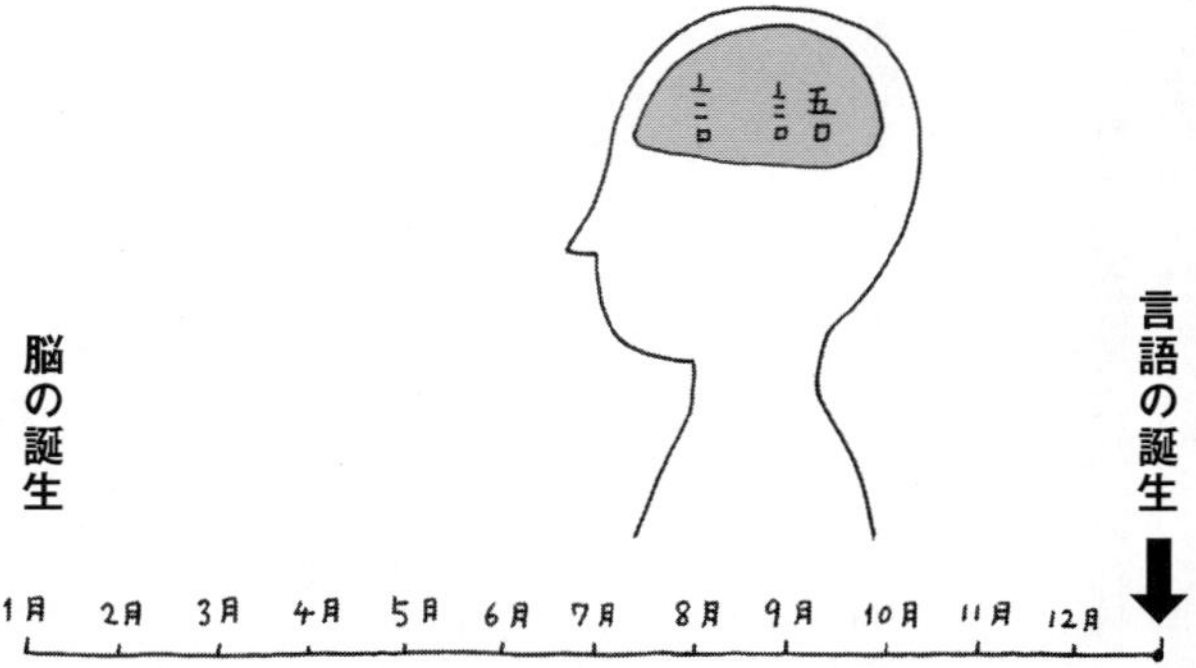

脳の誕生から現在までの５億年を１年に短縮すると……

しょう。

たとえば、脳が誕生して現在までの5億年間を一年間に短縮して、両者の時間を比較してみましょう。すると脳に言語が生まれたのは大晦日《おおみそか》12月31日の夜10時以降であることがわかります。

つまり、脳が言語を扱うようになったのはごく最近であって、それ以前は、非言語的な身体世界に脳が暮らしていたことになります。ですから、言語化することで、なんとなく理解した気分になってしまうのは、脳から見れば、なんともこっけいで奇妙な癖だとしか言いようがありません。

心はどこにあるのか

こうした身体性に関する一連の考察を、本書の最後で、卑近な例に思い切って飛躍させてみたいと思います。

つまり、日頃の身体経験の重要性を謳《うた》いたいのです。

ヒトの脳は、身体の省略という美味しい「芸当」を覚えたがゆえに、身体性を軽視しがちです。身体を動かさずに、頭の中だけで済ませたほうが楽なのはよく理解できます。しかし脳は、元来は身体とともに機能するように生まれたものです。

手で書く、声に出して読む、砂場で遊ぶ――活き活きとした実体験が、その後の脳機能に強い影響を与えるだろうことを、私は日々の脳研究を通じて直感しています。

勉強部屋や教室をメインに成長した人と、野山や河原を駆け回って成長した人では、身体性の豊かさの差は明白です。机上の勉強はもちろん大切です。しかし、教育重視の家庭に時折みられるように、公園のジャングルジム遊びなどの屋外経験ですら「落ちたら危険」「バイ菌で汚い」などと回避することは、脳の本質から少しずれているようにも感じます。

体罰――体罰が社会的に受け入れられないことは明白ですが、その一方で、身体性という意義があることも、脳科学者として認めざるを得ません（もちろん、それだけの理由で体罰を復活させることは、私は容認しません）。

テレビゲーム――私は「ゲーム脳」などと有害性をむやみに煽《あお》るつもりはありません（私もかつてテレビゲーム好きでしたし、それどころかロチェスター大学のバヴェリエール博士らが「アクションゲームをよくする人は情報並行処理の能力が高い」[207]と報告していることをしばしば紹介してさえいます）が、テレビゲームの悪《あ》しき面を指摘することはできます。身体性の欠如です。視・聴・味・臭・皮膚の五感のうち、少なくとも味と臭が欠落しています。

精神と身体は切り離して考えることはできません。心は脳にあるのではありません。心は身体や環境に散在するのです。

ヒトの心がどれほど身体や環境に支配されているか

身体や環境が精神を規定するとしたら、私たちが自信満々に行っている判断・決断・意見・意図も本質的に見直す必要がでてきます。

たとえば「選挙」。自分なりの意見や姿勢が要求される場面です。しかし、こうした意志決定は環境に強く依存します。

投票率を向上させるために、在宅投票やネット投票の有効性が一部で謳われています。しかし、投票所に足を運んで監視員のもとで投票した場合と、自宅でビール片手に気軽に画面をクリックして投票した場合では、支持する候補者、いや政党さえ異なったとしても不思議ではありません。身体環境がまったく違うからです。となれば、どちらの状況に真の民意が反映されるでしょうか。

別の状況を考えてみましょう。先日、知人から「面と向かって相手と議論するときには冷静に対応できるが、メール上ではつい本音が出て喧嘩《けんか》になる」と相談を受けました。よく理解できます。ただ、このケースでも「建前」と「本音」という表裏を浅薄に捉《とら》えては誤解が生じます。

　どちらが本当の自分でしょうか。相手を目の前に気遣う社会性を重んじた自分でしょうか、思いついたことを平然と言える身体性の希薄なメール上の自分でしょうか。

　そもそもヒトは社会性生物です。こう考えると、メールでの言動が（知人が主張するように）真の意味で「本音」なのかも怪しくなります。

　ヒトの心がどれほど身体や環境に支配されているかに、私たちは普段、鈍感になりがちです。身体性の議論を抜きにして、人

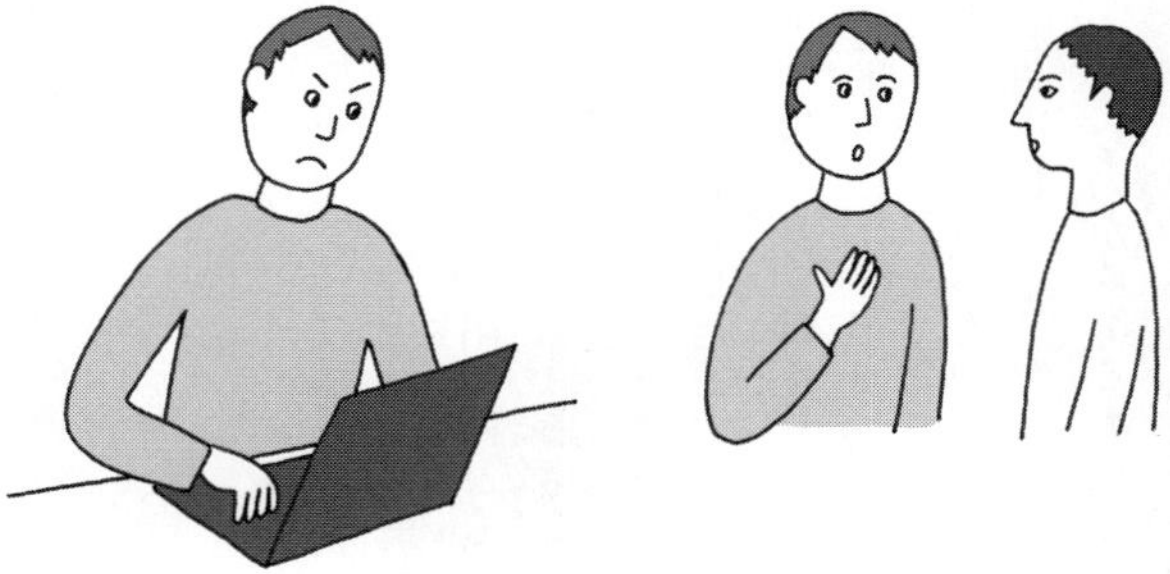

面と向かったとき、メールのとき……心はどれだけ身体や環境に支配されているか

間の行動心理を語ることはむずかしいと私は考えます。

何事も始めたら半分は終了⁉

もっと考察を進めましょう。

脳には入力と出力があります。いや、身体感覚（入力）と身体運動（出力）の二点こそが、脳にとって外部接点のすべてです。ですから、入力と出力はともに重要です。しかし、入力と出力、あえてどちらが重要かと問われれば、私は躊躇《ちゅうちょ》なく「出力」と答えます。感覚ではなく、運動が重要ということです。

理由のひとつは、第13章で書きました。脳は出力することで記憶すると。脳に記憶される情報は、どれだけ頻繁に脳にその情報が入って来たかではなく、どれほどその情報が必要とされる状況に至ったか、つまりその情報をどれほど使ったかを基準にして選択されます。

このことは、第11章で書いた「笑顔」の効果とも関連します。笑顔に似た表情を作るだけで愉快な気分になるという実験データです。楽しいから笑うのでなく、笑うから楽しい、つまり、笑顔という表情の出力を通じて、その行動結果に見合った心理状態を脳が生み出すのです。やはり出力が先です。

似たような例はたくさんあります。「眠いから寝る」という一見当たり前に思える行動も、通常はまちがった表現です。もちろん、寝不足だったり、酒や睡眠薬を飲んだりすれば、「眠くなったから寝る」ことはありえます。

しかし、それはごく一部の状況でしょう。毎晩どのように寝るか想像してください。たいていは「就寝時間になったから寝る」のではないでしょうか。あるいは「あら、もうこんな時間だ。明日も仕事だし」と寝ることもあるかもしれません。

いずれのケースも、眠いから寝るのでなく、さして眠くもないのに寝るわけです。

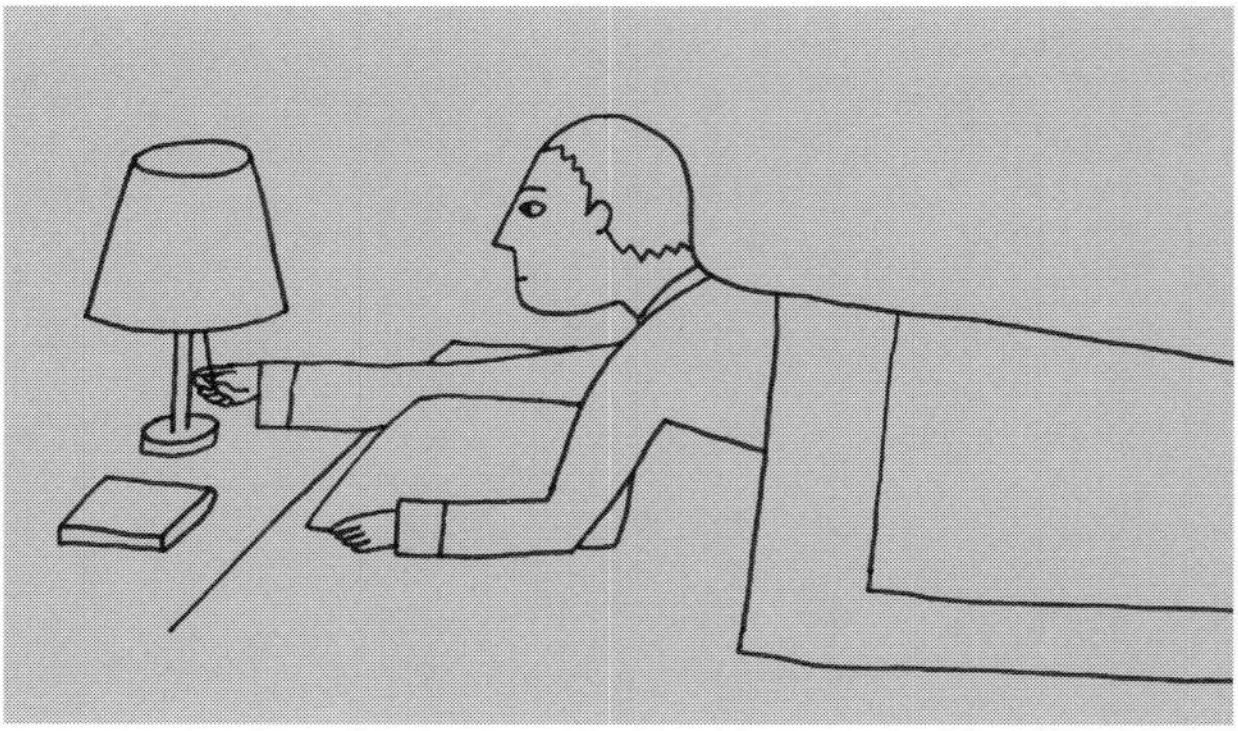

眠くなるから横になるのではなく、横になるから眠くなる

では、どう睡魔を呼び込むかといえば、身体を使うわけです。寝室に入って、電気を消して、布団《ふとん》をかぶって、横になる。すると自然に睡魔が訪れます。

身体をそれにふさわしい状況に置くから「眠くなる」わけです。身体が先で眠気は後です。就寝の姿勢（出力＝行動）を作ることで、それに見合った内面（感情や感覚）が形成されるわけです。

ときに会議中や授業中に眠くなるのも、静かに座っている姿勢が休息の姿勢でもあるからだといえます。あくまでも身体がトリガーです。

「やる気」も同様です。やる気が出たからやるというより、やり始めるとやる気が出るというケースが多くあります。年末の大掃除などはよい例で、乗り気がしないまま始めたかもしれませんが、いざ作業を開始すると、次第に気分が乗ってきて、部屋をすっかりきれいにしてしまったという経験は誰にでもあるはずです。やる気は、行動の原因ではなく、しばしば行動の結果です。

「何事も始めた時点で、もう半分終わったようなもの」とはよく言ったものです。私たちの脳が「出力を重要視する」ように設計されている以上、出力を心がけた生き方を、私は大切にしたいと思っています。それがコオプトを基盤とする脳との自然な付き合い方だからです。

すでに述べたように、ローマの詩人ユウェナリスは「健全なる精神は健全なる身体に宿る」という名言を残しています。この言葉が象徴するように、昔の人は身体を脳の上位においていたにちがいありません。

ところが、後年にデカルトやフロイトなどのように精神の重要性に気づく人が現れ（そして、精神を強調しすぎたがゆえに）、現在では、脳を身体よりも上位においてしまう奇妙な錯覚に陥るに至ったのでしょう。そんな今だからこそ、心は身体から派生することを、あえて念頭に入れておくことが大切だと私は思うのです。

人間の肉体は一つの大きな理性である　ニーチェ

身体運動を伴うとニューロンが10倍強く活動する

最後に、米デューク大学のクルパ博士らの研究を紹介します。[208] ネズミのヒゲにモノが触れたときの大脳皮質の反応を記録したものです。３９１ページを見てください。点の数が神経細胞の活動の強さを表しています。

上のデータは、実験者がネズミのヒゲにモノを接触させた（入力［感覚］重視）ときのニューロンの反応です。下のデータは、ネズミが自らヒゲを動かして（出力「行動」重視）、モノに触れたときの反応です。つまり、受動的に教えられる状況が上で、積極的に学びにいく状況が下です。

　このグラフから、身体運動を伴うとニューロンが10倍ほど強く活動することが読み取れます。同じモノがヒゲに触れ、同じ感覚刺激が脳に伝わっているにもかかわらず、脳の反応がこんなにも違うのです。

　私が本章で一貫して伝えたかったメッセージは、このネズミの脳の反応に集約されている気がします。

　稚拙な文章を連ねるより、脳が語る真実のほうがはるかに雄弁なようです。

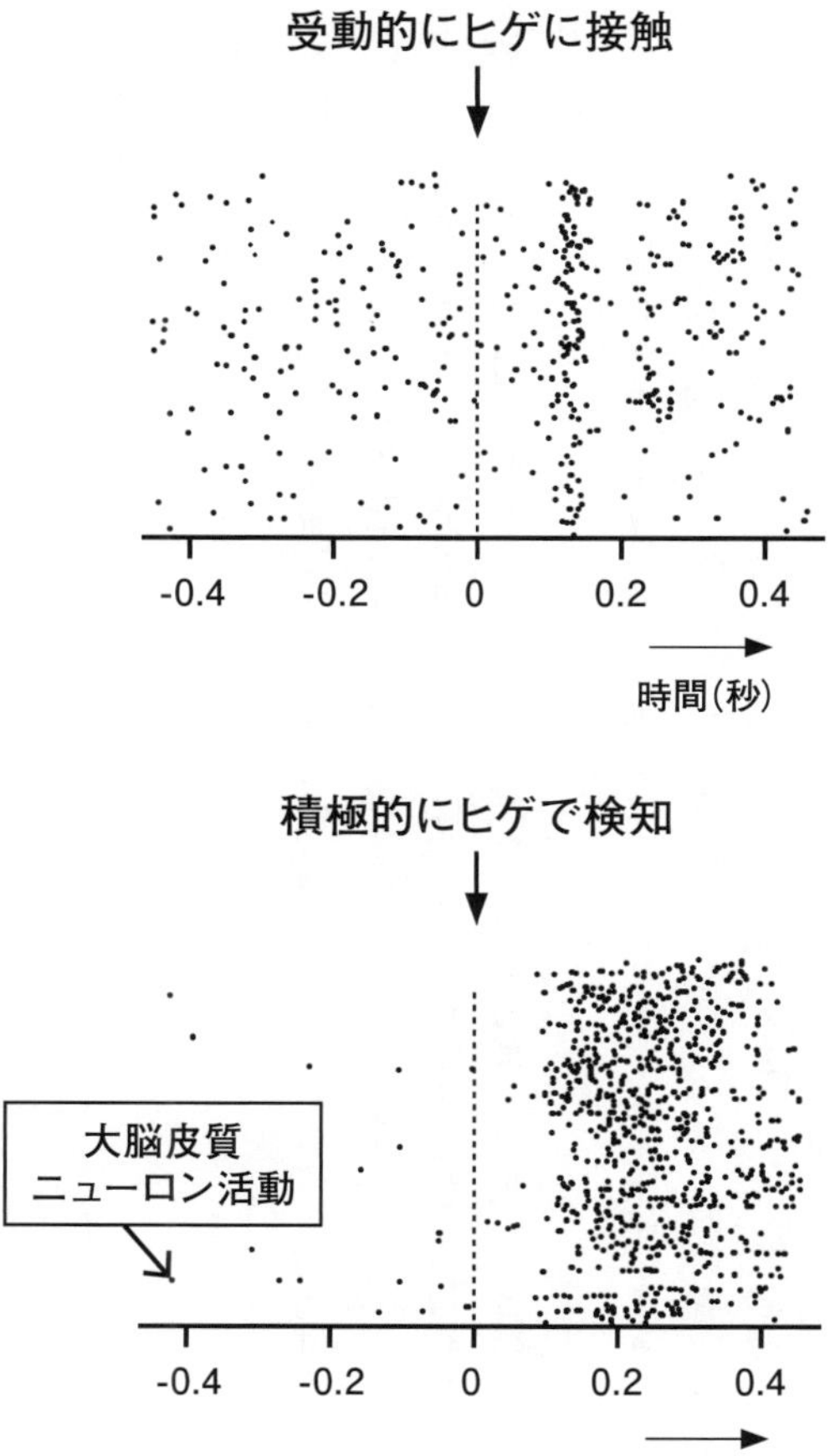

身体運動を伴ったときのニューロンの活動の強さ

おわりに

私は脳研究に携わる科学者です。と同時に、研究のかたわらに一般向けの本を執筆しています。いや、「執筆」といっては語弊があるかもしれません。私のこれまでの本は、基本的に本として自分で書いたものは少ないからです。むしろ対談や講義を録音して別の方に書いてもらっているもの、または過去のエッセイをまとめたものが大半です。

こうした執筆スタイルを取っている理由は二つあります。一つは、できるだけ研究の時間を大切にしたいと私自身が思っていること、もう一つは、同業者から「本を書く時間があるくらいだったら、もっとマジメに研究しなさい」と叱責《しっせき》を受けることです。

ですから、負担なく本を出す方法として、このようなスタイルを以前より貫いています。

本書も例外ではありません。過去5、6年ほどのあいだに雑誌やネット上に書きためてきたエッセイがオリジナルとなっています。長短100近いエッセイを寄せ集めました。

とはいえ、出版に際しても手を抜きたくないのは、学者的な偏執癖でしょうか。書きためたエッセイから、適切なものを選り抜き、それぞれをパーツに分解しつつ、あれやこれやと試行錯誤しながら再編成しました。文章自体も全文にわたり徹底的に書き直しました。結局、原型を留めていません。

研究のかたわらに作業をしましたので、編集作業だけで二年以上を要してしまいました。そんな長い経緯から、ごく一部の内容に過去の拙著と重複するところもあります。しかし、研究背景を説明するために省略できないという点と、なにより当時はこのオリジナルエッセイこそが初出であったという点から、お許しいただければと思います。

最後に謝辞を記します。

何年間も私の作業を辛抱強く待ってくださった扶桑社の山口洋子さんには頭があがりません。『脳はなにかと言い訳する』をご担当いただいて以来のお付き合いで、彼女の粘り強く、丁寧な姿勢にはいつも感服させられます。

祖父江ヒロコさんには、今回もステキなイラストを書いていただけました。

また、本書の構成やアイデアに関し、随所ですばらしいコメントをくださり、執筆を応援してくださった長谷川克美さんにも感謝したいと思います。

『ＶＩＳＡ』の武田雄二さん、『日経ビジネスアソシエ』の田中太郎さん、『エコノミスト』の藤枝克治さんをはじめ、関係者の皆さまには、本書の元となったエッセイを書かせていただく機会を頂戴しました。

最後に、家族や同僚など、私の研究生活を支えてもらっている方々にお礼申し上げます。

池谷裕二

文庫化に寄せて

このたび拙著が新潮文庫のリストに加わることを嬉《うれ》しく感じています。なぜなら、「文庫に移殖されるということは、それだけ本の反響がよかったということだ」とポジティブに捉《とら》えられるからです。実際、この本は、私が期待していたよりもはるかに多くの読者から様々な反応をいただけました。あのとき異様なほど時間を掛けて本を出した苦労が、すーっと報われた思いがしました。

もちろん、これまでに出してきた本は、どれも手抜きや妥協は一切せずに丁寧に送り出してきたつもりです。ですから、いずれの本にも思い入れがあります。ただ、好きなポイントは本ごとに少しずつ異なります。この本で特に気に入っている点は、私の脳に対する思いをストレートに伝え切っているところです。

とくに「はじめに」の中で本書のバックボーンとして挙げた3つの章は、私の「脳観」を赤裸々に書きすぎていて気恥ずかしいくらいです。ところが、この部分について、私が尊敬するある神経科学者から「池谷さんの本ではもっとも表現が行き届いている」とお褒めの言葉をいただきました。同業者からの賛同は何より心強いものです。私は、同じ分野のプロからの批判にも耐えられる執筆スタイルで、非専門家向けの文章を書くことを心掛けています。その思いが、本書を通じて読者との心の対話へとつながるのならば、本当に幸せなことです。

さて、この本がはじめて世に出たのは2012年です。当時と現在では、私の研究環境は大きく異なります。もっとも異なるのは「肩書」でしょう。准《じゅん》教授から教授になりました。

准教授のころは、研究を純粋に楽しんでいましたが、教授になれば、研究に没頭していればよいというわけではありません。研究室の運営や教育、大学のあり方、科学界の未来など、心を砕く対象が増えました。残念ながら、研究だけに集中できる時間も減ってしまいました。

しかし、悪いことばかりではありません。研究の自由度がさらに増えたことは確かだからです。これは何ものにも代えがたいことです。いまは誰にも気兼ねなく、直感の赴くままに研究テーマを舵《かじ》取りできます。

そうやって研究を進めるようになって、改めて認識できたことがあります。脳って

ホント面白い‼

脳を幅広い視点で眺めるようになって、ますます「脳」という臓器の奥深さと精巧さ（ときにがっかりするくらいの性能の悪さ）がより理解できるようになったのです。

そうした新しい「脳観」は、きっとまた別の本に体系的に書いてゆくことになることと思います。そのときに（できればまた新潮文庫で）皆さんにお目にかかるのを楽しみにしております。

池谷裕二

２０１８年元旦

206. Dehaene, S, Cohen, L. Cultural recycling of cortical maps. Neuron, 56:384-398, 2007.

207. Green, CS, Bavelier, D. Action video game modifies visual selective attention. Nature, 423:534-537, 2003.

208. Krupa, DJ, Wiest, MC, Shuler, MG, Laubach, M, Nicolelis, MA. Layer-specific somatosensory cortical activation during active tactile discrimination. Science, 304:1989-1992, 2004.

during mental practice. Proc Natl Acad Sci U S A, 101:16369-16373, 2004.

198. Brefczynski-Lewis, JA, Lutz, A, Schaefer, HS, Levinson, DB, Davidson, RJ. Neural correlates of attentional expertise in long-term meditation practitioners. Proc Natl Acad Sci U S A, 104:11483-11488, 2007.

199. Tang, YY, Ma, Y, Wang, J, Fan, Y, Feng, S, Lu, Q, Yu, Q, Sui, D, Rothbart, MK, Fan, M, Posner, MI. Short-term meditation training improves attention and self-regulation. Proc Natl Acad Sci U S A, 104:17152-17156, 2007.

200. Tang, YY, Ma, Y, Fan, Y, Feng, H, Wang, J, Feng, S, Lu, Q, Hu, B, Lin, Y, Li, J, Zhang, Y, Wang, Y, Zhou, L, Fan, M. Central and autonomic nervous system interaction is altered by short-term meditation. Proc Natl Acad Sci U S A, 106:8865-8870, 2009.

201. Szpunar, KK, Watson, JM, McDermott, KB. Neural substrates of envisioning the future. Proc Natl Acad Sci U S A, 104:642-647, 2007.

202. Addis, DR, Wong, AT, Schacter, DL. Remembering the past and imagining the future: common and distinct neural substrates during event construction and elaboration. Neuropsychologia, 45:1363-1377, 2007.

203. Hassabis, D, Kumaran, D, Vann, SD, Maguire, EA. Patients with hippocampal amnesia cannot imagine new experiences. Proc Natl Acad Sci U S A, 104:1726-1731, 2007.

204. Eisenberger, NI, Lieberman, MD, Williams, KD. Does rejection hurt? An FMRI study of social exclusion. Science, 302:290-292, 2003.

205. Knops, A, Thirion, B, Hubbard, EM, Michel, V, Dehaene, S. Recruitment of an area involved in eye movements during mental arithmetic. Science, 324:1583-1585, 2009.

with a focus on ictus-related episodes. Psychiatry Clin Neurosci, 52:321-325, 1998.

187. Koenig, H, McCullough, M, Larson, D. Handbook of religion and health. Oxford University Press, 2001.

188. Norenzayan, A, Shariff, AF. The origin and evolution of religious prosociality. Science, 322:58-62, 2008.

189. Epley, N, Converse, BA, Delbosc, A, Monteleone, GA, Cacioppo, JT. Believers' estimates of God's beliefs are more egocentric than estimates of other people's beliefs. Proc Natl Acad Sci U S A, 106:21533-21538, 2009.

190. Spiegel, D. Mesmer minus magic: hypnosis and modern medicine. Int J Clin Exp Hypn, 50:397-406, 2002.

191. Raz, A, Fan, J, Posner, MI. Hypnotic suggestion reduces conflict in the human brain. Proc Natl Acad Sci U S A, 102:9978-9983, 2005.

192. Mendelsohn, A, Chalamish, Y, Solomonovich, A, Dudai, Y. Mesmerizing memories: brain substrates of episodic memory suppression in posthypnotic amnesia. Neuron, 57:159-170, 2008.

193. Amsterdam, B. Mirror self-image reactions before age two. Dev Psychobiol, 5:297-305, 1972.

194. Uddin, LQ, Molnar-Szakacs, I, Zaidel, E, Iacoboni, M. rTMS to the right inferior parietal lobule disrupts self-other discrimination. Soc Cogn Affect Neurosci, 1:65-71, 2006.

195. Arzy, S, Seeck, M, Ortigue, S, Spinelli, L, Blanke, O. Induction of an illusory shadow person. Nature, 443:287, 2006.

196. Blanke, O, Ortigue, S, Landis, T, Seeck, M. Stimulating illusory own-body perceptions. Nature, 419:269-270, 2002.

197. Lutz, A, Greischar, LL, Rawlings, NB, Ricard, M, Davidson, RJ. Long-term meditators self-induce high-amplitude gamma synchrony

2006.

180. Rasch, B, Büchel, C, Gais, S, Born, J. Odor cues during slow-wave sleep prompt declarative memory consolidation. Science, 315:1426-1429, 2007.

181. Gibson, DG, Glass, JI, Lartigue, C, Noskov, VN, Chuang, RY, Algire, MA, Benders, GA, Montague, MG, Ma, L, Moodie, MM, Merryman, C, Vashee, S, Krishnakumar, R, Assad-Garcia, N, Andrews-Pfannkoch, C, Denisova, EA, Young, L, Qi, ZQ, Segall-Shapiro, TH, Calvey, CH, Parmar, PP, Hutchison, CA, 3rd, Smith, HO, Venter, JC. Creation of a bacterial cell controlled by a chemically synthesized genome. Science, 329:52-56, 2010.

182. Fraser, CM, Gocayne, JD, White, O, Adams, MD, Clayton, RA, Fleischmann, RD, Bult, CJ, Kerlavage, AR, Sutton, G, Kelley, JM, Fritchman, JL, Weidman, JF, Small, KV, Sandusky, M, Fuhrmann, J, Nguyen, D, Utterback, TR, Saudek, DM, Phillips, CA, Merrick, JM, Tomb, JF, Dougherty, BA, Bott, KF, Hu, PC, Lucier, TS, Peterson, SN, Smith, HO, Hutchison, CA, 3rd, Venter, JC. The minimal gene complement of Mycoplasma genitalium. Science, 270:397-403, 1995.

183. God and the Brain: Is Belief a Psychological Condition? A collection of grest articles on the subject. Atheist Empire, 1997.

184. Persinger, MA. Religious and mystical experiences as artifacts of temporal lobe function: a general hypothesis. Percept Mot Skills, 57:1255-1262, 1983.

185. St-Pierre, LS, Persinger, MA. Experimental facilitation of the sensed presence is predicted by the specific patterns of the applied magnetic fields, not by suggestibility: re-analyses of 19 experiments. Int J Neurosci, 116:1079-1096, 2006.

186. Ogata, A, Miyakawa, T. Religious experiences in epileptic patients

169. Desmurget, M, Reilly, KT, Richard, N, Szathmari, A, Mottolese, C, Sirigu, A. Movement intention after parietal cortex stimulation in humans. Science, 324:811-813, 2009.
170. Lau, HC, Rogers, RD, Haggard, P, Passingham, RE. Attention to intention. Science, 303:1208-1210, 2004.
171. Rigoni, D, Kühn, S, Sartori, G, Brass, M. Inducing disbelief in free will alters brain correlates of preconscious motor preparation: the brain minds whether we believe in free will or not. Psychol Sci, 22:613-618, 2011.
172. Vohs, KD, Schooler, JW. The value of believing in free will: encouraging a belief in determinism increases cheating. Psychol Sci, 19:49-54, 2008.
173. Cashmore, AR. The Lucretian swerve: the biological basis of human behavior and the criminal justice system. Proc Natl Acad Sci U S A, 107:4499-4504, 2010.
174. He, Y, Jones, CR, Fujiki, N, Xu, Y, Guo, B, Holder, JL, Jr., Rossner, MJ, Nishino, S, Fu, YH. The transcriptional repressor DEC2 regulates sleep length in mammals. Science, 325:866-870, 2009.
175. Wallas, G. The Art of Thought. Harcourt Brace, 1926.
176. Cai, DJ, Mednick, SA, Harrison, EM, Kanady, JC, Mednick, SC. REM, not incubation, improves creativity by priming associative networks. Proc Natl Acad Sci U S A, 106:10130-10134, 2009.
177. Brawn, TP, Fenn, KM, Nusbaum, HC, Margoliash, D. Consolidation of sensorimotor learning during sleep. Learn Mem, 15:815-819, 2008.
178. Litman, L, Davachi, L. Distributed learning enhances relational memory consolidation. Learn Mem, 15:711-716, 2008.
179. Marshall, L, Helgadóttir, H, Mölle, M, Born, J. Boosting slow oscillations during sleep potentiates memory. Nature, 444:610-613,

159. Pessiglione, M, Petrovic, P, Daunizeau, J, Palminteri, S, Dolan, RJ, Frith, CD. Subliminal instrumental conditioning demonstrated in the human brain. Neuron, 59:561-567, 2008.

160. Shibata, K, Watanabe, T, Sasaki, Y, Kawato, M. Perceptual learning incepted by decoded fMRI neurofeedback without stimulus presentation. Science, 334:1413-1415, 2011.

161. Kuo, WJ, Sjöström, T, Chen, YP, Wang, YH, Huang, CY. Intuition and deliberation: two systems for strategizing in the brain. Science, 324:519-522, 2009.

162. Song, C, Qu, Z, Blumm, N, Barabási, AL. Limits of predictability in human mobility. Science, 327:1018-1021, 2010.

163. Brasil-Neto, JP, Pascual-Leone, A, Valls-Solé, J, Cohen, LG, Hallett, M. Focal transcranial magnetic stimulation and response bias in a forced-choice task. J Neurol Neurosurg Psychiatry, 55:964-966, 1992.

164. Oliveira, FT, Diedrichsen, J, Verstynen, T, Duque, J, Ivry, RB. Transcranial magnetic stimulation of posterior parietal cortex affects decisions of hand choice. Proc Natl Acad Sci U S A, 107:17751-17756, 2010.

165. Galdi, S, Arcuri, L, Gawronski, B. Automatic mental associations predict future choices of undecided decision-makers. Science, 321:1100-1102, 2008.

166. Wilson, TD, Bar-Anan, Y. The unseen mind. Science, 321:1046-1047, 2008.

167. Soon, CS, Brass, M, Heinze, HJ, Haynes, JD. Unconscious determinants of free decisions in the human brain. Nat Neurosci, 11:543-545, 2008.

168. Smith, K. Neuroscience vs philosophy: Taking aim at free will. Nature, 477:23-25, 2011.

affects patterns of brain activation associated with perceptual decision. Proc Natl Acad Sci U S A, 105:4004-4009, 2008.

150. Barrett, LF, Lindquist, KA, Gendron, M. Language as context for the perception of emotion. Trends Cogn Sci, 11:327-332, 2007.

151. Rapp, AM, Leube, DT, Erb, M, Grodd, W, Kircher, TT. Neural correlates of metaphor processing. Brain Res Cogn Brain Res, 20:395-402, 2004.

152. Bottini, G, Corcoran, R, Sterzi, R, Paulesu, E, Schenone, P, Scarpa, P, Frackowiak, RS, Frith, CD. The role of the right hemisphere in the interpretation of figurative aspects of language. A positron emission tomography activation study. Brain, 117:1241-1253, 1994.

153. Shammi, P, Stuss, DT. Humour appreciation: a role of the right frontal lobe. Brain, 122:657-666, 1999.

154. Lehman Blake, M. Affective language and humor appreciation after right hemisphere brain damage. Semin Speech Lang, 24:107-119, 2003.

155. Azim, E, Mobbs, D, Jo, B, Menon, V, Reiss, AL. Sex differences in brain activation elicited by humor. Proc Natl Acad Sci U S A, 102:16496-16501, 2005.

156. Mobbs, D, Greicius, MD, Abdel-Azim, E, Menon, V, Reiss, AL. Humor modulates the mesolimbic reward centers. Neuron, 40:1041-1048, 2003.

157. Mobbs, D, Hagan, CC, Azim, E, Menon, V Reiss, AL. Personality predicts activity in reward and emotional regions associated with humor. Proc Natl Acad Sci U S A, 102:16502-16506, 2005.

158. Seitz, AR, Kim, D, Watanabe, T. Rewards evoke learning of unconsciously processed visual stimuli in adult humans. Neuron, 61:700-707, 2009.

optimism about black progress declines. Pew Research Center, 2007.

139. Kawakami, K, Dunn, E, Karmali, F, Dovidio, JF. Mispredicting affective and behavioral responses to racism. Science, 323:276-278, 2009.

140. McBrearty, S, Brooks, AS. The revolution that wasn't: a new interpretation of the origin of modern human behavior. J Hum Evol, 39:453-563, 2000.

141. Konopka, G, Bomar, JM, Winden, K, Coppola, G, Jonsson, ZO, Gao, F, Peng, S, Preuss, TM, Wohlschlegel, JA, Geschwind, DH. Human-specific transcriptional regulation of CNS development genes by FOXP2. Nature, 462:213-217, 2009.

142. Enard, W, Przeworski, M, Fisher, SE, Lai, CS, Wiebe, V. Kitano, T, Monaco, AP, Pääbo, S. Molecular evolution of FOXP2, a gene involved in speech and language. Nature, 418:869-872, 2002.

143. Fisher, SE, Scharff, C. FOXP2 as a molecular window into speech and language. Trends Genet, 25:166-177, 2009.

144. Lai, CS, Fisher, SE, Hurst, JA, Vargha-Khadem, F, Monaco, AP. A forkhead-domain gene is mutated in a severe speech and language disorder. Nature, 413:519-523, 2001.

145. Enard, W et al. A humanized version of Foxp2 affects cortico-basal ganglia circuits in mice. Cell, 137:961-971, 2009.

146. Lieberman, P. FOXP2 and Human Cognition. Cell, 137:800-802, 2009.

147. Kay, P, Kempton, W. What is the Sapir-Whorf hypothesis? Am Anthropol, 86:65-79, 1984.

148. Winawer, J, Witthoft, N, Frank, MC, Wu, L, Wade, AR, Boroditsky, L. Russian blues reveal effects of language on color discrimination. Proc Natl Acad Sci U S A, 104:7780-7785, 2007.

149. Tan, LH, Chan, AH, Kay, P, Khong, PL, Yip, LK, Luke, KK. Language

130. Smith, MK, Wood, WB, Adams, WK, Wieman, C, Knight, JK, Guild, N, Su, TT. Why peer discussion improves student performance on in-class concept questions. Science, 323:122-124, 2009.
131. Couzin, ID, Krause, J, Franks, NR, Levin, SA. Effective leadership and decision-making in animal groups on the move. Nature, 433:513-516, 2005.
132. Franks, NR, Pratt, SC, Mallon, EB, Britton, NF, Sumpter, DJ. Information flow, opinion polling and collective intelligence in house-hunting social insects. Philos Trans R Soc Lond B Biol Sci, 357:1567-1583, 2002.
133. Ramirez, G, Beilock, SL. Writing about testing worries boosts exam performance in the classroom. Science, 331:211-213, 2011.
134. Aarts, H, Custers, R, Marien, H. Preparing and motivating behavior outside of awareness. Science, 319:1639, 2008.
135. Green, RE et al. A draft sequence of the Neandertal genome. Science, 328:710-722, 2010.
136. Burbano, HA, Hodges, E, Green, RE, Briggs, AW, Krause, J, Meyer, M, Good, JM, Maricic, T, Johnson, PL, Xuan, Z, Rooks, M, Bhattacharjee, A, Brizuela, L, Albert, FW, de la Rasilla, M, Fortea, J, Rosas, A, Lachmann, M, Hannon, GJ, Pääbo, S. Targeted investigation of the Neandertal genome by array-based sequence capture. Science, 328:723-725, 2010.
137. Briggs, AW, Good, JM, Green, RE, Krause, J, Maricic, T, Stenzel, U, Lalueza-Fox, C, Rudan, P, Brajkovic, D, Kucan, Z, Gusic, I, Schmitz, R, Doronichev, VB, Golovanova, LV, de la Rasilla, M, Fortea, J, Rosas, A, Pääbo, S. Targeted retrieval and analysis of five Neandertal mtDNA genomes. Science, 325:318-321, 2009.
138. Blacks see growing values gap between poor and middle class:

Sci U S A, 106:5359-5364, 2009.

121. Bohannon, J. The theory? Diet causes violence. The lab? Prison. Science, 325:1614-1616, 2009.

122. Gardner, A, Kaplan, BJ, Rucklidge, JJ, Jonsson, BH, Humble, MB. The potential of nutritional therapy. Science, 327:268, 2010.

123. Pauling, L. Orthomolecular psychiatry. Varying the concentrations of substances normally present in the human body may control mental disease. Science, 160:265-271, 1968.

124. Gómez-Pinilla, F. Brain foods: the effects of nutrients on brain function. Nat Rev Neurosci, 9:568-578, 2008.

125. George, MS, Nahas, Z, Borckardt, JJ, Anderson, B, Foust, MJ, Burns, C, Kose, S, Short, EB. Brain stimulation for the treatment of psychiatric disorders. Curr Opin Psychiatry, 20:250-254; discussion 247-259, 2007.

126. Nahas, Z, Marangell, LB, Husain, MM, Rush, AJ, Sackeim, HA, Lisanby, SH, Martinez, JM, George, MS. Two-year outcome of vagus nerve stimulation (VNS) for treatment of major depressive episodes. J Clin Psychiatry, 66:1097-1104, 2005.

127. Follesa, P, Biggio, F, Gorini, G, Caria, S, Talani, G, Dazzi, L, Puligheddu, M, Marrosu, F, Biggio, G. Vagus nerve stimulation increases norepinephrine concentration and the gene expression of BDNF and bFGF in the rat brain. Brain Res, 1179:28-34, 2007.

128. Hibbeln, JR. Fish consumption and major depression. Lancet, 351:1213, 1998.

129. Fujita, S, Ikegaya, Y, Nishikawa, M, Nishiyama, N, Matsuki, N. Docosahexaenoic acid improves long-term potentiation attenuated by phospholipase A (2) inhibitor in rat hippocampal slices. British Journal of Pharmacology, 132:1417-1422, 2001.

112. Wood, S, Kisley, MA. The negativity bias is eliminated in older adults: age-related reduction in event-related brain potentials associated with evaluative categorization. Psychol Aging, 21:815-820, 2006.
113. Kisley, MA, Wood, S, Burrows, CL. Looking at the sunny side of life: age-related change in an event-related potential measure of the negativity bias. Psychol Sci, 18:838-843, 2007.
114. Mather, M, Canli, T, English, T, Whitfield, S, Wais, P, Ochsner, K, Gabrieli, JD, Carstensen, LL. Amygdala responses to emotionally valenced stimuli in older and younger adults. Psychol Sci, 15:259-263, 2004.
115. Samanez-Larkin, GR, Gibbs, SE, Khanna, K, Nielsen, L, Carstensen, LL, Knutson, B. Anticipation of monetary gain but not loss in healthy older adults. Nat Neurosci, 10:787-791, 2007.
116. Rohsenow, DJ, Howland, J, Arnedt, JT, Almeida, AB, Greece, J, Minsky, S, Kempler, CS, Sales, S. Intoxication with bourbon versus vodka: effects on hangover, sleep, and next-day neurocognitive performance in young adults. Alcohol Clin Exp Res, 34:509-518, 2010.
117. Mokdad, AH, Marks, JS, Stroup, DF, Gerberding, JL. Actual causes of death in the United States, 2000. JAMA, 291:1238-1245, 2004.
118. Gilman, JM, Ramchandani, VA, Davis, MB, Bjork, JM, Hommer, DW. Why we like to drink: a functional magnetic resonance imaging study of the rewarding and anxiolytic effects of alcohol. J Neurosci, 28:4583-4591, 2008.
119. Koob, GF. Drugs of abuse: anatomy, pharmacology and function of reward pathways. Trends Pharmacol Sci, 13:177-184, 1992.
120. Youngentob, SL, Glendinning, JI. Fetal ethanol exposure increases ethanol intake by making it smell and taste better. Proc Natl Acad

spatial processing. Nat Neurosci, 10:915-921, 2007.

102. Sloboda, JA, Wise, KJ, Peretz, I. Quantifying tone deafness in the general population. Ann N Y Acad Sci, 1060:255-261, 2005.

103. Drayna, D, Manichaikul, A, de Lange, M, Snieder, H, Spector, T. Genetic correlates of musical pitch recognition in humans. Science, 291:1969-1972, 2001.

104. Peretz, I, Champod, AS, Hyde, K. Varieties of musical disorders. The Montreal Battery of Evaluation of Amusia. Ann N Y Acad Sci, 999:58-75, 2003.

105. Peretz, I, Ayotte, J, Zatorre, RJ, Mehler, J, Ahad, P, Penhune, VB, Jutras, B. Congenital amusia: a disorder of fine-grained pitch discrimination. Neuron, 33:185-191, 2002.

106. Ayotte, J, Peretz, I, Hyde, K. Congenital amusia: a group study of adults afflicted with a music-specific disorder. Brain, 125:238-251, 2002.

107. Rusconi, E, Kwan, B, Giordano, BL, Umiltá, C, Butterworth, B. Spatial representation of pitch height: the SMARC effect. Cognition, 99:113-129, 2006.

108. Zatorre, RJ, Krumhansl, CL. Mental models and musical minds. Science, 298:2138-2139, 2002.

109. Tymoczko, D. The geometry of musical chords. Science, 313:72-74, 2006.

110. Sluming, V, Brooks, J, Howard, M, Downes, JJ, Roberts, N. Broca's area supports enhanced visuospatial cognition in orchestral musicians. J Neurosci, 27:3799-3806, 2007.

111. Stone, AA, Schwartz, JE, Broderick, JE, Deaton, A. A snapshot of the age distribution of psychological well-being in the United States. Proc Natl Acad Sci U S A, 107:9985-9990, 2010.

91. Elliot, AJ, Maier, MA, Moller, AC, Friedman, R, Meinhardt, J. Color and psychological functioning: the effect of red on performance attainment. J Exp Psychol Gen, 136:154-168, 2007.
92. Hatta, T, Yoshida, H, Kawakami, A, Okamoto, M. Color of computer display frame in work performance, mood, and physiological response. Percept Mot Skills, 94:39-46, 2002.
93. Soldat, AS, Sinclair, RC, Mark, MM. Color as an environmental processing cue: External affective cues can directly affect processing strategy without affecting mood. Soc Cognit, 15:55-71, 1997.
94. Mehta, R, Zhu, RJ. Blue or red? Exploring the effect of color on cognitive task performances. Science, 323:1226-1229, 2009.
95. Analyzing the auditory scene. Nat Neurosci, 1:333, 1998.
96. Kuhl PK. Early Language Learning and Literacy: Neuroscience Implications for Education. Mind Brain Educ, 5:128-142, 2011.
97. Kuhl, PK. Human adults and human infants show a "perceptual magnet effect" for the prototypes of speech categories, monkeys do not. Percept Psychophys, 50:93-107, 1991.
98. Kuhl, PK, Williams, KA, Lacerda, F, Stevens, KN, Lindblom, B. Linguistic experience alters phonetic perception in infants by 6 months of age. Science, 255:606-608, 1992.
99. Weikum, WM, Vouloumanos, A, Navarra, J, Soto-Faraco, S, Sebastián-Gallés, N, Werker, JF. Visual language discrimination in infancy. Science, 316:1159, 2007.
100. Peña, M, Maki, A, Kovačić, D, Dehaene-Lambertz, G, Koizumi, H, Bouquet, F, Mehler, J. Sounds and silence: an optical topography study of language recognition at birth. Proc Natl Acad Sci U S A, 100:11702-11705, 2003.
101. Douglas, KM, Bilkey, DK. Amusia is associated with deficits in

analysis. J Agric Food Chem, 56:4665-4673, 2008.

81. Karpicke, JD, Roediger, HL, 3rd. The critical importance of retrieval for learning. Science, 319:966-968, 2008.

82. Koubova, J, Guarente, L. How does calorie restriction work? Genes Dev, 17:313-321, 2003.

83. Conti, B, Sanchez-Alavez, M, Winsky-Sommerer, R, Morale, MC, Lucero, J, Brownell, S, Fabre, V, Huitron-Resendiz, S, Henriksen, S, Zorrilla, EP, de Lecea, L, Bartfai, T. Transgenic mice with a reduced core body temperature have an increased life span. Science, 314:825-828, 2006.

84. Witte, AV, Fobker, M, Gellner, R, Knecht, S, Flöel, A. Caloric restriction improves memory in elderly humans. Proc Natl Acad Sci U S A, 106:1255-1260, 2009.

85. Laursen, L. A memorable device. Science, 323:1422-1423, 2009.

86. Ludwig, VU, Adachi, I, Matsuzawa, T. Visuoauditory mappings between high luminance and high pitch are shared by chimpanzees (Pan troglodytes) and humans. Proc Natl Acad Sci U S A, 108:20661-20665, 2011.

87. Williams, LE, Bargh, JA. Experiencing physical warmth promotes interpersonal warmth. Science, 322:606-607, 2008.

88. Hill, RA, Barton, RA. Red enhances human performance in contests. Nature, 435:293, 2005.

89. Rowe, C, Harris, JM, Roberts, SC. Sporting contests: seeing red? Putting sportswear in context. Nature, 437:E10; discussion E10-11, 2005.

90. Maier, MA, Elliot, AJ, Lichtenfeld, S. Mediation of the negative effect of red on intellectual performance. PErs Soc Psychol Bull, 34:1530-1540, 2008.

evaluation: A self-validation approach. Eur J Soc Psychol, 39:1053-1064, 2009.

72. Chapman, HA, Kim, DA, Susskind, JM, Anderson, AK. In bad taste: evidence for the oral origins of moral disgust. Science, 323:1222-1226, 2009.

73. Prehn-Kristensen, A, Wiesner, C, Bergmann, TO, Wolff, S, Jansen, O, Mehdorn, HM, Ferstl, R, Pause, BM. Induction of empathy by the smell of anxiety. PLoS One, 4:e5987, 2009.

74. Lundström, JN, Boyle, JA, Zatorre, RJ, Jones-Gotman, M. The neuronal substrates of human olfactory based kin recognition. Hum Brain Mapp, 30:2571-2580, 2009.

75. Marazziti, D, Torri, P, Baroni, S, Dell'Osso, MC, Consoli, G, Boncinelli, V. Is androstadienone a putative human pheromone? Curr Med Chem, 18:1213-1219, 2011.

76. Zhou, W, Chen, D. Encoding human sexual chemosensory cues in the orbitofrontal and fusiform cortices. J Neurosci, 28:14416-14421, 2008.

77. Herz, RS. Aromatherapy facts and fictions: a scientific analysis of olfactory effects on mood, physiology and behavior. Int J Neurosci, 119:263-290, 2009.

78. Lehrner, J, Eckersberger, C, Walla, P, Pötsch, G, Deecke, L. Ambient odor of orange in a dental office reduces anxiety and improves mood in female patients. Physiol Behav, 71:83-86, 2000.

79. Baron, RA. The sweet smell of... helping: effects of pleasant ambient fragrance on prosocial behavior in shopping malls. PErs Soc Psychol Bull, 23:498-503, 1997.

80. Seo, HS, Hirano, M, Shibato, J, Rakwal, R, Hwang, IK, Masuo, Y. Effects of coffee bean aroma on the rat brain stressed by sleep deprivation: a selected transcript- and 2D gel-based proteome

M, Damasio, A. Damage to the prefrontal cortex increases utilitarian moral judgements. Nature, 446:908-911, 2007.

61. Isen, AM, Daubman, KA, Nowicki, GP. Positive affect facilitates creative problem solving. J Pers Soc Psychol, 52:1122-1131, 1987.
62. Lee, AY, Sternthal, B. The effects of positive mood on memory. J Consumer Res, 26:115-127, 1999.
63. Ashby, FG, Valentin, VV, Turken, U. The effects of positive affect and arousal on working memory and executive attention. Emotional cognition: from brain to behaviour, 245-287, 2002.
64. Wiswede, D, Münte, TF, Krämer, UM, Rüsseler, J. Embodied emotion modulates neural signature of performance monitoring. PLoS One, 4:e5754, 2009.
65. Strack, F, Martin, LL, Stepper, S. Inhibiting and facilitating conditions of the human smile: a nonobtrusive test of the facial feedback hypothesis. J Pers Soc Psychol, 54:768-777, 1988.
66. Havas, DA, Glenberg, AM, Rinck, M. Emotion simulation during language comprehension. Psychon Bull Rev, 14:436-441, 2007.
67. Neal, DT, Chartrand, TL. Embodied emotion perception: amplifying and dampening facial feedback modulates emotion perception accuracy. Soc Psychol Personal Sci, 2:673-678, 2011.
68. Paukner, A, Suomi, SJ, Visalberghi, E, Ferrari, PF. Capuchin monkeys display affiliation toward humans who imitate them. Science, 325:880-883, 2009.
69. Niedenthal, PM. Embodying emotion. Science, 316:1002-1005, 2007.
70. Susskind, JM, Lee, DH, Cusi, A, Feiman, R, Grabski, W, Anderson, AK. Expressing fear enhances sensory acquisition. Nat Neurosci, 11:843-850, 2008.
71. Briñol, P, Petty, RE, Wagner, B. Body posture effects on self-

Nature, 465:775-778, 2010.
51. Nouchi, R, Taki, Y, Takeuchi, H, Hashizume, H, Akitsuki, Y, Shigemune, Y, Sekiguchi, A, Kotozaki, Y, Tsukiura, T, Yomogida, Y, Kawashima, R. Brain training game improves executive functions and processing speed in the elderly: a randomized controlled trial. PLoS One, 7:e29676, 2012.
52. McNab, F, Varrone, A, Farde, L, Jucaite, A, Bystritsky, P, Forssberg, H, Klingberg, T. Changes in cortical dopamine D1 receptor binding associated with cognitive training. Science, 323:800-802, 2009.
53. McCabe, DP, Castel, AD. Seeing is believing: the effect of brain images on judgments of scientific reasoning. Cognition, 107:343-352, 2008.
54. Miller, G. Neuroimaging. Growing pains for fMRI. Science, 320: 1412-1414, 2008.
55. Bshary, R, Grutter, AS, Willener, AS, Leimar, O. Pairs of cooperating cleaner fish provide better service quality than singletons. Nature, 455:964-966, 2008.
56. Knoch, D, Pascual-Leone, A, Meyer, K, Treyer, V, Fehr, E. Diminishing reciprocal fairness by disrupting the right prefrontal cortex. Science, 314:829-832, 2006.
57. Dreber, A, Rand, DG, Fudenberg, D, Nowak, MA. Winners don't punish. Nature, 452:348-351, 2008.
58. Thomson, JJ. The Trolley Problem, .Yale Law Journal, 94:1395-1415, 1985.
59. Greene, JD, Sommerville, RB, Nystrom, LE. Darley, JM, Cohen, JD. An fMRI investigation of emotional engagement in moral judgment. Science, 293:2105-2108, 2001.
60. Koenigs, M, Young, L, Adolphs, R, Tranel, D, Cushman, F, Hauser,

can modulate neural representations of experienced pleasantness. Proc Natl Acad Sci U S A, 105:1050-1054, 2008.

42. Sokol-Hessner, P, Hsu, M, Curley, NG, Delgado, MR, Camerer, CF, Phelps, EA. Thinking like a trader selectively reduces individuals' loss aversion. Proc Natl Acad Sci U S A, 106:5035-5040, 2009.
43. Egan, LC, Santos, LR, Bloom, P. The origins of cognitive dissonance: evidence from children and monkeys. Psychol Sci, 18:978-983, 2007.
44. Daw, ND, O'Doherty, JP, Dayan, P, Seymour, B, Dolan, RJ. Cortical substrates for exploratory decisions in humans. Nature, 441:876-879, 2006.
45. Padoa-Schioppa, C, Assad, JA. The representation of economic value in the orbitofrontal cortex is invariant for changes of menu. Nat Neurosci, 11:95-102, 2008.
46. Siman-Tov, T, Mendelsohn, A, Schonberg, T, Avidan, G, Podlipsky, I, Pessoa, L, Gadoth, N, Ungerleider, LG, Hendler, T. Bihemispheric leftward bias in a visuospatial attention-related network. J Neurosci, 27:11271-11278, 2007.
47. Diekamp, B, Regolin, L, Güntürkün, O, Vallortigara, G. A left-sided visuospatial bias in birds. Curr Biol, 15:R372-373, 2005.
48. Ortigue, S, Bianchi-Demicheli, F, Hamilton, AF, Grafton, ST. The neural basis of love as a subliminal prime: an event-related functional magnetic resonance imaging study. J Cogn Neurosci, 19:1218-1230, 2007.
49. Arai, JA, Li, S, Hartley, DM, Feig, LA. Transgenerational rescue of a genetic defect in long-term potentiation and memory formation by juvenile enrichment. J Neurosci, 29:1496-1502, 2009.
50. Owen, AM, Hampshire, A, Grahn, JA, Stenton, R, Dajani, S, Burns, AS, Howard, RJ, Ballard, CG. Putting brain training to the test.

2008.

31. Williams, TJ, Pepitone, ME, Christensen, SE, Cooke, BM, Huberman, AD, Breedlove, NJ, Breedlove, TJ, Jordan, CL, Breedlove, SM. Finger-length ratios and sexual orientation. Nature, 404:455-456, 2000.
32. Eisenegger, C, Naef, M, Snozzi, R, Heinrichs, M, Fehr, E. Prejudice and truth about the effect of testosterone on human bargaining behaviour. Nature, 463:356-359, 2010.
33. Sanfey, AG, Rilling, JK, Aronson, JA, Nystrom, LE, Cohen, JD. The neural basis of economic decision-making in the Ultimatum Game. Science, 300:1755-1758, 2003.
34. Churchland, PS. The impact of neuroscience on philosophy. Neuron, 60:409-411, 2008.
35. Kosfeld, M, Heinrichs, M, Zak, PJ, Fischbacher, U, Fehr, E. Oxytocin increases trust in humans. Nature, 435:673-676, 2005.
36. Baumgartner, T, Heinrichs, M, Vonlanthen, A, Fischbacher, U, Fehr, E. Oxytocin shapes the neural circuitry of trust and trust adaptation in humans. Neuron, 58:639-650, 2008.
37. Knutson, B, Wimmer, GE, Rick, S, Hollon, NG, Prelec, D, Loewenstein, G. Neural antecedents of the endowment effect. Neuron, 58:814-822, 2008.
38. Whitson, JA, Galinsky, AD. Lacking control increases illusory pattern perception. Science, 322:115-117, 2008.
39. Clancy, K, Hamm, M, Levine, AS, Wilkins, J. Organics: evidence of nutritional superiority is weak. Science, 325:676, 2009.
40. Seufert, V, Ramankutty, N, Foley, JA. Comparing the yields of organic and conventional agriculture. Nature 485:229-232, 2012.
41. Plassmann, H, O'Doherty, J, Shiv, B, Rangel, A. Marketing actions

Montague, PR. Getting to know you: reputation and trust in a two-person economic exchange. Science, 308:78-83, 2005.

22. Singer, T, Seymour, B, O'Doherty, JP, Stephan, KE, Dolan, RJ, Frith, CD. Empathic neural responses are modulated by the perceived fairness of others. Nature, 439:466-469, 2006.
23. Raby, CR, Alexis, DM, Dickinson, A, Clayton, NS. Planning for the future by western scrub-jays. Nature, 445:919-921, 2007.
24. Moriguchi, Y, Decety, J, Ohnishi, T, Maeda, M, Mori, T, Nemoto, K, Matsuda, H, Komaki, G. Empathy and judging other's pain: an fMRI study of alexithymia. Cereb Cortex, 17:2223-2234, 2007.
25. Ogino, Y, Nemoto, H, Inui, K, Saito, S, Kakigi, R, Goto, F. Inner experience of pain: imagination of pain while viewing images showing painful events forms subjective pain representation in human brain. Cereb Cortex, 17:1139-1146, 2007.
26. Coates, JM, Gurnell, M, Rustichini, A. Second-to-fourth digit ratio predicts success among high-frequency financial traders. Proc Natl Acad Sci U S A, 106:623-628, 2009.
27. Coates, JM, Herbert, J. Endogenous steroids and financial risk taking on a London trading floor. Proc Natl Acad Sci U S A, 105:6167-6172, 2008.
28. Manning, JT, Scutt, D, Wilson, J, Lewis-Jones, DI. The ratio of 2nd to 4th digit length: a predictor of sperm numbers and concentrations of testosterone, luteinizing hormone and oestrogen. Hum Reprod, 13:3000-3004, 1998.
29. Kondo, T, Zákány, J, Innis, JW, Duboule, D. Of fingers, toes and penises. Nature, 390:29, 1997.
30. Brosnan, MJ. Digit ratio as an indicator of numeracy relative to literacy in 7-year-old British schoolchildren. Br J Psychol, 99:75-85,

10. Shirao, N, Okamoto, Y, Mantani, T, Yamawaki, S. Gender differences in brain activity generated by unpleasant word stimuli concerning body image: an fMRI study. Br J Psychiatry, 186:48-53, 2005.
11. Tucci, S, Peters, J. Media influences on body satisfaction in female students. Psicothema, 20:521-524, 2008.
12. Takahashi, H, Kato, M, Matsuura, M, Mobbs, D, Suhara, T, Okubo, Y. When your gain is my pain and your pain is my gain: neural correlates of envy and schadenfreude. Science, 323:937-939, 2009.
13. Svenson, O. Are we all less risky and more skillful than our fellow drivers? Acta Psychol., 47:143-148, 1981.
14. Alicke, MD, Govorun, O. The better-than-average effect. The Self in Social Judgment 85-106, 2005.
15. Cross, KP. Not can, but will college teaching be improved? New Directions Higher Educ, 17:1-15, 1977.
16. Izuma, K, Saito, DN, Sadato, N. Processing of social and monetary rewards in the human striatum. Neuron, 58:284-294, 2008.
17. Fliessbach, K, Weber, B, Trautner, P, Dohmen, T, Sunde, U, Elger, CE, Falk, A. Social comparison affects reward-related brain activity in the human ventral striatum. Science, 318:1305-1308, 2007.
18. Johnson, DD, Fowler, JH. The evolution of overconfidence. Nature, 477:317-320, 2011.
19. Takahashi, H, Matsuura, M, Koeda, M, Yahata, N, Suhara, T, Kato, M, Okubo, Y. Brain activations during judgments of positive self-conscious emotion and positive basic emotion: pride and joy. Cereb Cortex, 18:898-903, 2008.
20. Lount, RB, Jr. The impact of positive mood on trust in interpersonal and intergroup interactions. J Pers Soc Psychol, 98:420-433, 2010.
21. King-Casas, B, Tomlin, D, Anen, C, Camerer, CF, Quartz, SR,

参考文献一覧

1．Calder, WA. Size, function, and life history. Harvard University Press, 1984.

2．Narr, KL, Woods, RP, Thompson, PM, Szeszko, P, Robinson, D, Dimtcheva, T, Gurbani, M, Toga, AW, Bilder, RM. Relationships between IQ and regional cortical gray matter thickness in healthy adults. Cereb Cortex, 17:2163-2171, 2007.

3．Shaw, P, Greenstein, D, Lerch, J, Clasen, L, Lenroot, R, Gogtay, N, Evans, A, Rapoport, J, Giedd, J. Intellectual ability and cortical development in children and adolescents. Nature, 440:676-679, 2006.

4．Hillman, CH, Erickson, KI, Kramer, AF. Be smart, exercise your heart: exercise effects on brain and cognition. Nat Rev Neurosci, 9:58-65, 2008.

5．California Department of Education. California physical fitness test: Report to the governor and legislature. Sacramento, California. Department of Education Standards and Assessment Division. 2001.

6．Hawkins, HL, Kramer, AF, Capaldi, D. Aging, exercise, and attention. Psychol Aging, 7:643-653, 1992.

7．Centers for Disease Control and Prevention. Prevalence of physical activity, including lifestyle activities among adults. Morb Mort Weekly Report, 52:764-769, 2003.

8．Katzmarzyk, PT, Gledhill, N, Shephard, RJ. The economic burden of physical inactivity in Canada. Can Med Assoc J, 163:1435-1440, 2000.

9．Friederich, HC, Uher, R, Brooks, S, Giampietro, V, Brammer, M, Williams, SC, Herzog, W, Treasure, J, Campbell, IC. I'm not as slim as that girl: neural bases of body shape self-comparison to media images. Neuroimage, 37:674-681, 2007.

<は行>

索　引

この作品は平成二十四年八月扶桑社より単行本、二十五年十二月に
新書が刊行され、文庫化にあたり、一部改稿された。

池谷裕二
糸井重里 著

海馬
―脳は疲れない―

脳と記憶に関する、目からウロコの集中対談。「物忘れは老化のせいではない」「30歳から頭はよくなる」など、人間賛歌に満ちた一冊。

池谷裕二 著

脳はなにかと言い訳する
―人は幸せになるようにできていた!?―

「脳」のしくみを知れば仕事や恋のストレスも氷解。「海馬」の研究者が身近な具体例で分りやすく解説した脳科学エッセイ決定版。

池谷裕二 著

受験脳の作り方
―脳科学で考える効率的学習法―

脳は、記憶を忘れるようにできている。そのしくみを正しく理解して、受験に克とう！――気鋭の脳研究者が考える、最強学習法。

池谷裕二
中村うさぎ 著

脳はみんな病んでいる

馬鹿と天才は紙一重。どこまでが「正常」でどこからが「異常」!? 知れば知るほど面白い〝脳〟の魅力を語り尽くす、知的脳科学対談。

藤原正彦 著

若き数学者のアメリカ

一九七二年の夏、ミシガン大学に研究員として招かれた青年数学者が、自分のすべてをアメリカにぶつけた、躍動感あふれる体験記。

藤原正彦 著

数学者の言葉では

苦しいからこそ大きい学問の喜び、父・新田次郎に励まされた文章修業、若き数学者が真摯な情熱とさりげないユーモアで綴る随筆集。

養老孟司著

かけがえのないもの

何事にも評価を求めるのはつまらない。何が起きるか分からないからこそ、人生は面白い。養老先生が一番言いたかったことを一冊に。

養老孟司著

養老訓

長生きすればいいってものではない。でも、年の取り甲斐は絶対にある。不機嫌な大人にならないための、笑って過ごす生き方の知恵。

黒川伊保子著

恋愛脳
―男心と女心は、なぜこうもすれ違うのか―

男脳と女脳は感じ方が違う。それを理解すれば、恋の達人になれる。最先端の脳科学とAIの知識を駆使して探る男女の機微。

黒川伊保子著

夫婦脳
―夫心と妻心は、なぜこうも相容れないのか―

繰り返される夫婦のすれ違いは、男女の脳のしくみのせいだった！　脳科学とことばの研究者がパートナーたちへ贈る応援エッセイ。

黒川伊保子著

家族脳
―親心と子心は、なぜこうも厄介なのか―

性別&年齢の異なる親子も夫婦も、互いの違いを尊重すれば「家族」はもっと楽しくなる。脳の研究者が綴る愛情溢れる痛快エッセイ！

黒川伊保子著

成熟脳
―脳の本番は56歳から始まる―

もの忘れは「老化」ではなく「進化」だった。なんと、56歳は脳の完成期！――感性とAIの研究者がつむぎ出す、脳科学エッセイ。

脳《のう》には妙《みょう》なクセがある

新潮文庫　い－101－5

平成三十年二月一日発行
令和六年四月五日三刷

著者　池《いけ》谷《がや》裕《ゆう》二《じ》
発行者　佐藤隆信
発行所　株式会社新潮社
郵便番号　一六二―八七一一
東京都新宿区矢来町七一
電話　編集部(〇三)三二六六―五四四〇
読者係(〇三)三二六六―五一一一
https://www.shinchosha.co.jp

価格はカバーに表示してあります。

乱丁・落丁本は、ご面倒ですが小社読者係宛ご送付ください。送料小社負担にてお取替えいたします。

印刷・株式会社光邦　製本・加藤製本株式会社

ISBN978-4-10-132924-6 C0195